20. Jahrestagung der Deutschen Gesellschaft
für Plastische und Wiederherstellungschirurgie
07. bis 09. Oktober 1982, Hamburg

Plastische und wiederherstellende Maßnahmen bei Unfallverletzungen

Primär- und Sekundärversorgung

Herausgegeben von
K. H. Jungbluth und U. Mommsen

Mit 291 Abbildungen in 431 Einzeldarstellungen
und 64 Tabellen

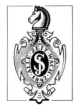

Springer-Verlag
Berlin Heidelberg New York Tokyo 1984

Herausgeber
Prof. Dr. Karl-Heinz Jungbluth
Direktor der Abteilung für Unfallchirurgie der Universitäts-Klinik
Hamburg-Eppendorf, Martinistraße 52, D-2000 Hamburg 20

Priv.-Doz. Dr. Ulrich Mommsen
Oberarzt der Abteilung für Unfallchirurgie der Universitäts-Klinik
Hamburg-Eppendorf, Martinistraße 52, D-2000 Hamburg 20

Deutsche Gesellschaft für Plastische und Wiederherstellungschirurgie

Geschäftsführender Vorstand 1982:
Präsident: Prof. Dr. K. H. Jungbluth, Hamburg
1. Vizepräsident: Prof. Dr. W. Kley, Würzburg
2. Vizepräsident: Prof. Dr. H. Rettig, Gießen
Schriftführer: Priv.-Doz. Dr. H. Zilch, Berlin
Kassenführer: Prof. Dr. R. Rahmanzadeh, Berlin

ISBN 3-540-13036-5 Springer-Verlag Berlin Heidelberg New York Tokyo
ISBN 0-387-13036-5 Springer-Verlag New York Heidelberg Berlin Tokyo

CIP-Kurztitelaufnahme der Deutschen Bibliothek.
Plastische und wiederherstellende Maßnahmen bei Unfallverletzungen: Primär- u. Sekundärversorgung;
[07.–09. Oktober 1982, Hamburg] / hrsg. von K. H. Jungbluth u. U. Mommsen. – Berlin; Heidelberg;
New York; Tokyo: Springer, 1984.
(... Jahrestagung der Deutschen Gesellschaft für Plastische und Wiederherstellungschirurgie; 20)
ISBN 3-540-13036-5 (Berlin Heidelberg New York Tokyo)
ISBN 0-387-13036-5 (New York Heidelberg Berlin Tokyo)
NE: Jungbluth, Karl-Heinz [Hrsg.]; Deutsche Gesellschaft für Plastische und
Wiederherstellungs-Chirurgie: ... Jahrestagung der Deutschen ...

Das Werk ist urheberrechtlich geschützt. Die dadurch begründeten Rechte, insbesondere die der
Übersetzung, des Nachdruckes, der Entnahme von Abbildungen, der Funksendung, der Wiedergabe auf
photomechanischem oder ähnlichem Wege und der Speicherung in Datenverarbeitungsanlagen bleiben,
auch bei nur auszugsweiser Verwertung, vorbehalten.
Die Vergütungsansprüche des § 54, Abs. 2 UrhG werden durch die „Verwertungsgesellschaft Wort",
München, wahrgenommen.

© by Springer-Verlag Berlin Heidelberg 1984
Printed in Germany

Die Wiedergabe von Gebrauchsnamen, Handelsnamen, Warenbezeichnungen usw. in diesem Buch
berechtigt auch ohne besondere Kennzeichnung nicht zu der Annahme, daß solche Namen im Sinne der
Warenzeichen- und Markenschutz-Gesetzgebung als frei zu betrachten wären und daher von jedermann
benutzt werden dürften.

Produkthaftung: Für Angaben über Dosierungsanweisungen und Applikationsformen kann vom Verlag
keine Gewähr übernommen werden. Derartige Angaben müssen vom jeweiligen Anwender im Einzelfall
anhand anderer Literaturstellen auf ihre Richtigkeit überprüft werden.

Satz u. Bindearbeiten: G. Appl, Wemding, Druck: aprinta, Wemding
2124/3140-543210

Inhaltsverzeichnis

I. Primärversorgung der Weichteil- und Skelettverletzungen

K. Weise, Tübingen
Hautersatzmaterialien in der Traumatologie – Eigenschaften
und Indikationen 1

S. Borowka und W. Gubisch, Stuttgart
Temporärer synthetischer Hautersatz – Kritische
Indikationsstellung 5

G. Pohl, Magdeburg
Die Indikation zur Anwendung von Transplantat und Lappen
beim primären definitiven Wundverschluß 6

B. Reil-Ehlers und C. U. Fritzemeier, Düsseldorf
Bißverletzungen-, Folgen und therapeutische Möglichkeiten .. 9

J. Dieckmann und E. Machtens, Bochum
Chirurgische Versorgung von frischen Bißverletzungen im
Bereich des Gesichtes 13

E. R. Kastenbauer, Berlin
Zur Rekonstruktion frischer Nasendefekte 20

H. Weerda, Freiburg
Die Chirurgie der Ohrmuschel nach Unfallverletzungen 24

J. Lentrodt, C.-U. Fritzemeier und H.-G. Bull, Düsseldorf
Zur primär plastischen Rekonstruktion der Tränenkanälchen
nach Unfallverletzungen 30

W. Sturm, E. Schmiedt, W. Wieland und C. Chaussy, München
Verletzungen der männlichen Harnröhre 34

K. F. Klippel, Celle
Der urologisch traumatisierte Patient 39

W. Kley und W. C. Richter, Würzburg
Rekonstruktive Chirurgie bei den Traumen des interorbitalen
Raumes 45

T. Salland, W. Hammerstein und J. Lentrodt, Düsseldorf
Zur Indikation der primären chirurgischen Intervention bei
Orbitabodenfrakturen 49

E. Krüger und R. Hoischen, Bonn
Die Rekonstruktion des Mittelgesichtes nach
Unfallverletzungen 56

K. H. Gundlach und W. J. Höltje, Hamburg
Der Bügelschnitt als alternativer Zugang zur Osteosynthese von
Mittelgesichtsfrakturen 57

E. Krüger und K. Krumholz, Bonn
Rekonstruktion des Unterkiefers nach Defektverletzung 60

J. R. Petzel, Aachen
Erfahrungen mit der Zugschraubenosteosynthese von
Gelenkfortsatzfrakturen des Unterkiefers 61

H.-G. Bull, G. Pfeifer und R. Schmitz, Düsseldorf
Die Behandlung von Zahnverletzungen 69

II. Sekundäre Eingriffe an den Weichteilen

J. Schuffenecker, W. Gubisch, H. Reichert und W. Widmaier,
Mulhouse
Möglichkeiten der Ohrmuschelrekonstruktion nach
traumatischem Teilverlust 75

R. Münker, Stuttgart
Die Spätrekonstruktion traumatischer Formveränderungen der
Nase 78

F. Schmülling, K. P. Schmit-Neuerburg und H. Towfigh, Essen
Defektdeckung vor der Tibia nach Trauma: Indikation und
Technik der Muskellappenplastik 83

F. Hahn, E. Vaubel, R. Rahmanzadeh und F. Dinkelaker, Berlin
Der differenzierte Einsatz verschiedener Operationsverfahren
zur Weichteildeckung am Unterschenkel 89

D. Wilker, A. Betz und L. Schweiberer, München
Der Wert des mikrovaskulär gestielten Latissimus Dorsi-
Lappens zur Behandlung des Knochenweichteildefektes am
distalen Unterschenkel 96

L. Gotzen, N. Haas und H. Tscherne, Hannover
Behandlungstaktik bei Weichteildefekt und Knocheninfektion
am Unterschenkel 101

P. Hesoun und G. Muhr, Homburg/Saar
Rekonstruktion traumatischer Fußsohlendefekte 104

W. Wieland, E. Schmiedt, W. Sturm und C. Chaussy, München
Der Skrotalhautlappeneinzug zur Behandlung der männlichen
Harninkontinenz 111

III. Sekundäre Eingriffe am Knochen

W. Düben, Hannover
Rekonstruktive Eingriffe am Knochen bei Kindern 117

H. Ecke und K. H. Schultheis, Gießen
Die Wiederherstellung großer Defekte an Röhrenknochen
nach Kontinuitätsresektionen und Defektpseudarthrosen . . . 119

H. Schöttle, H.-U. Langendorff und H. Schöntag, Hamburg
Erfahrungen mit der autologen Kortikalistransplantation bei
großen Knochendefekten 123

C. Eggers, D. Wolter und W. Petzold, Hamburg
Vor- und Nachteile der offenen autologen Spongiosatransplantation 127

H. Kehr, Essen
Osteoplastische Rekonstruktion bei Klavikulapseudarthrosen . 133

W. L. Mang, C. Walter und W. Permanetter, München
Die Verwendung von künstlichem Knochen bei
wiederherstellenden und plastischen Maßnahmen nach
Gesichtsverletzungen 136

G. Nissen und H. Scheunemann, Mainz
Primäre oder sekundäre Osteoplastik bei traumatischen
Defekten des Unterkiefers 141

U. Hammer, Hamburg
Rekonstruktive Chirurgie bei kriegsbedingten Defekten im
Mund-, Kiefer- und Gesichtsbereich 145

F. Härle, H. Rudert und R. Ewers, Kiel
Die Miniplattenosteosynthese von Jochbein, Orbita und
Stirnbein 149

H. Bartsch und M. Weigert, Berlin
Rekonstruktive und gelenkplastische Maßnahmen nach
Azetabulumfrakturen 155

M. Faensen, R. Rahmanzadeh und F. Enes-Gaiao, Berlin
Korrekturosteotomien und Reosteosynthesen nach Voroperationen bei traumatischer Schädigung des koxalen Femurendes . 160

P. J. Meeder, E. Keller und S. Weller, Tübingen
Die supramalleoläre Korrekturosteotomie – Indikation,
Technik und Ergebnisse 164

R. Ewers und F. Härle, Kiel
Die Schwenkosteotomie des in Fehlstellung verheilten
Orbitabodens und lateralen Orbitarandes 168

IV. Rekonstruktive Maßnahmen an den Gelenken

H. Rudolph, Rotenburg/Wümme
Die Bedeutung der Arthroskopie für die Verfahrenswahl bei
Korrektureingriffen am Kniegelenk 173

W. Noak und G. Schleicher, Berlin
Spätschäden nach Kniebandverletzungen – Indikation,
Technik und Ergebnisse vorderer Kreuzbandplastiken 177

H. Wissing, Essen
Die Stabilisation des chronisch bandinsuffizienten
Kniegelenkes 183

K. Gretenkord, E. Ludoph und G. Hierholzer, Duisburg
Kreuzbandplastiken bei frischen und veralteten Kapselbandverletzungen am Kniegelenk 189

L. Zichner und R. Reinig, Frankfurt
Behandlung der anteromedialen Rotationsinstabilität mit der
Plastik nach O'Donoghue 194

H. L. Lindenmaier und E. H. Kuner, Freiburg
Ergebnisse nach Periostzügelplastik am oberen Sprunggelenk . 199

H. Zilch, G. Friedebold und H. G. Steuer, Berlin
Spätrekonstruktion bei Akromioklavikulagelenksprengungen . 203

V. Wiederherstellende Eingriffe an der Hand

H. Towfigh, Essen
Indikation, Technik und Ergebnisse einer neuen,
übungsstabilen Sehnennaht 209

W. F. Altherr, L. Zwank und C. Josten, Homburg/Saar
Möglichkeiten des Daumenersatzes mittels mikrochirurgischer
Technik 214

A. K. Martini, Heidelberg
Opponensplastik unter Verwendung der Sehne des Extensor
pollicis longus 216

S. Pechlaner, Innsbruck
Zur Arthrodese der Fingergelenke 222

R. Streli, Linz
PEG-Arthrodese der Fingerendgelenke 228

A. Lies, K. H. Müller und T. Stein, Bochum
Die Behandlung der Kahnbeinpseudarthrosen nach der
Methode von Matti-Russe und deren Grenzen 231

M. Roesgen, G. Hierholzer und K. A. Brandt, Duisburg
Die Kahnbeinpseudarthrose: Vergleich funktioneller Ergebnisse nach Schraubenosteosynthese sive Matti-Russe-Plastik . . 237

H. Kuś und S. Pielka, Wroclaw
Nahtlose Rekonstruktion der Extensorsehne im Hammerfinger 241

VI. Freie Beiträge

A. Berghaus, M. Handrock und M. Axhausen, Berlin
Ersatz knorpeliger Strukturen durch Kunststoffendoprothesen 247

R. Schmelzle und N. Schwenzer, Tübingen
Ergebnisse der Verpflanzung cialit-konservierter Knorpeltransplantate nach Unfällen im Kiefer- und Gesichtsbereich . . 251

W. C. Richter und W. Georgi, Würzburg
Erfahrungen mit dem Champy-System bei der periorbitalen
Knochenrekonstruktion, insbesondere bei der Therapie des
traumatischen Telekanthus 256

J. Heesen, D. Schettler, J. Haasters und L. Peine, Essen
Ergebnisse der Osteosynthese im Tierexperiment mit der
Memory-Platte bei Unterkieferfrakturen 259

H. J. Pesch und H. R. Stöß, Erlangen
Lösungsmittelkonservierte Fascia lata – Tierexperimentelle
Untersuchungen zur Gewebeverträglichkeit eines neuen
Bindegewebstransplantates 264

A. A. Behbehani und H. Eichner, München
Klinische Erfahrungen lösungsmittelgetrockneter Fascia lata
zur Deckung frontobasaler Frakturen 270

A. K. Martini und U. Polta, Heidelberg
Reperationsvorgänge bei Sehnennaht und
Sehnentransplantation im sog. Niemandsland 273

R. Hettich, E.-D. Voy und R. Mayer, Tübingen
Experimentelle Grundlagen für die Herstellung
mikrovaskulärer, gestielter formbildender Transplantate mittels
epiploischer Gefäße 280

J. Gilsbach, J. Gaitzsch, G. Gaitzsch und A. Harders, Freiburg
Doppelsonographische direkte intraoperative Untersuchungs-
techniken mikrovaskulärer Anastomosen 284

W. Oest, Gießen
Epiphysenverletzungen – Aussichten und Grenzen
wiederherstellender Eingriffe 290

H. Heiner, D. Schumann und A. Tilgner, Jena
Die funktionelle und ästhetische Wertigkeit freier und
muskelkutaner Lappen 294

H. Kuś und H. Araszkiewicz, Wroclaw
Rekonstruktive Eingriffe am Plexus brachialis 300

R. Heimel, S. Najib und M. Taayedi, Dortmund
Alternativen in der definitiven unfallchirurgischen Versorgung
aus der Sicht des peripheren Krankenhauses 308

W. Gubisch, H. Reichert, J. Schuffenecker und W. Widmaier, Stuttgart
Ästhetische und funktionelle Wiederherstellung nach Nasentraumen durch Septumreplantation 314

VII. Sachverzeichnis 319

Mitarbeiterverzeichnis*

Altherr, W. F. 214[1]
Araszkiewicz, H. 300
Axhausen, M. 247
Bartsch, H. 155
Behbehani, A. A. 270
Berghaus, A. 247
Betz, A. 96
Borowka, S. 5
Brandt, K. A. 237
Bull, H. G. 30, 69
Chaussy, C. 34, 111
Dieckmann, J. 13
Dinkelaker, F. 89
Düben, W. 117
Ecke, H. 119
Eggers, C. 127
Eichner, H. 270
Enes-Gaiao, F. 160
Ewers, R. 149, 168
Faensen, M. 160
Friedebold, G. 203
Fritzemeier, C. U. 9, 30
Gaitzsch, G. 284
Gaitzsch, J. 284
Georgie, W. 256
Gilsbach, J. 284
Gotzen, L. 101
Gretenkord, K. 189
Gubisch, W. 5, 75, 314
Gundlach, K. H. 57
Haas, N. 101
Haasters, J. 259
Härle, F. 149, 168
Hahn, F. 89
Hammer, U. 145

Hammerstein, W. 49
Handrock, M. 247
Harders, A. 284
Heesen, J. 259
Heimel, R. 308
Heiner, H. 294
Hesoun, P. 104
Hettich, R. 280
Hierholzer, G. 189, 237
Höltje, W. J. 57
Hoischen, R. 56
Josten, C. 214
Kastenbauer, E. 20
Kehr, H. 133
Keller, E. 164
Kley, W. 45
Klippel, K. F. 39
Krüger, E. 56, 60
Krumholz, K. 60
Kuner, E. H. 199
Kuś, H. 241, 300
Langendorff, H.-U. 123
Lentrodt, J. 30, 49
Lies, A. 231
Lindenmaier, H. L. 199
Ludolph, E. 189
Machtens, E. 13
Mang, W. L. 136
Martini, A. K. 216, 273
Mayer, R. 280
Meeder, P. J. 164
Müller, K. H. 231
Münker, R. 78
Muhr, G. 104
Najib, S. 308

* Die Anschrift jedes erstgenannten Autors ist bei dem entsprechenden Beitrag angegeben
[1] Seite, auf der der Beitrag beginnt

Nissen, G. 141
Noak, W. 177
Oest, W. 290
Pechlaner, S. 222
Peine, L. 259
Permanetter, W. 136
Pesch, H.J. 264
Petzel, J.-R. 61
Petzold, W. 127
Pfeifer, G. 69
Pielka, S. 241
Pohl, G. 6
Polta, U. 273
Rahmanzadeh, R. 89, 160
Reichert, H. 75, 314
Reil-Ehlers, B. 9
Reinig, R. 194
Richter, W.C. 45, 256
Roesgen, M. 237
Rudert, H. 149
Rudolph, H. 173
Salland, T. 49
Schettler, D. 259
Scheunemann, H. 141
Schleicher, G. 177
Schmelzle, R. 251
Schmiedt, E. 34, 111
Schmit-Neuerburg, K.P. 83
Schmitz, R. 69
Schmülling, F. 83
Schöntag, H. 123

Schöttle, H. 123
Schuffenecker, J. 75, 314
Schultheis, K.H. 119
Schumann, D. 294
Schweiberer, L. 96
Schwenzer, N. 251
Stein, T. 231
Steuer, H.G. 203
Streli, R. 228
Stöß, H.R. 264
Sturm, W. 34, 111
Taayedi, M. 308
Tilgner, A. 294
Towfigh, H. 83, 209
Tscherne, H. 101
Vaubel, E. 89
Voy, E.-D. 280
Walter, C. 136
Weerda, H. 24
Weigert, M. 155
Weise, K. 1
Weller, S. 164
Widmaier, W. 75, 314
Wieland, W. 34, 111
Wilker, D. 96
Wissing, H. 183
Wolter, D. 127
Zichner, L. 194
Zilch, H. 203
Zwank, L. 214

I. Primärversorgung der Weichteil- und Skelettverletzungen

Hautersatzmaterialien in der Traumatologie – Eigenschaften und Indikationen

K. Weise

Berufsgenossenschaftliche Unfallklinik, Rosenauer Weg 95, 7400 Tübingen

Zur temporären Wunddeckung stehen bei unterschiedlichsten Indikationsstellungen gegenwärtig folgende Materialien zur Verfügung (Knapp 1978 u. Weller et al. 1980)

Homologe oder allogene Transplantate. (Z. B. tiefgefrorene Leichenhaut, typisierte Haut). Positive Eigenschaften sind ein eigenhautähnliches Haftvermögen, ein guter Wundreinigungseffekt mit Verminderung der Keimbesiedlung sowie bei typisierter Haut die längere Verweildauer, bei tiefgefrorener Haut die längere Haltbarkeit. Eindeutige Nachteile liegen in immunologischen Problemen, einer begrenzten Überlebensdauer, den hohen finanziellen Kosten durch personellen Mehraufwand, den Schwierigkeiten in der Bereitstellung und der nicht möglichen Sterilisation.

Heterologe oder xenogene Transplantate (z. B. RNA-inkubierte, fetale Kalbshaut, lyophilisierte Schweinehaut). Letztere ist im Handel erhältlich, damit jederzeit verfügbar, gammastrahlensterilisiert und bis zu 1 Jahr lagerfähig.

Fetale Kalbshaut ist auf Grund ihrer geringen Immunreaktion, ihres guten Haftvermögens an der Oberfläche, des dadurch bedingten antibakteriellen Effektes sowie der stimulierenden Wirkung auf die Ausbildung des darunterliegenden Granulationsgewebes den übrigen xenogenen Transplantaten überlegen. Die Nachteile der beiden aufgeführten Heterotransplantate sind ähnlich der allogenen Haut im Hinblick auf Beschaffung, Haltbarkeit und Lagerfähigkeit sowie der kurzen Überlebenszeit.

Halbsynthetische Transplantate (z. B. Kollagenfilme, Kollagentransplantate). Diese Materialien sind sehr gut haftfähig, führen daher zu rascher Wundreinigung, lösen eine schnelle Epithelisierung vom Rand her aus, zeigen aber infolge des Fehlens eines Leitgerüstes zur Einwanderung von Granulationsgewebe diesbezüglich nur eine eingeschränkte Wirksamkeit im Vergleich zur vollsynthetischen Haut. Dem Effekt der raschen Wundreinigung steht der Nachteil der häufigen Überwucherung mit Sekundärkeimen gegenüber.

Synthetische Transplantate, sog. Synthografts. Hier sind die folgenden Vertreter zu nennen:

a) Epigard – ein Zweischichtmaterial aus einem wundzugewandten, offenporigen Polyurethanschaumstoff sowie einer bakterienundurchlässigen, jedoch gaspermeablen, bedeckenden Teflonmembran.

Die positiven Eigenschaften dieses Materials liegen in der sehr guten Haftfähigkeit auf Wunden infolge Einwachsung von Granulationsgewebe. Dadurch bedingt ist einerseits eine rasche Wundreinigung von Bakterien, Detritus und Zellresten mit Bildung eines frischen Granulationsrasens, zum anderen durch Stimulation der Mitosetätigkeit im Stratum basale eine Verstärkung der Zellneubildung im Sinne von Granulationsförderung und rascherer Epithelisierung (Alexander et al. 1973, Smahel u. Zellweger 1976).

b) Syspurderm – zweischichtiges Material aus Polyurethanschaum mit nur teilweise fenestrierter, wundzugewandter Schicht und verdichteter Deckfolie, ebenfalls aus Polyurethan. Auf Grund der teilweise verschlossenen Poren besteht nur eine eingeschränkte Infiltrationstendenz für Granulationsgewebe, damit ein geringeres Haftvermögen, was sowohl Wundreinigung wie Konditionierung, als auch Stimulation der Zellneubildung im Stratum basale nur eingeschränkt ermöglicht. Dazu kommt, daß das Material im In-Vitro-Test für die häufigsten Bakterienarten gut durchlässig ist und daher den Anspruch eines Hautersatzmaterials nur unvollkommen erfüllt.

c) Coldex – Offenporiger Polyvinylalkoholformalschaum mit guter Granulationsförderung und Epithelisierungsreiz, dessen Wundreinigungseffekt ebenfalls ausgeprägt ist. In der Literatur werden allerdings deutliche Fremdkörperreaktionen, Abszesse und Materialrückstände im Tierversuch sowie ein schlecht vaskularisiertes Wundbett beschrieben. Diese Nebenwirkungen können durch häufigen Wechsel des Materiales gemindert werden (Mutschler et al. 1978).

d) Silastic – Folie und -Schaum:
 Opsite – Folie.

Diese Folien müssen als reine Abdeckmaterialien angesehen werden, welche zwar Schutz gegen bakterielle Kontamination bieten, gleichzeitig infolge der darunter liegenden feuchten Kammer zur Ausbildung von Granulationsgewebe führen, jedoch keinen Konditionierungseffekt aufweisen und von ihrer Struktur her auch nicht als Hautersatzmaterial gelten können.

Eine Reihe neuartigerer Verbandstoffe und Abdeckfolien zur temporären offenen Wundbehandlung sind noch nicht ausreichenden Prüfungen im Hinblick auf Wirksamkeit und Nebenwirkungen unterzogen.

An Materialien zur temporären Wundbedeckung sind im einzelnen folgende Anforderungen zu stellen:

1. Infektionsschutz,
2. Verminderung des Sekretverlustes,
3. Luftdurchlässigkeit,

4. Granulationsförderung,
5. geringe allergisierende Wirkung,
6. Sterilisierbarkeit,
7. rasche Verfügbarkeit, unproblematische Lagerfähigkeit.

Von den genannten Synthografts erfüllt nach unserer Kenntnis und Erfahrung lediglich das Polyurethan-Teflon-Zweischichtmaterial Epigard die vorgenannten Voraussetzungen, so daß es in unserer Klinik unter den folgenden Indikationsstellungen Verwendung findet:

Bei Verbrennungen. Diese Indikation ist v.a. bei Großflächigkeit der Läsionen wegen der schmerzhaften Ablösung und der dabei notwendigen Narkose in den Hintergrund getreten. Hier liegt in den jeweiligen Zentren die Hauptindikation für allo- und xenogene Transplantate (Bohmert 1977).

Bei plastischen Operationen. Kann das Material hier einmal zur Konditionierung von Wundflächen, zum anderen jedoch auch auch als Ersatz für temporäre Spalthautdeckungen, z.B. bei der Cross-leg-Plastik, Anwendung finden.

Bei offenen Frakturen und Weichteilläsionen. Hier liegt nach unserer Ansicht die Hauptindikation des Hautersatzmaterials, da sich bei zweit- bis drittgradig offenen Frakturen zunehmend die primär offene Wundbehandlung durchsetzt. Die Eigenschaften des Epigard im Hinblick auf Infektionsschutz, Wundreinigung und Konditionierung sowie Ausbildung von Granulationsgewebe können unter dieser Indikation in vorteilhafter Weise genützt werden. Ziel der Behandlung ist es, am 4.–7. Tag nach Verletzung einen gut vaskularisierten, gereinigten Wundgrund zu erhalten, der als ideales Bett für die freie Spalthaut- oder Meshgrafttransplantation angesehen werden kann (Weller et al. 1980).

Bei infizierten Defektwunden und Ulzerationen. In der septischen Chirurgie steht die Vorbereitung des primär kontaminierten Wundgrundes zur späteren Weichteilsanierung bei geplanten aufbauenden Operationen am Knochen im Vordergrund. Schmierig belegte Ulzerationen und Dekubitalgeschwüre können für plastische Sekundärmaßnahmen vorbereitet werden (Weller et al. 1980).

Folgende Gesichtspunkte sind in der Anwendung des Hautersatzmaterials zu beachten:

1. Anwendung unter *sterilen* Kautelen.
2. *Genaues Einpassen* in die Wunde.
3. *Kompression von außen,* am besten mittels synthetischer Verbandwatte mit außen aufliegenden Wundkompressen oder Saugmaterialien.
4. *Täglicher Wechsel* des Materiales wegen der starken Haftung, des Effektes der Granulationsförderung und der Konditionierung, außer unmittelbar vor der Eigenhauttransplantation bzw. bei langfristiger Anwendung.
5. Bei frischen, wenig kontaminierten Verletzungen *Anwendung über 4–7 Tage,* bei kontaminierten Wundflächen bis zur Wundreinigung entsprechend länger.

6. Nur *einmalige Sterilisierbarkeit* im Autoklaven.
7. *Keine Anwendung bei stark eitrig sezernierenden Wunden,* da keine ausreichende Haftung bzw. begrenztes Aufnahmevermögen für Sekret besteht.

Zusammenfassend ist zu sagen, daß homo- und heterologe Transplantate mit Bevorzugung der letzteren vorwiegend in der Verbrennungschirurgie indiziert sind, während halbsynthetische Materialien sowie sog. Synthografts bei allen Formen traumatischer Weichteilverletzungen, insbesondere bei offenen Frakturen und frischen Hautläsionen, eingesetzt werden können. Dabei erfüllt nach unserer Erfahrung das Hautersatzmaterial Epigard die an Synthografts gestellten Anforderungen und kann in den beschriebenen Indikationsstellungen nachdrücklich empfohlen werden.

Zusammenfassung

Im Rahmen der offenen Wundbehandlung gewinnen Materialien zur temporären Wunddeckung zunehmend an Bedeutung. Unterschieden werden im wesentlichen homo- und heterologe Transplantate, halbsynthetische Materialien und sog. Synthografts. Letztere sind wegen ihrer unproblematischen Eigenschaften mit sofortiger Verfügbarkeit, unbegrenzter Lagerfähigkeit und Haltbarkeit, der Möglichkeit der Sterilisation, den fehlenden immunologischen Problemen und andererseits des guten Konditionierungseffektes bei frischem und kontaminiertem Wundgrund in der Traumatologie besonders geeignet. Neben der infektionsabschirmenden, steht v. a. die granulations- und epithelisierungsfördernde Wirkung im Vordergrund, was den Einsatz bei offenen Frakturen und Weichteilläsionen ermöglicht. Schmierig belegte Ulzera sowie kontaminierte Wundflächen können gereinigt und zur definitiven plastischen Deckung vorbereitet werden. Insbesondere durch die Verwendung des dem Aufbau der Haut nachempfundenen zweischichtigen Hautersatzmateriales Epigard, bestehend aus einer wundzugewandten Polyurethan und einer bedeckenden Teflonschicht, können unter den angeführten Indikationen gute Ergebnisse erzielt werden.

Literatur

Alexander JW, Wheeler LM, Roony RG, McDonald JJ, McMillan BG (1973) Clinical evaluation of Epigard, a new synthetic substitute for homograft and heterograft skin. J Trauma 13: 374–383

Bohmert H (1977) Epigard als temporärer Hautersatz bei Verbrennungswunden. Med Welt 28: 826–831

Knapp U (1978) Tierexperimentelle Untersuchungen zur Behandlung frischer Defektwunden mit verschiedenen Hautersatzmaterialien. Aktuel Traumatol 8: 357–358

Mutschler W, Burri C, Meyer F, Mohr W, Plank E (1978) Tierexperimentelle Untersuchungen zur Wirksamkeit verschiedener temporärer Hautersatzmaterialien bei Verbrennungen und infizierten Wunden. Aktuel Traumatol 8: 375–386

Smahel J, Zellweger G (1976) Reaction of a wound to Epigard in animal experiments. Chir Plast (Berl) 3: 219–226

Weller S, Weise K, Hopf K (1980) Möglichkeiten der temporären Wunddeckung. Symposiumsband Berlin, März 1980, Sindelfingen April 1980. Gödecke, Freiburg

Temporärer synthetischer Hautersatz – Kritische Indikationsstellung

S. Borowka und W. Gubisch

Plastische Chirurgie, Marienhospital, Böheimerstraße 37, 7000 Stuttgart 1

Synthetischer Hautersatz zur Wundabdeckung ist leicht erhältlich und einfach in der Anwendung. Zur Zeit gibt es 2 solcher Folien: Epigard und Syspurderm. Wir haben die Präparate auf 3 Indikationen getestet:

1. die Abdeckung von Spalthautentnahmestellen,
2. die Abdeckung von dermabradierten Hautbezirken,
3. die Vollhauttransplantatkonditionierung.

Das dauerhafte Belassen von Epigard auf Spalthautentnahmestellen und Dermabrasionen wurde bereits von anderen Autoren getestet und erwies sich als unbefriedigend (Friederich et al. 1977). Nach 3 Tagen Verweildauer auf der Wundfläche sind Wundheilungsstörungen beschrieben (Mahnke et al. 1980), nach 8 Tagen ist eine Ablösung ohne grobe Verletzung meist nicht mehr möglich (Knapp 1978).

Daher testeten wir hier zusätzlich Syspur-derm, um zu wissen, ob es sich analog verhält. Syspur-derm kam direkt nach der Operation auf die Wunde und wurde dort bis zur völligen Spontanepithelisation belassen.
1. Ergebnisse bei Spalthautentnahmestellen:
   – Bei 6 von 11 Patienten kam es zum Sekretstau mit nachfolgender Sekundärinfektion unter der Folie.
   – Bei 2 Patienten haftete die Folie über 4 Wochen ohne Eintreten einer Spontanepithelisation.
   – Die Zeit bis zur völligen Epithelisation war mit 22 Tagen im Schnitt sehr lange.
2. Ergebnisse bei Dermabrasionen:
   – Bei 2 von 10 Patienten kam es zum Sekretstau mit nachfolgender Sekundärinfektion unter der Folie.
   – Die Zeit bis zur völligen Epithelisation mit 12 Tagen im Schnitt war akzeptabel.
   – Vorteil: Schmerzfreiheit der Behandlung.

Die interessanteste Indikation war die Konditionierung von Vollhauttransplantation. Hier wurde die Folie zur Granulationsanregung täglich gewechselt.

1. Serie: Epigard
   – Durch die starke Adhäsion von Epigard war der Verbandswechsel sehr schmerzhaft;
   – in 3 Fällen kam es beim Verbandswechsel zu stärkeren Blutungen;
   – In 9 von 17 Fällen kam es zur Austrocknung der Wundfläche, die eine weitere Granulation verhinderte.

- Bei den verbleibenden 5 Patienten war die Granulationsfläche sauber und feiner strukturiert als unter Syspur-derm
2. Serie: Syspur-derm
   - Der Verbandswechsel war weniger schmerzhaft.
   - Es traten keine Blutungen auf.
   - In 7 von 20 Fällen kam es zur Austrocknung der Wundfläche.
3. Serie: Syspur-derm, Epigard kombiniert. Zunächst wurde Syspur-derm und Iruxolsalbe im täglichen Wechsel verwendet:
   - Der Verbandswechsel war weniger schmerzhaft.
   - Es traten keine Blutungen auf.
   - Die Austrockung der Wundfläche wurde vermieden.
   Am letzten Tag vor der Transplantation wurde Epigard verwendet:
   - Der schmerzhafte Verbandswechsel erfolgte bereits in Anästhesie
   - Es war zusätzlich die fein strukturierte Granulationsfläche nach Epigard vorhanden.

Literatur

Friederich HC, Hölting HJ (1977) Defektdeckung durch synthetischen Hautersatz aus dermatologischer Indikation. Krankenhausarzt 50: 298–303

Knapp U (1978) Tierexperimentelle Untersuchungen zur Behandlung frischer Defektwunden mit verschiedenen Hautersatzmaterialien. Aktuel Traumatol 8: 347–358

Mahnke PF, Riedeberger J (1980) Vergleichende histopathologische Untersuchungen am synthetischen temporären Hautersatz. Zentralbl Chir 105: 145–153

Die Indikation zur Anwendung von Transplantat und Lappen beim primären definitiven Wundverschluß

G. Pohl

Abteilung für Plastische Chirurgie, Medizinische Akademie, Leipziger Straße 44, DDR-3090 Magdeburg

In den chirurgischen Lehrbüchern werden dem „Wie" der Schnittführung, der operativen Freilegung, Gewebsbehandlung und dem Wundverschluß nicht die komplexe Aufmerksamkeit geschenkt, die ihnen gebühren (Zoltan 1976).

Zweifellos stehen die wesentlichsten Abschnitte der Operation, die an den tiefer gelegenen Gebilden bzw. am Zielorgan auszuführenden Maßnahmen, im Vordergrund des Interesses, indessen kann man die auf dem Wege dorthin befindlichen

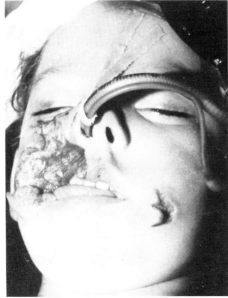 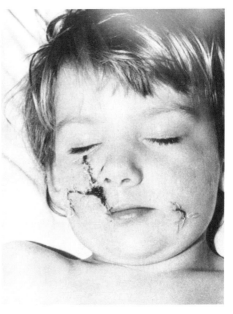

Abb. 1. 4jähriges Mädchen. Hundebißverletzung der Mund-Wangen-Region

Abb. 2. 5 Tage nach Versorgung der Hundebißverletzung. Verschiebeplastik

Gewebe dennoch nicht als zweitrangig bezeichnen, denn die Art der Heilung von Haut, subkutanem Binde- und Fettgewebe hängt auf entscheidende Weise von der Operationstechnik ab. Die Indikation zur Operation ist ausschlaggebend für den gesamten Verlauf der Heilung und damit schicksalsbestimmend für den Patienten. Der erste und wichtigste Schritt ist der Operationsplan, bei dem folgendes beachtet werden muß:

Die Lokalisation der Wunde, Art, Ausdehnung, Kommunikation mit benachbarten Strukturen im Sinne eines multistrukturellen Schadens, die funktionelle und ästhetische Beanspruchung der Haut am Ort des Schadens. Danach ist das operative Vorgehen festzulegen und zu prüfen, ob lokale Möglichkeiten – Schnitterweiterung oder Verschiebelappen – respektive direkte oder indirekte Fernlappen oder eine Hauttransplantation das Gegebene sind, mitunter auch eine Kombination von Transplantat und Lappen. Hier ist auch das mikrovaskulär versorgte Transplantat eingeschlossen, wohl aber nur für ausgewählte Fälle in Zentren diskutabel.

Während die Morphologie des zu verpflanzenden Gewebes, seine Struktur, Differenzierung und Funktion der Zellen bekannt und gegeben sind, kann der Chirurg auf die Empfängerstelle, lokal oder allgemein, einwirken.

Ganz entscheidend sind das Können des operierenden Arztes, seine Operationstechnik – Verband und Fixation – seine Nachsorge für das postoperative Ergebnis, das von Anbeginn der Behandlung als komplexes Geschehen zu betrachten ist. Der Zeitfaktor ist zwar wesentlich, aber zweitrangig zu werten. Viele Mißerfolge sind auf iatrogene Ursachen zurückzuführen, was keineswegs einer

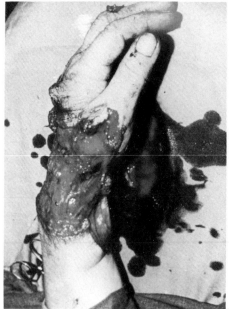
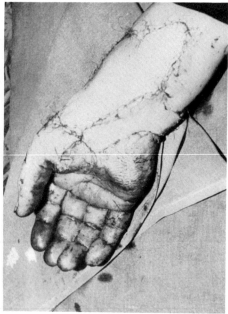

Abb. 3. Quetschverletzung des Unterarmes

Abb. 4. Primärversorgung der Quetschverletzung mit Spalthauttransplantaten

Sorgfaltspflichtverletzung gleichzusetzen ist. Sie werden durch Antibiotikagabe nicht behoben.

Im Gesicht sind ästhetische Aspekte den funktionellen gleichzusetzen. Sie zeigen sich kurze Zeit nach der Operation mit aller Deutlichkeit und können die Gesamtpersönlichkeit positiv oder negativ stimulieren. Es zeugt nicht von Sachkenntnis, wenn eine Verletzung im Stirnbereich mit großen Stichen zusammengezogen wird. Geeignete Schnitterweiterungen bringen bei vielen Wunden eine günstige Lösung, wie die Abbildungen eines 4jährigen Mädchens zeigen, das durch eine Hundebißverletzung im Gesicht einen Weichteildefekt davontrug und primär innerhalb 48 h nach dem Prinzip der Dringlichkeit mit aufgeschobener Operation versorgt wurde (Abb. 1 u. 2).

Auch bei ausgedehnten Tumoren lassen sich durch die Kombination von Lappen und Transplantat günstige funktionelle Ergebnisse erreichen.

Bei einem 63jährigen Patienten wurde der Defekt nach Entfernung des Plattenepithelkarzinoms im Kinnbereich durch einen Schwenklappen von der vorderen oberen Thoraxapertur verschlossen, der Sekundärdefekt mit einem Vollhauttransplantat versorgt.

Im Extremitätenbereich erfordern die Verletzungen die primäre sachkundige Versorgung, da freiliegende Strukturen wie Sehnen, Nerven und Knochen empfindlich auf mechanische Irritationen reagieren. In vielen Fällen kann durch das Hauttransplantat der Defektverschluß erzielt werden wie bei dieser ausgedehnten

Quetschverletzung des Unterarmes (Abb. 3 u. 4) oder es muß der direkte Fernlappen genutzt werden, wenn die Weichteilverhältnisse es erfordern.

Wie eingangs dargelegt und an wenigen Beispielen gezeigt, sollte der Defekt in seiner Komplexität das operative Vorgehen bestimmen, nicht das bevorzugte Operationsverfahren des Operateurs.

Literatur

Zoltan J (1976) Allgemeine Prinzipien der plastischen Chirurgie. In: Littmann J (1976) Chirurgische Operationslehre. Akademiai Kiado, Bundapest

Bißverletzungen – Folgen und therapeutische Möglichkeiten

B. Reil-Ehlers und C. U. Fritzemeier

Westdeutsche Klinik für Kiefer- und Plastische Gesichtschirurgie, Medizinische Einrichtungen der Universität, Moorenstraße 5, 4000 Düsseldorf

Bißverletzungen durch Hunde, Pferde, aber auch durch Menschen sind durchaus keine Seltenheit.

Relativ häufig ist das Gesicht betroffen und zwar bevorzugt der Nasen-Lippenbereich.

Bei Bißverletzungen kommt erschwerend hinzu, daß sie oft mit Zerreißungen, Quetschungen und unregelmäßig begrenzten Gewebedefekten einhergehen (Abb. 1).

Die Folgezustände solcher Verletzungen sind für die Betroffenen ästhetisch, funktionell und psychologisch gleichermaßen gravierend. Die möglichst primäre und fachgerechte Versorgung hat somit für Gesichtsverletzungen eine ganz besondere Bedeutung, denn unästhetische Narben, funktionelle Einbußen der Mimik, Gesichtsasymmetrien und Wundheilstörungen sowie auffällige Nahtstigmata sind sekundär nur sehr schwer und häufig unbefriedigend zu korrigieren. Eine subtile Wundversorgung und Nahttechnik sollten im Gesicht selbstverständlich sein (Abb. 2).

Die optimalen Durchblutungsverhältnisse erlauben im Gesicht die Erhaltung auch sehr kleiner gestielter Gewebeanteile (Abb. 3).

Die Friedrich-Wundrandausschneidung ist daher bei der Frühversorgung nur in engen Grenzen bei stark gequetschten oder zerfetzten von Nekrose bedrohten Wundrändern indiziert (Abb. 4).

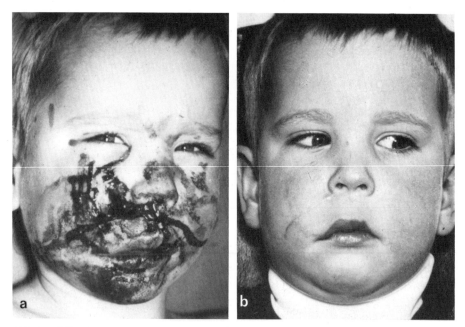

Abb. 1. a Bißverletzung durch einen Foxterrier bei einem 4jährigen Jungen mit Zerreißungen, Quetschungen und unregelmäßig begrenzten Gewebedefekten. **b** 3 Monate nach Versorgung

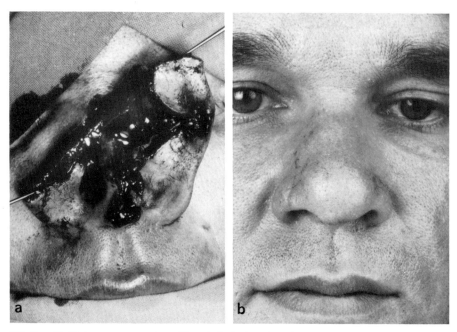

Abb. 2. a Abriß der gesamten rechten Nase, jedoch ohne Gewebeverlust, nach Bißverletzung durch einen Colli. **b** Zustand 6 Monate nach Versorgung

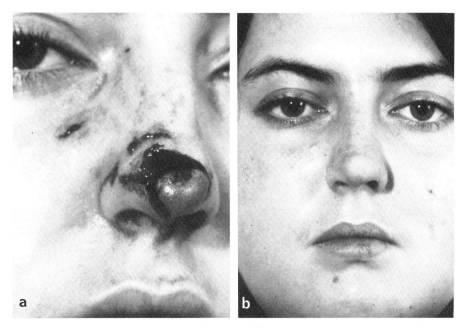

Abb. 3. a Subtotale Nasenspitzenamputation mit nur kleiner Hautbrücke. **b** 2 Monate nach Versorgung

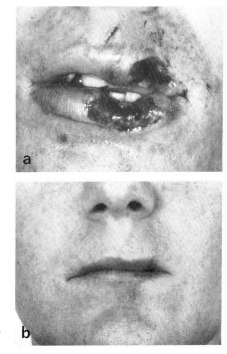

Abb. 4. a Erheblicher Ober- und Unterlippendefekt nach Hundebißverletzung. **b** Primärer Defektverschluß nach modellierender Exzision. Zustand 2 Monate nach Versorgung

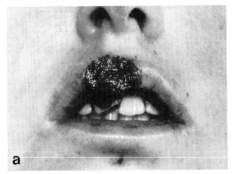
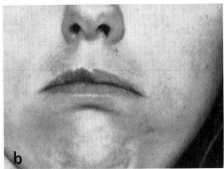

Abb. 5. a Lippenrotdefekt nach Biß durch einen Cockerspaniel. **b** Defektersatz mit ektropionierter Mundschleimhaut 6 Monate nach Versorgung

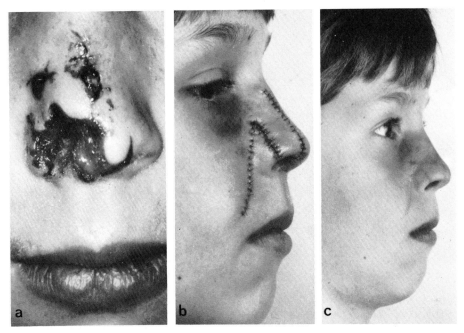

Abb. 6. a Ausgedehnter, zerfetzter Nasendefekt nach Pudelbiß. **b** Defektverschluß durch Nasolabiallappen, Nahtversorgung und **c** 3 Wochen danach

Bei Gewebedefekten sollte aus kosmetischen Gründen möglichst ortständiges Material verwendet werden, da sich die Gesichtshaut qualitativ erheblich von der Haut anderer Körperregionen unterscheidet (Abb. 5 u. 6). Die Möglichkeiten der Antibiotikatherapie erlauben in fast allen Fällen eine primäre Wundversorgung, wobei der mittlere Grenzwert für die Primärversorgung von Gesichtsweichteilverletzungen wegen der schon erwähnten optimalen Durchblutungsverhältnisse 16 h beträgt (Koch 1978).

Bei menschlichen Bißverletzungen wird oft neben der chirurgischen Versorgung durch unser Fachgebiet eine forensische Mitbegutachtung zur Täteridentifizierung verlangt. Hierbei liefert das zahnärztliche Fachwissen ein weiteres Indiz im Mosaik der Verdachtsmomente und bedarf der sorgfältigen maßstabsgetreuen Befunderhebung. Die Bißverletzung muß über Fotos und drucklose Abformung (Endris 1979) festgehalten werden, da sich das Gewebe, ob lebend oder tot, schnell verändert. Das Gebiß selbst als Tatwerkzeug wird über Modelle und dynamische Abdrücke in noch weiche Abdruckmasse dokumentiert. Der metrische Vergleich der so gewonnenen Unterlagen wird zur Beweisführung herangezogen (Hennis et al. 1981).

Abschließend sei noch darauf hingewiesen, daß die oft komplizierten Bißverletzungen im Gesichtsbereich unbedingt in einer Fachklinik versorgt werden sollten, um ein funktionell und ästhetisch optimales Ergebnis zu erzielen.

Literatur

Endris R (1979) Praktische, forensische Odontostomatologie, Kriminalistik, Heidelberg
Hennis I, et al. (1981) Die forensische Verwertbarkeit von menschlichen Bißspuren bei Stellungsanomalien der Zähne. Quintessenz 10: 1917
Koch H (1978) Weichteilverletzungen des Gesichts. Aktuel Traumatol 8: 359–365

Chirurgische Versorgung von frischen Bißverletzungen im Bereich des Gesichtes

J. Dieckmann und E. Machtens

Knappschaftskrankenhaus Bochum-Langendreer, Abteilung Mundchirurgie, In der Schornau 23–25, 4630 Bochum 7

Bißverletzungen – durch Tier oder Mensch gesetzt – haftet auch heute noch das Odium an, bakteriell kontaminiert und damit nicht primär behandelbar zu sein. Diese immer noch weit verbreitete Ansicht verhindert häufig die notwendige Primärversorgung; sie geht auf die vorantibiotische Ära zurück und liegt in der Erinnerung an fudroyant verlaufende Infektionen begründet. Andererseits sind Bißverletzungen aufgrund der Beschaffenheit ihrer häufig zerfetzten und unterminierten Wundränder mit schlecht durchbluteten und ausgerissenen Hautarealen (Abb. 2a) besonders infektionsgefährdet.

Aus diesem Grund sowie zur Vermeidung von Störungen der Gesichtskonturen bzw. Beeinträchtigung wichtiger Funktionen kommt ihrer Primärtherapie nach Trauner (1966) und Stellmach (1961) eine besondere Bedeutung zu: denn nach Pfeifer u. Lentrodt (1974) liegt in ihr die Grundlage zu einer korrekten Rehabilitation sowohl aus funktioneller als auch aus ästhetischer Sicht.

Lemperle (1981) konnte nochmals nachweisen, daß die Bakterienflora des Hundespeichels sich mit derjenigen deckt, die bei randomisierten Studien am Menschen gefunden wurden. Darüberhinaus wurde nachgewiesen, daß alle im Hundespeichel gefundenen Keime auf die in der Humanmedizin gebräuchlichen Antibiotika empfindlich waren und keine primären Resistenzen aufwiesen. Unabhängig davon ist grundsätzlich an eine Tetanusinfektion zu denken und bei mangelhaftem Impfschutz eine Vakzination durchzuführen.

Wir können aufgrund eigener Erfahrungen sowie auf Erklärung anderer Autoren davon ausgehen, daß die Bißverletzungen fast ausnahmslos durch das eigene oder ein bekanntes Tier erfolgte. Deswegen reicht es im Hinblick auf eine Tollwutinfektion aus, in derartigen Fällen ein tierärztliches Attest vorzulegen. Besteht bei einem unbekannten Beißer in einem Tollwutrevier jedoch Lyssaverdacht, sollte nach Kuwert (1980) umgehend und innerhalb von 72 h eine Tollwutschutzimpfung mit der neuen HDCS-Gewebekulturvakzine, bei der keine Neurokomplikationen wie bei der alten Hempt-Vakzine bekannt wurden, geimpft werden.

Hieraus folgernd stellt die bakterielle Kontaminierung von Bißverletzungen nicht das wesentliche Hindernis für eine sofortige und endgültige Versorgung dar (Abb. 1). Die Entscheidung zu einer primären definitiven, zu einer verzögert primären (48 h) oder zu einer sekundären Versorgung der Defekte ist vielmehr

1. vom Zeitintervall zwischen Unfalleintritt und Versorgungszeitpunkt,
2. von der Verletzungsart und
3. von der Lokalisation des Defektes sowie
4. von seiner Größe und Ausdehnung in horizontaler und vertikaler Richtung,
5. vom Zustand der Wunde und seinem Verschmutzungsgrad

abhängig zu machen. Dabei muß grundsätzlich auch auf die Beschaffenheit der umliegenden Gewebe im Hinblick auf die Verwendung zur Defektdeckung geachtet werden.

Das genaue Ausmaß der Wunde ist vor jeder Versorgung grundsätzlich durch sorgfältige Inspektion und genaues Ausmessen, insbesondere im Lippenbereich festzulegen. Erfahrungsgemäß imponieren Defekte aufgrund der Elastizität der Gesichtsweichteile größer, als es der Wirklichkeit entspricht.

Bei ausschließlich flächenhaften Läsionen ist es normalerweise möglich, durch vorsichtige Mobilisation der angrenzenden Gewebe die entstandenen Defekte ohne weitere Entlastungsschnitte primär zu verschließen (Abb. 2a–c). Bei größerem Ausmaß ist die Wiederherstellung durch regionäre Transpositionslappen in Form ge-

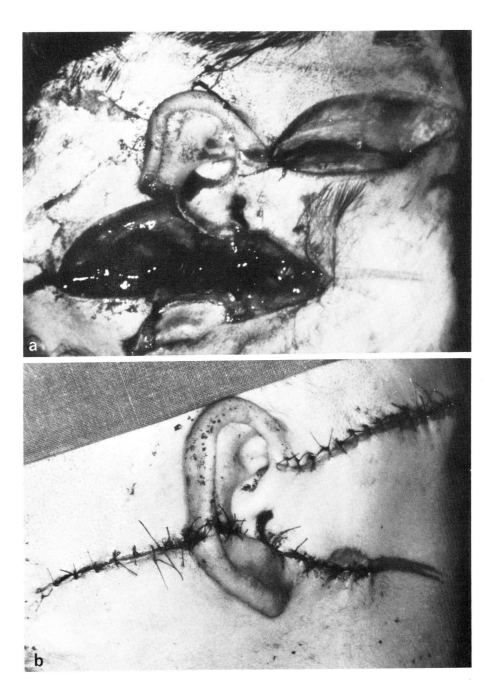

Abb. 1. a Hundebißverletzung im Bereich des rechten Ohres mit vollständiger Durchtrennung und teilweise Abriß der rechten Helix; kaudale Zerreißung des rechten äußeren Gehörganges. **b** Zustand nach sofortiger Versorgung

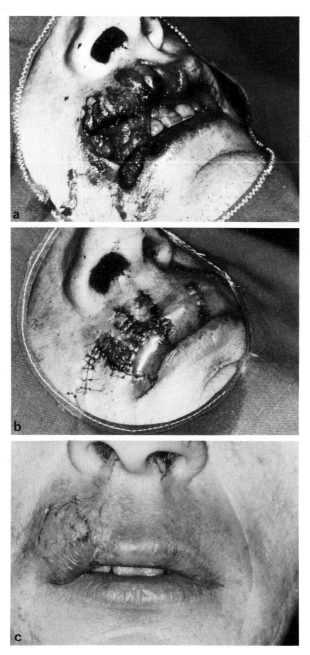

Abb. 2. a Oberlippendefektrißquetschwunde nach Hundebißverletzung. **b** Primäre Rekonstruktion durch seitliche Mobilisation und Verlagerung der äußeren Kutis sowie Auffüllung des Lippenrots durch einen gestielten Schleimhautlappen. **c** Zustand 4 Wochen nach primärer Versorgung

stielter Nah-, Insel- oder Rotationslappen ohne Beeinträchtigung der Funktion und Ästhetik möglich.

In der Regel ist nach unseren Erfahrungen (Dieckmann 1979) – wir mußten in den letzten 7 Jahren 36 Bißverletzungen im Gesicht versorgen – die Versorgung der Defekte im Wangenbereich mit freien Hauttransplantaten wegen der guten Verschieblichkeit der Gewebe nicht notwendig. Nur in seltenen Fällen mußten wir freie Haut- (Abb. 4b) bzw. Schleimhauttransplantationen (Abb. 2b) in Erwägung ziehen. Demgegenüber lassen sich unserer Meinung nach oberflächliche Defekte im Nasenspitzenbereich mit oder ohne Knorpelverletzungen normalerweise besser durch freie Haut- bzw. Hautknorpeltransplantate aus der retroaurikulären Region versorgen.

Die eigentlichen Probleme der Versorgung von Bißverletzungen ergeben sich bei mehrschichtigen Gewebedefekten bzw. bei Verlust zusammengesetzter Gewebe im Nasenspitzenbereich (Abb. 3a). Abgebissene Teile der Nase, der Ohren und der Lippen versuchen wir, wenn sie vom Patienten mitgebracht werden, in jedem Falle in den Defekt einzunähen, obwohl der Erfolg immer ungewiß ist (Nagel 1973). Ansonsten sind hier freie Hauttransplantate bzw. composite grafts wie auch Fernlappen (Abb. 3b) möglichst aus anderen Bereichen der Gesichtsregion wegen dergleichen Hauttextur- und -farbe zur Versorgung unumgänglich.

Weil diese Gewebe nur einmal zur Verfügung stehen bzw. Fernlappen bis zur Transposition mehrerer Sitzungen bedürfen, ist eine große Sorgfalt und umfassende Planung dieser zur Defektdeckung herangezogenen Gewebe notwendig. Die dabei zusätzlich entstehenden Narben (Abb. 3d) sind unbedingt zum erwarteten ästhetischen und funktionellen Ergebnis zu setzen und vor deren Anwendung mit dem Patienten abzusprechen. Ist die Entscheidung zu einer aufwendigen sekundären Wiederherstellungsplastik gefallen (Abb. 3a bis d), muß der bestehende Defekt sorgfältig für den späteren Eingriff vorbereitet und gepflegt werden, da ihr Gelingen im wesentlichen von der Beschaffenheit des Transplantatlagers abhängt. Wir streben deswegen zur Vermeidung überschießender Granulationen und narbiger Verziehung einen temporären Epithelverband des Defektes an und verwenden mit gutem Erfolg lyophilisierte Dura (Abb. 3b) oder Spalthaut (Abb. 4b), die entweder durch Naht oder durch Fibrinkleber im Defekt fixiert werden.

Vor einer solchen Versorgung achten wir auf die Möglichkeit der Verkleinerung des Gesamtdefektes durch randliche Mobilisation. Darüber hinaus streben wir in jedem Falle bei Defekten im Lippenbereich die Rekonstruktion des M. orbicularis oris bzw. des gesamten Mundwinkels (Abb. 4a und b) zur Sicherung der Sprachfunktion sowie zur Vermeidung einer Speichelinkontinenz an.

Abschließend und zusammenfassend läßt sich feststellen, daß dauerhafte Konturstörungen durch Bißverletzungen im Gesichtsbereich trotz aufgezeigter ungünstiger Faktoren in der Regel durch eine primäre, selten durch eine sekundäre Versorgung unter Beachtung der heute im allgemein gültigen plastisch chirurgischen Maßnahmen und Möglichkeiten sicher vermeidbar sind. In diesem Zusammenhang müssen insbesondere beachtet werden:

1. die mechanische Reinigung der Wunde mittels Bürsten und Verwendung von Antiseptika,

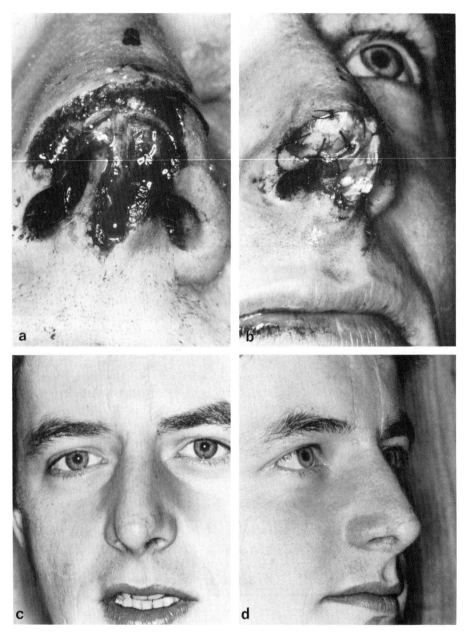

Abb. 3. a Mehrschichtiger Defekt im Nasenspitzenbereich mit Verlust der Stützgewebe nach menschlicher Bißverletzung. **b** Temporäre Wundabdeckung mit lyophilisierter Dura. **c** Deckung durch einen Glabellalappen, in dem zuvor Knorpel aus der Helix eingearbeitet wurde. **d** Zustand nach Abschluß der Behandlung

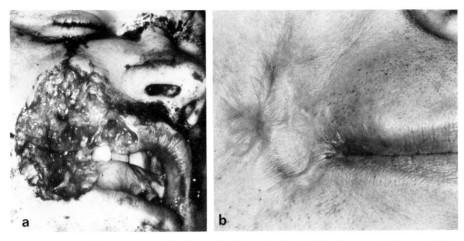

Abb. 4. a Ausgedehnter Wangen-Oberlippen-Defekt nach Hundebißverletzung. **b** Zustand 4 Wochen nach Primärversorgung nach Rekonstruktion des Mundwinkels und der Oberlippe und Verkleinerung des Defektes sowie Restdefektdeckung mit Spalthaut vor weiterer Sekundärversorgung durch Wangenrotation

2. die chirurgische Wundtoilette – wenn überhaupt im gut vaskularisierten Gesichtshautbereich erforderlich – mit sparsamster Wundausschneidung unter dem Prinzip: so wenig wie möglich und nur soviel wie unbedingt nötig (z. B. kleine nekrotische Hautzipfel),
3. die exakte Blutstillung,
4. der Wundverschluß mit spannungsloser Adaptation der Wundränder unter Verwendung feinsten monophilen Nahtmaterials und atraumatischer Nadel, ggf. mit Drainage des Wundgrundes,
5. der Replantationsversuch abgebissener Gewebe als composite graft oder durch mikrochirurgische Gefäßanastomisierung,
6. die Steigerung der Mikrozirkulation durch geeignete medikamentöse Maßnahmen bzw. die Verminderung der Stoffwechselvorgänge im transplantierten Bereich durch Kühlung,
7. die Wundkonditionierung durch entsprechende Maßnahmen.

Defektversorgungen sollten nur nach Schaffung bester Voraussetzungen und nach optimaler Planung bei kleinst möglichen Eingriffen erfolgen. Nicht zu umgehende Sekundärversorgungen sollten erst nach Ablauf von 4 bis 6 Monaten durchgeführt werden.

Literatur

Dieckmann J (1979) Prinzipielle Überlegungen zur Defektversorgung nach Bißverletzungen im Lippen-, Wangen- und Nasenbereich. In: Schuchardt K (Hrsg) Fortschritte der Mund-, Kiefer-, Gesichtschirurgie, Bd 24. Thieme, Stuttgart, S 19

Kuwert LK (1980) Durchbruch in der Tollwutschutzimpfung mit HDCS-Gewebekulturvakzine. Notfallmedizin 6: 790
Lemperle G (1981) Die Primärversorgung frischer Hundebißverletzungen im Gesicht. Ethicon OP-Forum 108: 23
Nagel F (1973) Die rekonstruktive und korrektive Chirurgie der äußeren Nase. Dtsch Ärztebl 45: 3118
Pfeifer G, Lentrodt J (1974) Die Versorgung frischer Defektverletzungen der Lippen und Wangen. In: Naumann HH, Kastenbauer ER (Hrsg) Plastisch-chirurgische Maßnahmen nach frischen Verletzungen. Thieme, Stuttgart, S 131
Stellmach R (1961) Beispiele funktioneller und ästhetischer Fehler in der Wiederherstellungschirurgie des Gesichtes. In: Schuchardt K (Hrsg) Fortschritte der Mund-, Kiefer-, Gesichtschirurgie, Bd 7. Thieme, Stuttgart, S 225
Trauner M (1966) Frühplastische Deckung von Weichteildefekten des Gesichtes. In: Schuchardt K (Hrsg) Fortschritte Mund-, Kiefer-, Gesichtschirurgie, Bd 7. Thieme, Stuttgart, S 134

Zur Rekonstruktion frischer Nasendefekte

E. R. Kastenbauer

Hals-, Nasen-, Ohrenklinik und Poliklinik, Universitätsklinikum Charlottenburg, FU Berlin, Spandauer Damm 130, 1000 Berlin 19

Während die primäre Versorgung von partiellen Abrissen der Weichteilnase mit der Erhaltung einer hinreichenden vaskulären Versorgung unproblematisch ist, stellt sich bei einem totalen Gewebeverlust die Frage nach der Art des Gewebeersatzes und nach der Methode der Gewebsübertragung.

Zum Ausgleich umschriebener kleinerer Defekte hat sich die Übertragung von freien Hauttransplantaten aus der Region des Ohres oder des Ohrläppchens bestens bewährt. Ein Nachteil dieser Gewebeübertragung ist jedoch, daß die frei transplantierte Haut der Ohrmuschel im Bereich der Nase meist ein etwas rötliches Kolorit annimmt und daß zusammengesetzte Hautknorpeltransplantate neben der Gefahr der ungenügenden Einheilung mit einer Fehlquote von etwa 20–25% z. T. auch einer nicht unerheblichen Schrumpfungstendenz unterliegen. Trotz dieser Gesichtspunkte ist jedoch die Übertragung eines zusammengesetzten Hautknorpeltransplantates aus der Ohrmuschel für die Rekonstruktion umschriebener Defekte eine sehr bewährte Methode (Abb. 1). Als Grundregel für eine komplikationslose Einheilung eines Composite graft gilt, daß kein Bezirk des Transplantates weiter als 1 cm von einem gut vaskularisierten Empfängerlager entfernt angebracht werden soll.

Bestehen größere Weichteildefekte, so ist die Anwendung von gestielten Transplantaten aus der direkten Defektumgebung die bewährteste Methode. Der Vorteil

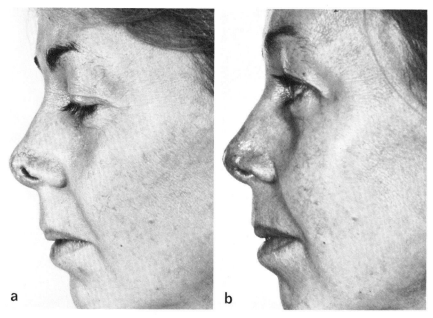

Abb. 1. a Nasenflügeldefekt durch Hundebiß. **b** Zustand nach Rekonstruktion mit einem Haut-Knorpeltransplantat von der Ohrmuschel

des Einbringens von Nahtlappen ist, daß damit ein Gewebe von gleicher Textur sowie nahezu gleichem Hautkolorit in den Defekt gebracht wird. Bei der Einarbeitung von gestielten Lappen ist jedoch nicht selten eine Nachkorrektur nötig. Diese beruht nicht allein in der Entfernung von überschüssigem Gewebe im Bereich des Lappenstieles, sondern auch in der Aufarbeitung der Narbe in die Verlaufsrichtungen der Spannungslinien der Haut (RSTL). Da diese im Bereich des Nasenrückens fast ausschließlich horizontal verlaufen, muß hier mittels verschiedener Z-Plastiken die Narbe dementsprechend aufgelöst werden. Die Entnahmestelle im Bereich der angrenzenden Wange oder des Nasolabialbereiches ist primär zu verschließen. Aus diesem Bereich können nicht nur einfache Transpositionslappen, sondern auch der Hautlappen nach Nelaton genommen werden, mit dessen distalem Ende gleichzeitig die Rundung des Nasenflügels und die Innenauskleidung der Nase bis zur Nasenklappe wiederhergestellt werden können.

Für ausgedehntere Defekte im Bereich der Nasenspitze und der angrenzenden Nasenrückenpartie eignet sich nach wie vor der mediale Stirnlappen am besten (Abb. 2). Ist die Haargrenze etwas zu tief gesetzt und genügt die Höhe der Stirn nicht für eine hinreichende Lappenlänge, so empfiehlt sich das Anlegen eines leicht schrägen Stirnlappens. Wird bei der Rückverlagerung des Lappenstieles darauf geachtet, daß der Lappenstiel entsprechend den Relaxed Skin Tension Lines (RSTL) wieder in die Stirn replantiert wird, so wird die Narbenbildung im Stirnbereich relativ unauffällig sein. Die Gestaltungsmöglichkeit der Nasenspitze mit Stirnhaut ist als optimal zu betrachten (Abb. 3).

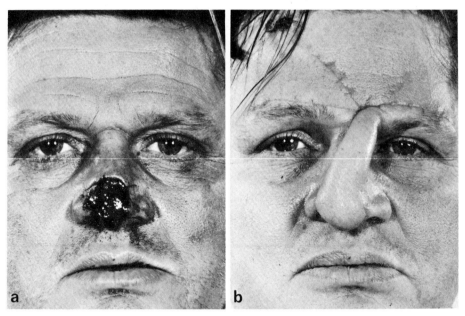

Abb. 2. a Nasenspitzendefekt durch Hundebiß. **b** Rekonstruktion mit einem schrägen Stirnlappen

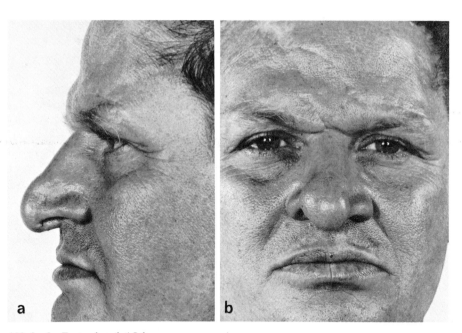

Abb. 3a, b. Zustand nach 1 Jahr

Wird eine zusätzliche Narbenbildung im Stirnbereich nicht gewünscht, so kann man für die Rekonstruktion von Nasendefekten zwar grundsätzlich den altbewährten frontotemporalen Lappen nach Schmidt-Meyer verwenden. Der Vorzug dieses Lappens ist, daß die Narbenbildung in den Bereich der Augenbraue und in die seitliche Schläfenregion verlagert wird. Ein wesentlicher Nachteil ist jedoch die relativ lange Vorbereitung, Anlage und Autonomisierung des Lappens sowie die Schwierigkeit, das doch relativ füllige Narbengewebe entsprechend zu verarbeiten. Zudem ist die Haut der Schläfe bezüglich Textur und Kolorit für die Nasenspitze nicht in einem solchen Maße geeignet wie die Stirnhaut.

Bei der Rekonstruktion von subtotalen und totalen Nasendefekten greifen wir nach wie vor auf den robusten Stirnskalplappen nach Converse zurück. Liegt ein kompletter Nasenabriß vor und wird die abgerissene Nase in die Klinik nachgeliefert, so kann nach den heutigen Erkenntnissen der mikrovaskulären Chirurgie versucht werden, durch die Interposition von Venentransplantaten über eine arterielle und 2 venöse Anastomosen die Nase zu replantieren. Gelingt dies nicht, so kann mittels des Stirnskalplappens die Nase in toto ersetzt werden. Liegen subtotale Nasenweichteilverluste vor, so empfiehlt sich auch hier die Schaffung der gesamten Weichteilbekleidung der Nase mit Stirnhaut und nicht deren partieller Ersatz. Wird die Nase nur zu ⅔ mit Stirnhaut ersetzt, so setzt sich der neu rekonstruierte Bezirk bezüglich des Kolorits zu deutlich von der verbliebenen Nasenrückenhaut ab. Dieser Koloritunterschied gleicht sich zwar im Laufe der Jahre allmählich aus, jedoch ist es optisch günstiger, die Nase in toto mit Stirnhaut zu ersetzen.

Die hier geschilderten Rekonstruktionsverfahren der freien und gestielten Transplantation sind bewährte Verfahren, die sich für die sofortige Defektrekonstruktion frischer Weichteildefekte bestens eignen. Auf die sekundäre gestielte Transplantation sollte nur dann Rücksicht genommen werden, wenn eine Sofortdeckung aus verschiedenen Gründen wie z. B. im Falle einer Intensivbehandlung bei polytraumatisierten Patienten nicht möglich ist, oder wenn ausdrücklich eine zusätzliche Narbenbildung in der näheren Defektumgebung nicht gewünscht wird. Für diese Fälle bietet jedoch jetzt die mikrovaskuläre Chirurgie mit der erfolgreichen Transplantation von Haut des Fußrückens oder der Hinterohrregion neue Möglichkeiten.

Die Chirurgie der Ohrmuschel nach Unfallverletzungen

H. Weerda

Abteilung Allgemeine Hals-, Nasen-, Ohrenheilkunde mit Poliklinik, Universitätsklinikum, Kilianstraße 5, 7800 Freiburg

Durch die exponierte Lage der Ohrmuschel kommt es häufig zu Traumen. Eine frühe Behandlung hilft größere Schäden zu vermeiden.

Verbrennungen werden mit Kortisonsalbe behandelt, Blasen werden eröffnet, Krusten und Nekrosen täglich entfernt (Boenninghaus 1979). Bei erhaltenem Perichondrium kann mit dicker Spalthaut gedeckt werden (Kastenbauer 1977). Liegt Knorpel frei, muß er mit Lappen der Umgebung gedeckt werden; (Abb. 2a) ist auch dies nicht möglich, so wird der Knorpel temporär in der Hals- oder Bauchhaut aufgehoben.

Das Othämatom wird von uns von vorne ausgeräumt, die Haut sorgfältig adaptiert und das Ergebnis mit Matratzennähten gesichert (Boenninghaus 1979).

Einrisse. Es wird möglichst viel Ohrmuschelgewebe erhalten. Einrisse werden subtil mit Nähten in der ursprünglichen Position angenäht, wenn das Gewebe gut durchblutet ist.

Die obere Ohrmuschel

Kleinere, frische Abrisse werden wie composite grafts behandelt (s. Totalabrisse) oder der Knorpel wird von seiner Haut befreit und in eine retroaurikuläre Tasche eingenäht. Das Ohr wird nach 6–8 Wochen abgehoben und die Rückseite mit dikker Spalthaut oder Vollhaut gedeckt. (Abb. 4c) Bei straff aufliegender Haut haben wir allerdings in Einzelfällen eine Resorption des Knorpels gesehen.

Eine einseitige Rekonstruktion älterer Defekte kann mit einem oben gestielten, retroaurikulären Lappen nach Crikelair (1956 zit. nach Spira 1974) erfolgen. Statt Rippe kann als Stütze auch Knorpel aus der Concha als gestieltes composite graft oder freier Ohrmuschelknorpel der Gegenseite verwendet werden (Weerda 1979, 1980).

Die zweiseitige Rekonstruktion ist wohl die am häufigsten angewendete Methode zur Rekonstruktion (s. Subtotalabrisse). Dabei wird retroaurikulär oberhalb des Abrisses eine Tasche gebildet und das aus Rippe geschnitzte Knorpelgerüst eingeschoben (Converse 1977, Weerda 1980).
  In einer 2. Sitzung wird die Ohrmuschel abgelöst und die Rückseite mit einem freien Transplantat gedeckt (s. Abb. 4).

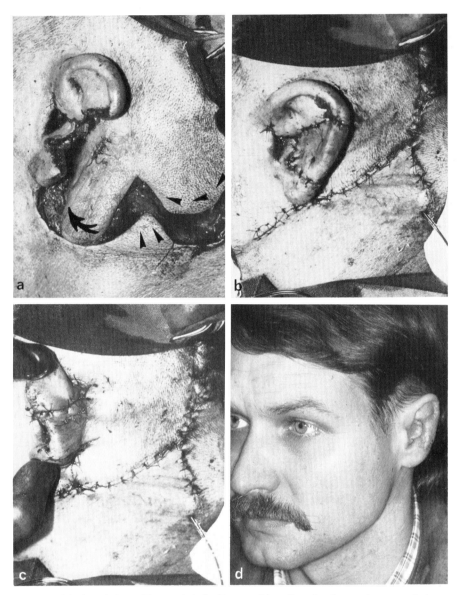

Abb. 1. a Defekt der mittleren Ohrmuschel, der Transpositions-Rotationslappen ist vorgeschnitten.
b–d Die Vorder- und Rückseite ist über einem Rippenknorpelgerüst rekonstruiert

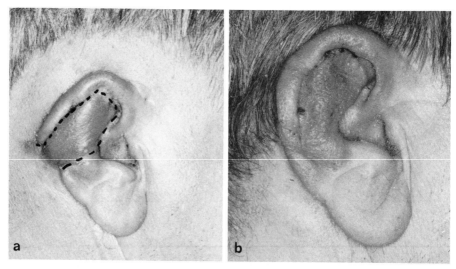

Abb. 2. a Die Helix ist abgetrennt und der Knorpel der Ohrmuschel mit einem unten gestielten Lappen gedeckt. (Verbrennungsunfall). Die Helix wurde temporär auf den Lappenrand aufgesetzt.
b Zustand 4 Monate nach Absetzen des Lappens mit Einarbeiten der Helix

Die mittlere Ohrmuschel.

Kleinere, keilförmige Defekte bis zu 2 cm können unter Verwendung von kleinen Burow-Hilfsexzisionen sofort geschlossen werden (Spira 1974).

Größere, keilförmige Defekte. Etwa 3–4 cm lassen sich in der gleichen Weise verkleinern, der Restdefekt wird durch ein composite graft des anderen Ohres verschlossen (Nagel 1974).

Flache Defekte werden mit einer Z-Plastik ausgefüllt (Weerda 1980).

Zur Deckung großer durchgehender Defekte haben wir einen „Transpositions-Rotationslappen" entwickelt, (Abb. 1 a) mit dem über eine defektfüllende Rippenknorpelstütze die Vorder- und Rückseite der Ohrmuschel einseitig rekonstruiert werden kann (Abb. 1 b, c) (Weerda 1979, 1980, 1982a, b, Weerda u. Münker 1981, 1982). Bei Conchadefekten und intakter Helix wird der Lappen an der Durchzugsstelle desepithelisiert (Weerda 1978a, b, 1980, 1982a, b, Weerda u. Münker 1981, 1982).

Bei Defekten der Vorderseite kann die Helix auch temporär auf den unten gestielten, retroaurikulären Lappen aufgesetzt (Abb. 2a) und später wieder eingearbeitet werden (Abb. 2b).

Der Lobulus. Wir bevorzugen für die Lobulusrekonstruktion die von Gavello angegebene Methode (Abb. 3b; Converse 1977) oder verwenden bei größeren Defekten der unteren Ohrmuschel einen vorne gestielten composite graft der gesamten Concha. Die Rückseite wird mit einem Rotationslappen der retroaurikulären Region gedeckt.

Der akute Subtotal- und Totalabriß (Abb. 3). Teile des abgerissenen Ohres können

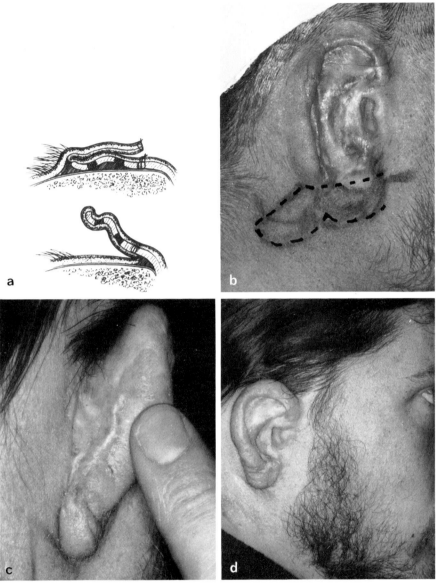

Abb. 3. a Implantation der abgerissenen Ohrmuschel nach Afrai (1973, zit. nach Spira 1974). **b** Die nach dieser Methode eingenähte Ohrmuschel ist eingewachsen. Der Lobulus wird nach der Methode von Gavello angelegt. **c, d** Zustand ein halbes Jahr nach Abschluß der Rekonstruktion

leitungswassergekühlt und in einem sauberen Tempotaschentuch eingewickelt vom Unfallort in die Klinik transportiert werden.

Im Tierexperiment konnten wir nachweisen, daß eine Einheilung auch möglich ist, wenn die Ohrmuschel später als 24 h nach dem Abriß angenäht wird. Vorausset-

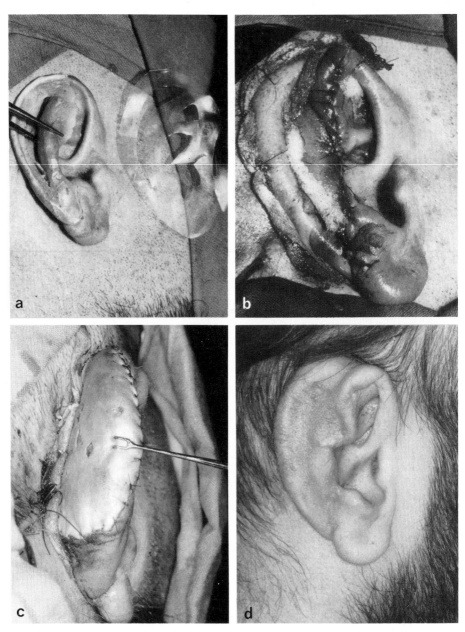

Abb. 4. a Subtotalverlust der Ohrmuschel durch Hundebiß. Das Rippenknorpelgerüst ist nach Schablone des Gegenohres geschnitzt. **b** Das Gerüst ist in die retroaurikuläre Tasche eingenäht. **c** Abheben der Ohrmuschel und Decken mit Vollhaut 8 Wochen später. **d** Zustand 4 Monate nach Beginn der Rekonstruktion. Eine Verbesserung der Helixkontur ist vorgesehen

zung dazu ist, daß die Ohrmuschel nach der von Baudet (1973, zit. nach Spira 1974) oder Afrai (1973, zit. nach Spira 1974) angegebenen Methode auf dem planum mastoideum angenäht wird, da sie sonst nekrotisch wird. Dabei wird diese abgerissene Ohrmuschel von seiner postaurikulären Haut befreit und der Knorpel gefenstert (Weerda 1980).

So überlebten im Tierversuch von 40 Transplantaten, die nach 24 h nach der Methode von Baudet eingenäht wurden über 80%, von den nach 12 h eingenähten Transplantaten waren es sogar über 90%.

Bei einem Patienten konnten wir ein nach 5 h mit der Afrai-Technik eingenähtes Ohr in 4 Schritten wieder rekonstruieren (Abb. 3).

Die Rekonstruktion alter Abrisse (Abb. 4). Bei alten Abrissen wird eine Tasche in der retroaurikulären Haut gebildet (Abb. 4a), das aus Rippe geschnitzte Knorpelgerüst eingeschoben (Abb. 4b) und nach 6–8 Wochen die Rückseite abgehoben (Abb. 4c). Kleinere Korrekturen können noch später durchgeführt werden (Abb. 4d).

Zusammenfassung

Die Chirurgie der Verbrennung und des Othämatoms wird kurz gestreift. Bei der Rekonstruktion der oberen Ohrmuschel wird Knorpel in eine retroaurikuläre Tasche geschoben und so der Defekt zweizeitig aufgebaut. Für die Chirurgie durchgehender Defekte der mittleren Ohrmuschel haben wir einen „Transpositions-Rotationslappen" entwickelt.

Bei subtotalem oder totalem Verlust der Ohrmuschel wird das Rippenknorpelgerüst in einer retroaurikulären Tasche zum Anwachsen gebracht.

Frische Abrisse werden nach Abpräparieren der postaurikulären Haut und Fenstern des Knorpels nach der Methode von Baudet (1973, zit. nach Spira 1974) oder Afrai (1973, zit. nach Spira 1974) auf dem planum mastoideum aufgenäht und so erhalten.

Ein Fall wird beschrieben.

Ein einfaches Annähen führt in der Regel zur Nekrose und ist deswegen abzulehnen.

Literatur

Boenninghaus HG (1979) Ohrverletzungen. In: Berendes A, Link R, Zöllner F (Hrsg) HNO-Heilkunde, 2. Aufl., Thieme, Stuttgart, S 20 f.
Converse J (1977) Reconstructive plastic surgery, 2nd edn, vol 3. Saunders, Philadelphia
Kastenbauer E (1977) Spezielle Rekonstruktionsverfahren im Gesichtsbereich. Arch Otorhinolaryngol 216: 123–250
Nagel F (1974) Plastisch-chirurgische Maßnahmen nach frischen Verletzungen der Schädelweichteile und der Ohrmuschel. In: Naumann H, Kastenbauer E (Hrsg) Plastisch-chirurgische Maßnahmen nach frischen Verletzungen. Thieme, Stuttgart, S 204
Spira M (1974) Early care of deformities of the auricle resulting from mechanical trauma. In: Tanzer R, Edgerton M (eds) Symposium on reconstruction of the auricle, vol X. Mosby, St. Louis S 204

Weerda H (1978a) Das Prinzip des „bi-lobed-flap" und seine Verwendung für die Konstruktion von Mehrfachlappen. Arch Otorhinolgyngol 220: 133

Weerda H (1978b) Die Defektdeckung mit Nahlappen nach Exstirpation von Tumoren in der Ohrregion. Laryngol Rhinol Otd (Stuttg) 57: 93

Weerda H (1979) Bemerkungen zur Ohrmuschelplastik und zum Ohrmuschelabriß. Laryngol Rhinol Otd (Stuttg) 58: 242–251

Weerda H (1980) Das Ohrmuscheltrauma. HNO 28: 209–217

Weerda H (1982a) Unsere Erfahrungen mit der Chirurgie der Ohrmuschelmißbildung, Teil I + II. Laryngol Rhinol Otd 61: 346–349

Weerda H (1982b) Unsere Erfahrungen mit der Chirurgie der Ohrmuschelmißbildung, Teil III + IV. Laryngol Rhinol Otd 61: 493–500

Weerda H, Münker G (1981) Einseitige Rekonstruktion von Ohrmuscheldefekten mit einem „Transpositions-Rotationslappen". Laryngol Rhinol Otd 60: 312–317

Weerda H, Münker G (1982) Der „bi-lobed flap" in der Rekonstruktion von Defekten der Ohrmuschel. In: Scheunemann H, Schmidseder R (Hrsg) Plastische und Wiederherstellungschirurgie bei bösartigen Tumoren. Springer, Berlin Heidelberg New York, S 226

Zur primär plastischen Rekonstruktion der Tränenkanälchen nach Unfallverletzungen

J. Lentrodt, C.-U. Fritzemeier und H.-G. Bull

Westdeutsche Kieferklinik, Klinik für Kiefer- und Plastische Gesichtschirurgie, Medizinische Einrichtungen der Universität, Moorenstraße 5, 4000 Düsseldorf 1

Die Zunahme von Weichteilverletzungen im Gesichtsbereich hat dazu geführt, daß auch Verletzungen im Bereich der Augenlider immer häufiger auftreten. Hierbei sind die Lider nicht nur durch Schnittverletzungen, z. B. durch splitternde Frontscheiben im Rahmen von Verkehrsunfällen, sondern auch durch direkte stumpfe Gewalteinwirkungen, wie z. B. durch Faustschläge, besonders gefährdet. Neben großflächigen können jedoch auch umschriebene Traumatisierungen der Augenlider bei nicht sachgerechter Primärversorgung von Lidverletzungen zu nur schwer korrigierbaren Folgezuständen führen.

Auf die besonderen Erfordernisse im Rahmen der plastisch-chirurgischen Versorgung frischer Lidverletzungen haben u. a. Hollwich (1974) sowie Neubauer (1970, 1974) hingewiesen. Grundsätzlich zu beachten ist, daß vor der chirurgischen Versorgung von Lidverletzungen eine Perforation eines evtl. mitverletzten Bulbus durch subtile ophthalmologische Untersuchung des Augapfels ausgeschlossen werden und eingedrungene Fremdkörper, meist Glassplitter, vollständig entfernt werden müssen. Wegen der komplexen Struktur der Augenlider sollten der Stütz- und Halteapparat, wie Tarsus, Lidkante, Lidligamente und Septum orbitale, die Lidhebermuskulatur sowie die abführenden Tränenwege rekonstruiert werden, bevor

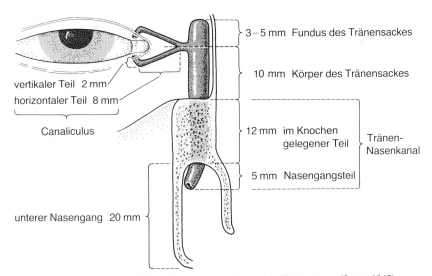

Abb. 1. Topographie und durchschnittliche Länge der abführenden Tränenwege (Jones 1962)

Lidhautverletzungen chirurgisch versorgt werden. Nach Hollwich (1974) erfährt der chirurgische Grundsatz, jede Wunde so frühzeitig wie möglich operativ zu therapieren, in der Lidchirurgie aus 2 Gründen eine gewisse Einschränkung:

1. Die sachgerechte Versorgung sollte stets dann den Vorrang besitzen, wenn innerhalb Tagesfrist die Verlegung in eine Klinik mit lidplastischer Erfahrung möglich ist. Sogenannte Situationsnähte sind bei dem funktionell hochwertigen Lidgewebe eher von Schaden als von Nutzen.
2. Bei der Therapie von Lidverletzungen ist zu beachten, daß jedes Lidfragment, v.a. im Bereich der Lidkante, wertvoll ist und in der Regel weder begradigt, noch ausgeschnitten werden sollte. Die intensive Blutversorgung erhält in erstaunlicher Weise oft über 24 h und länger die Vitalität des verletzten Lidgewebes aufrecht und sorgt meist für gute Heilungsaussichten, ohne Infektion oder Nekrose.

Bei Lidverletzungen kommt es häufig zu Einrissen im Bereich des nasalen Lidwinkels, da sich zum einen der Tarsus hier verdünnt und ausläuft, zum anderen wegen der hier gelegenen Tränenkanälchen, die eine weitere Schwächung dieses Gewebsabschnittes bedingen. Aus Zeitgründen soll hier nur auf die Wiederherstellung der Tränenröhrchen eingegangen werden, bezüglich der chirurgischen Versorgung der ebenso wichtigen übrigen Lidstrukturen sei auf die einschlägige Literatur verwiesen.

Obwohl bekannt ist, daß die Funktion eines singulären defekten Tränenkanälchens durch das andere gesunde in der Regel gewährleistet ist, halten wir die Indikation zur primär plastischen Rekonstruktion eines verletzten oder abgerissenen Tränenkanälchens nicht nur bei gleichzeitiger Verletzung von Ober- und Unterlid für prinzipiell gegeben, sondern auch dann, wenn nur ein Lid betroffen ist.

Bevor auf die primäre Rekonstruktion der Tränenröhrchen eingegangen wird, sei kurz die topographische Anatomie der ableitenden Tränenwege (Abb. 1) ins Gedächtnis zurückgerufen.

Ist das Tränenröhrchen zwischen punctum lacrimale und Tränensack abgerissen, so kommt es nicht selten durch den Zug der pars lacrimalis des M. orbicularis oculi zu einer Retraktion des nasalen Stumpfes. Um ihn in der Tiefe dennoch wiederzufinden, werden in der Literatur mehrere Methoden angegeben. Ist das andere Tränenkanälchen intakt, so kann mit einer Pigtail- oder Kellnar-Sonde retrograd vom unverletzten Tränenpünktchen über den Sacculus die Abrißstelle identifiziert werden (Fasanella 1968). Bei diesem Verfahren besteht jedoch die Gefahr, daß die zarten Strukturen der Tränenwege verletzt werden. Deshalb wird in der amerikanischen Literatur (Converse 1974) vorgeschlagen, die Identifikation mit Hilfe einer gefärbten Flüssigkeit, z. B. Methylenblau, vom unverletzten punctum lacrimale aus vorzunehmen. Wir hatten bisher keine Schwierigkeiten, den medialen Stumpf des abgerissenen Tränenkanälchens auch ohne diese Techniken aufzufinden, wobei die Suche mit einer Lupenbrille oder unter dem Operationsmikroskop wesentlich erleichtert wird.

Die primär plastische Rekonstruktion der Tränenkanälchen sollte über einem festen Körper erfolgen, da hierdurch die Voraussetzungen für eine Readaptation der Kanälchenenden am besten gegeben sind. Des weiteren muß berücksichtigt werden, daß dieses Material während der gesamten Heilungsphase das Lumen des Kanälchens in entfaltetem Zustand schienen muß, damit narbige Verwachsungen und Strikturen verhindert werden. Von den meisten Autoren werden hierzu Fäden (z. B. Nylon, Dermalon), Sonden oder aber ein Feinsilberdraht empfohlen. Wir verwenden einen 0,8 mm-dicken Plastikkatheter, den wir nach vorsichtiger Dilatation des Tränenpünktchens durch dieses in den lateralen Kanälchenanteil einbringen. Sodann wird der nasale Stumpf aufgenommen (Abb. 2c) und der Katheter über den sacculus soweit in den Ductus nasolacrimalis vorgeschoben, bis er im unteren Nasengang erscheint, so daß er von dort aus dem Nasenloch herausgeleitet werden kann. Nachdem zur Entlastung sowohl eine epi- als auch eine parakanalikuläre Adaptationsnaht gelegt, aber noch nicht geknüpft wurde, erfolgt nunmehr die End-Zu-End-Anastomosierung mit Hilfe von 2 atraumatischen 8·0 monofilen Kunststoffäden. Nach Knüpfen der beiden oben erwähnten Entlastungsnähte wird dann der schichtweise Wundverschluß vorgenommen (Abb. 2 d + e). Liegt gleichzeitig ein Abriß des nasalen Lidligamentes vor, so muß dieses simultan rekonstruiert werden.

Wir halten den Plastikkatheter den anderen in der Literatur angegebenen Schienungselementen aus folgenden Gründen überlegen: Durch seine im Vergleich zu einem Faden höhere Festigkeit ist es während der gesamten Heilungsphase in idealer Weise möglich, das verletzte Kanälchen in entfaltetem Zustand zu halten und stabil zu schienen, wobei der Katheter mindestens 3 Wochen liegen und dabei täglich bewegt werden muß. Auf der anderen Seite ist der Katheter flexibler als eine starre Sonde oder auch ein Silberdraht, so daß die unbedingt zu vermeidende Gefahr der Läsion des Tränenpünktchens trotz der langen Verweildauer sicher verhindert werden kann. Außerdem scheint uns der Plastikkatheter, dessen beide Enden miteinander verknotet werden, eine größere Gewähr dagegen zu bieten, daß bei ungewollten Bewegungen eine versehentliche Dislokation des Schienungselementes eintritt.

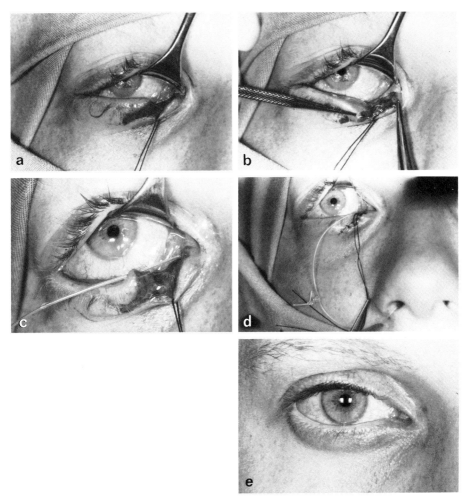

Abb. 2. a Unterlidverletzung mit Abriß des Tränenkanälchens durch Sturz auf einen Kleiderspind, **b** Erweiterung des Tränenpünktchens mit einem Dilatator, **c** Zustand nach Einführung eines 0,8-mm-starken Plastik-Katheters in das untere Tränenkanälchen, **d** Zustand am Ende der Operation nach Rekonstruktion des Tränenkanälchens und primärer Wundversorgung. Der Plastikkatheter wurde über den Sacculus und den Tränennasenkanal zum rechten Nasenloch herausgeleitet. Die beiden Enden des Katheters sind miteinander verknotet. **e** Ergebnis 3 Monate postoperativ. Die Spülung mit Kontrastmitteldarstellung des unteren Tränenkanälchens ergibt einen ungehinderten Abfluß

Neubauer (1974) weist darauf hin, daß nach Ausriß eines Tränenkanälchens aus dem Tränensack die Rekonstruktion weitaus schwieriger und der funktionelle Erfolg nur in wenigen Fällen zufriedenstellend sei. Da wir eine derartige Verletzung bisher nicht beobachtet haben, fehlen uns diesbezügliche Erfahrungen.

Wir überblicken z. Zt. die Ergebnisse von 7 Tränenkanälchenrekonstruktionen mit Hilfe der geschilderten Methodik. Mit Ausnahme eines Mißerfolges, nicht zuletzt bedingt durch die völlige traumabedingte Zerstörung des ableitenden Tränenweges, waren die übrigen bis zu 6 Monate nach der Verletzung bei der Spülung voll funktionsfähig, was z.T. auch durch Kontrastmitteldarstellung überprüft werden konnte.

Literatur

Converse JM (1974) Deformities of the eyelids and the orbital and zygomatic regions. In: Kazanjian VH, Converse JM (eds) Surgical treatment of facial injuries, 3rd edn. Williams & Wilkins, Baltimore, p 620
Fasanella RM (1968) Die Beherrschung von Zwischenfällen und Komplikationen bei Operationen und Verletzungen des Tränenapparates. In: Fasanella RM (Hrsg) Komplikationen in der Augenchirurgie und ihre Behandlung. Enke, Stuttgart, S 158
Hollwich F (1974) Plastisch-chirurgische Versorgung frischer Lidverletzungen. In: Naumann H, Kastenbauer E (Hrsg) Plastisch-chirurgische Maßnahmen nach frischen Verletzungen. Thieme, Stuttgart, S 114
Jones LT (1962) The cure of epiphora due to canicular disorders, trauma and surgical failures on the lacrimal apparatus. Trans Am Acad Ophthalmol Otolaryngol 66: 502
Neubauer H (1970) Zur Verletzungschirurgie der Augenregion. Chirurg 40: 485
Neubauer H (1974) Wichtige Eingriffe am Tränenapparat. In: Naumann H (Hrsg) Kopf- und Halschirurgie, Bd 2/1. Thieme, Stuttgart, S 169

Verletzungen der männlichen Harnröhre

W. Sturm, E. Schmiedt, W. Wieland und C. Chaussy

Urologische Klinik und Poliklinik der Universität München, Klinikum Großhadern, Marchioninistraße 15, 8000 München 70

Einleitung

Dank Ihrer anatomisch geschützten Lage sind die Harn- und Geschlechtsorgane bei Unfallverletzungen nur relativ selten betroffen. Die Angaben über die Häufigkeit der Verletzungen im Urogenitalbereich gemessen an allen Traumen schwanken zwischen 0,2 und 2%.

In 30–93% der Fälle handelt es sich dabei um Läsionen, die im Rahmen von Mehrfachverletzungen auftreten.

Während die weibliche Harnröhre nur äußerst selten betroffen ist, ist die männliche Urethra das am häufigsten verletzte Organ des Urogenitaltraktes.

Frühere Untersuchungen des eigenen Krankengutes ergaben folgende Häufigkeitsverletzungen: die männliche Harnröhre war mit 50,4% deutlich häufiger betroffen als Nieren, die mit 31,5% rund ⅓ aller traumatischen Läsionen im Urogenitaltrakt ausmachten. Blasenrupturen lagen in 14,7% vor. Dagegen traten Verletzungen des äußeren männlichen Genitale mit 2,7% und Ureterverletzungen mit 0,7% nur sehr selten auf.

Urethraverletzungen beim Mann werden nach der anatomischen Lokalisation der Läsion eingeteilt. So unterscheidet man penile, bulbäre und membranöse Harnröhrenverletzungen. In etwa der Hälfte aller Fälle gehen Urethraverletzungen mit Beckenfrakturen einher, oder umgekehrt ausgedrückt, in 12% aller Beckenfrakturen liegen begleitende Urethraverletzungen vor.

Die penile Harnröhre wird wegen der großen Beweglichkeit des Gliedes nur selten verletzt. Läsionen erfolgen im erigierten Zustand oder werden durch Fremdkörper, welche in masturbatorischer Absicht in die Harnröhre eingeführt werden, gesetzt.

Verletzungen der Pars bulbosa urethrae werden meist durch Stoßwirkung auf den Damm als sog. Straddle-Verletzung ausgelöst, wie es z. B. durch einen Fall rittlings auf eine Kante oder durch einen Tritt gegen den Damm verursacht werden kann.

Die Pars membranacea ist dann betroffen, wenn die Folge von Beckenfrakturen, Schambeinfrakturen oder Symphysensprengungen Einrisse im Diaphragma entstehen, die sich in die membranöse Harnröhre fortsetzen.

Symptomatik

Die Erstsymptomatik besteht bei allen 3 Lokalisationen in einer von der Miktion unabhängigen Blutung aus der Harnröhre. Außerdem kommt es durch Gefäßeinrisse zu einer Hämatombildung im Damm- bzw. Penisbereich, die sich auf das Skrotum oder manchmal sogar bis in den Unterbauch ausbreiten kann.

Meistens ist eine Spontanmiktion nicht möglich und die vollgefüllte Blase kann abgesehen bei gleichzeitig vorliegender Blasenruptur hochstehend getastet werden.

Diagnostik

Nach Inspektion des Dammes und der Harnröhre folgt wie schon erwähnt, die Palpation der meist vollen Blase.

Auf jeden Fall muß bei dem geringsten Verdacht auf eine Harnröhrenverletzung die Miktion vermieden werden. Zu leicht könnte durch Einpressen des Harnes in das Hämatom eine Urinphlegmone entstehen. Auch die transurethrale Katheterung der Blase sollte zunächst unterbleiben.

Die rektale Untersuchung klärt, ob ein supradiaphragmaler, d. h. membranöser Harnröhrenabriß vorliegt oder nicht. Tastet man die Prostata an orthotoper Stelle und kann bei der rektalen Palpation kein pathologischer Befund erhoben werden, so ist ein supradiaphragmaler Harnröhrenabriß unwahrscheinlich.

Eine Klärung der Verhältnisse bringt die vorsichtige, unter streng aseptischen Kautelen und unter Durchleuchtungskontrolle durchgeführte retrograde Urethrographie.

Erst wenn durch diese Untersuchung gröbere Harnröhrenläsionen ausgeschlossen wurden, darf der Kranke spontan urinieren oder ein transurethraler Katheter eingelegt werden.

Die unbedingt nachfolgende Infusionsurographie zeigt eventuelle weitere Verletzungen des Harntraktes und gibt Aufschluß über die Nierenfunktion.

Liegt eine Harnröhrenverletzung oder auch nur der Verdacht auf eine Urethraruptur vor, und läßt es die allgemeine Kreislaufsituation nicht zu, weitere Diagnostik bzw. urologische Therapie durchzuführen, so erfolgt lediglich die Anlage einer suprapubischen Blasendrainage.

Grundsätzlich streben wir aber an unserer Klinik die primäre operative Versorgung schwerer Harnröhrenläsionen an.

Findet sich nur ein geringfügiger Schleimhauteinriß, so kann der Kranke nach Abschluß der Diagnostik wieder spontan urinieren. Ist eine Blasenableitung erforderlich, so legen wir eine suprapubische Blasenpunktionsfistel an.

Läßt sich jedoch eine ausgeprägte Läsion nachweisen, oder blutet es massiv aus der Harnröhre, ohne daß ein vollständiger Harnröhrenabriß vorliegt, so legen wir einen sog. gefensterten transurethralen Katheter ein und drainieren die Blase über eine suprapubische Blasenpunktionsfistel. Beide Blasenkatheter können nach einigen Tagen wieder entfernt werden und die so Verletzten werden über längere Zeit regelmäßig nachuntersucht, da auch in diesen Fällen Strikturen beobachtet wurden.

Schwere Harnröhrenläsionen in der Pars pendulans bis zur totalen Ruptur werden operativ freigelegt und soweit kein großer Längendefekt besteht, mit einer End-zu-End-Schräganastomose nach Michalowski bzw. Turner-Warwick versorgt, wobei die Urethraränder vorher angefrischt werden. Auch hier erfolgt die Anlage einer suprapubischen Blasenpunktionsfistel und das Einlegen eines gefensterten Katheters.

Abrisse der Pars bulbosa urethrae werden ebenfalls in Steinschnittlage freigelegt. Blutkoagel und traumatisiertes Gewebe werden abgetragen, die Harnröhrenstümpfe angefrischt und mit einer semizirkulären Naht nach Michalowski an ihrer hinteren Zirkumferenz adaptiert (Abb. 1).

Bei totalen Abrissen der membranösen Harnröhre wird die Blasenvorderwand freigelegt und das immer vorhandene Hämatom ausgeräumt. Anschließend erfolgt das Aufsuchen der Harnröhrenstümpfe. Nun wird ein 20-Charr-Ballonkatheter über die penile Harnröhre eingeführt, bis seine Spitze an der Verletzungsstelle erscheint.

Über die eröffnete Blase erfolgt das Einführen eines 2. Ballonkatheters und die beiden Katheterspitzen werden miteinander vernäht und in die Blase eingezogen. Nach Trennung der beiden Katheter und Aufblocken der Katheterbläschen erfolgt ein leichter Zug an dem transurethralen Katheter, wodurch sich die Harnröhrenstümpfe adaptieren lassen. Mit 2 Dexonnähten, die links und rechts durch die Prostata gelegt werden und perineal ausgeleitet über einen Tupfer geknotet werden, läßt sich die Adaptation noch zusätzlich sichern.

Der transurethrale Katheter wird mit einem Faden, der suprapubisch ausgeleitet wird, fixiert.

Der Zug am Katheter erfolgt im 45°-Winkel zur Zimmerdecke mit einem Gewicht von ca. 200–300 g über einen Zeitraum von 4–5 Tagen (Abb. 2).

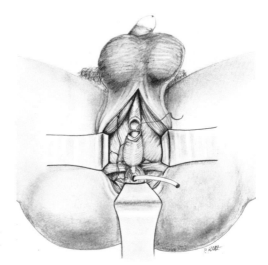

Abb. 1. Semizirkuläre Naht der rupturierten bulbären Harnrohre nach Michalowski

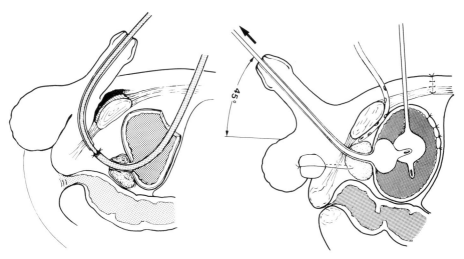

Abb. 2. Adaptation der rupturierten membranösen Harnröhre nach de Weerd-Ormond-Cothran. *Links:* Einführen des transurethralen Katheters bis zur Verletzungsstelle, der mit einem transvesikal eingelegten Katheter verbunden wird. *Rechts:* Adaptation der Harnröhre durch leichten Zug am Ballonkatheter

Selbstverständlich wird auch hier der suprapubisch eingelegte Katheter belassen und das perivesikale und paraurethrale Gewebe ausgiebig drainiert.

Kommen die Verletzten erst nach 24 h in unsere Behandlung, so führen wir die sekundären Wiederherstellungsoperationen durch, auf die einzugehen jedoch aus zeitlichen Gründen nicht mehr möglich ist.

Tabelle 1. Ergebnisse der Nachuntersuchung nach primärer Versorgung von Harnröhrenrupturen (n = 9)

Subjektive Beschwerdefreiheit	n = 7	(77,8%)
Uroflowmetrie > 15 g/s	n = 9	(100%)
Relative Harnröhrenstriktur	n = 2	(22,2%)
Harnwegsinfekt	n = 0	(0%)
Inkontinenz	n = 0	(0%)
Impotenz	n = 2	(22,2%)

Ergebnisse

Seit 1978 wurden an der Urologischen Klinik der Universität München 10 frische Harnröhrenrupturen operativ versorgt.

Es handelte sich um einen Abriß in der penilen Harnröhre, um 4 Rupturen der bulbären und 5 Abrisse der membranösen Urethra.

Außerdem mußten 7 Kranke mit älteren Harnröhrentraumen sekundär versorgt werden, auf die jedoch hier nicht näher eingegangen werden kann.

Die Nachuntersuchung, bei der die subjektive Beschwerdefreiheit, die Uroflowmetrie, das Miktionszystourethrogramm und der bakteriologische Befund beurteilt wurden, zeigte bei den 9 nachuntersuchten Männern ein zufriedenstellendes Ergebnis.

Alle 9 Nachuntersuchten waren beschwerdefrei, die Propulsion des Harnstrahles lag bei allen über 15 g/s, das Miktionszystourethrogramm zeigte nur in 2 Fällen eine nicht behandlungsbedürftige Harnröhrenenge. In keinem Fall bestand ein chronischer Harnwegsinfekt, alle 9 Männer waren kontinent, 2 Behandelte klagten über eine Impotenz (Tabelle 1).

Zusammenfassung

Zusammenfassend kann gesagt werden, daß wir grundsätzlich bei frischen Harnröhrenrupturen die operative Primärversorgung anstreben. Meist handelt es sich um Mehrfachverletzte, die ohnehin einer operativen Therapie zugeführt werden müssen und dabei auch urologisch versorgt werden können. Außerdem erfordern die bei Harnröhrenabrissen meist entstehenden größeren Hämatome eine operative Drainage, bei der die Verletzung gleichzeitig primär versorgt werden kann. Die guten Ergebnisse der letzten 3 Jahre ermutigen uns, an dem vorgelegten Therapiekonzept festzuhalten.

Der urologisch traumatisierte Patient

K. F. Klippel

Urologische Abteilung, Allgemeines Krankenhaus, Siemensplatz 4, 3100 Celle

Die Prinzipien der Initialbehandlung eines urologisch traumatisierten Patienten sind identisch mit denen allgemein traumatisierter Individuen.

Die Tendenz, daß jeder hinzugezogene Spezialist bei polytraumatisierten Patienten die Erkrankung seines Fachgebietes in den Vordergrund der Behandlung stellt, ist immanent. Deswegen wird der Fachchirurg, hier der Urologe, zunächst hinter den allgemein lebensrettenden Maßnahmen zurückstehen müssen. Erlaubt sei der Hinweis, daß Verletzungen des Urogenitaltraktes, die klinisch nicht in Erscheinung treten, inapparent verlaufen und somit dem erstbehandelnden Arzt entgehen können.

Im weiteren sollen keine allgemeinen Ausführungen über urologische Traumatologie gegeben werden, dazu sei auf die hervorragenden Lehrbücher (Lutzeyer et al.) verwiesen. Einige neue Aspekte oder wichtige Hinweise seien erlaubt:

Nierenruptur. Das stumpfe Nierentrauma erstreckt sich vom leichten isolierten Nierentrauma (Nierenkontusion) bis hin zu den schweren Kombinationstraumen mit Abriß des Nierenstiels. Heinrichs (1966) und Lutzeyer (1968) konnten bei 287 nicht ausgewählten Unfallsektionen in 28,9% der Fälle eine klinisch nicht erkannte Beteiligung der Niere und der Nierengefäße feststellen. Das Symptom Hämaturie steht nicht absolut für das Nierentrauma, da bei Stielabriß oder Ureterabriß keine Urinproduktion mehr stattfindet bzw. der Ureter nicht durchspült wird. Ein wesentlicher Fortschritt in der Erkennung des Nierentraumas ist die Anwendung von Ultraschall. Die Diskontinuität an der äußeren Nierenkontur im B-Schallbild im Zusammenhang mit der Anamnese spricht für traumatische Läsion des Organs. Selbst kleine Kapselhämatome können im Ultraschall erkannt werden. Dieses nicht invasive, überall durch bewegliche Geräte anwendbare Verfahren, hat die Anfertigung des Urogramms in der Phase der akuten Traumabehandlung deutlich verdrängt (Abb. 1).

Für die Abklärung urologischer Traumata als auch im Rahmen der Verlaufskontrolle ist dieses Verfahren unentbehrlich geworden.

Eine weitere Methode, die wesentlich zur Sicherheit im Sinne der Organerhaltung beigetragen hat, ist die intraoperative Anwendung des Ultraschall-Doppler-Gerätes. Teilrupturierte Nierenpole, die im dissezierenden Hämatom konserviert werden können, werden mit dem Ultraschall-Doppler auf ihre Durchblutungsperfusion hin geprüft. Die sterilisierbaren zigarettenförmigen miniaturisierten Schallköpfe identifizieren selbst schwache, intraparenchymatöse Pulsationen und geben dem Urologen sicheren Anhalt, ob ein teilamputierter Pol noch zu erhalten ist oder reseziert werden muß. Auch die Wundränder der Ruptur werden mit dem Ultra-

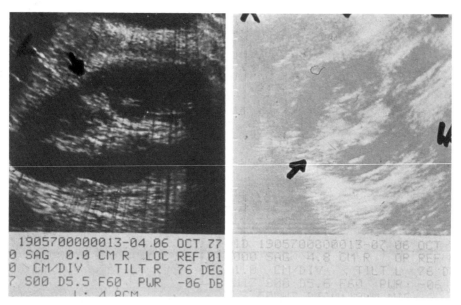

Abb. 1. Sonogramm einer rupturierten Niere, die Pfeile zeigen die Parenchymunterbrechung (Rupturstelle) an. (Mit freundlichem Dank an Prof. Hutschenreiter/Mainz)

schall-Doppler abgefahren, um zu vermeiden, daß mit evtl. tiefgreifenden Nähten eine nutritive Arterie, die sich am Wundrand verborgen hält, mit der Naht erfaßt wird und es so zu weiteren Funktionsverlusten der Niere kommt (Abb. 2).

Harnleiter. Ureterale traumatische Verletzungen sind entweder das Ergebnis eines stumpfen Traumas, eines penetrierenden Traumas oder eines operativen Mißerfolges.

Unabhängig von der Ätiologie sind sie selten und bieten dem versierten Urologen keine wesentlichen Schwierigkeiten. Falls nicht genügend orthotopes autologes Gewebe zur Verfügung steht inform eines weiten Nierenbeckens, aus dem Spirallappen geschnitten werden können, bietet sich die Blase als Quelle von gestielten Lappen zur Überbrückung ureteraler Defekte im unteren Ureterdrittel an. Einzig die Defektüberbrückung im oberen und mittleren Drittel verlangt manchmal eine Darmsegmentüberbrückung.

Erstmals wurde bei uns erfolgreich zur Rekonstitution eines Nierenbeckens und eines Harnleiters über 15 cm allogene Nabelschnurvene mit Erfolg angewendet (Abb. 3).

Es handelt sich bei dieser Patientin um eine mehrfach voroperierte, pyonephrotische, steintragende Niere, die zur Nephrektomie anstand. Die Patientin mußte präoperativ dialysiert werden bei Kreatininwerten um 5,7 mg%. Intraoperativ waren sowohl Harnleiter als auch Nierenbecken entzündlich destruiert, so daß, um der Alternative der Nephrektomie zu entgehen, bei stummer Gegenniere man sich zur Transplantation einer Nabelschnurvene entschloß.

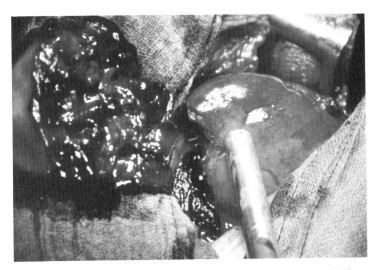

Abb. 2. Obere Polamputation eines 11jährigen Jungen nach Schlittenunfall. Zigarettengroße Ultraschall-Doppler-Sonden dienen der Feststellung noch vorhandener Durchblutung am Amputat bzw. an der Restniere

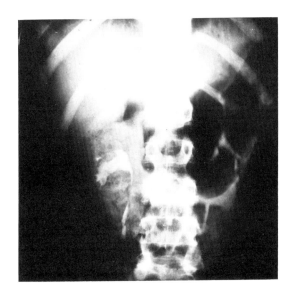

Abb. 3. I.v.-Urogramm nach oberer Polamputation nach intraoperativem Ultraschall-Doppler-Einsatz zur Lokalisation nutritiver Wundrandgefäße

Der intra- und postoperative Verlauf war komplikationslos, nach Steinsanierung der kontralateralen Niere erholte sich auch deren Funktion, so daß die Patientin nunmehr 3 Monate nach dem Eingriff dialysefrei bei Kreatininwerten um 2,5 mg% weiterlebt.

Blase. Die operative Versorgung einer Harnblasenruptur bereitet dem Urologen wenig Schwierigkeiten, da die Blase stets übernäht werden kann. Es muß hierbei

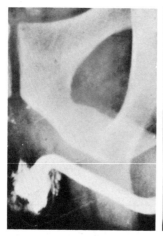
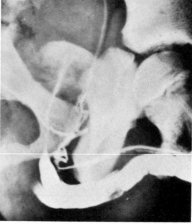

Abb. 4. Retrogrades Urethrogramm, überspritzt mit deutlicher Extravasation des Kontrastmittels bei totalem Harnröhrenabriß *(links)*. Harnröhrenruptur im bulbären Bereich bei noch erhaltener Kontinuität mit deutlicher Blasendarstellung im retrograden Urethrogramm *(rechts)*

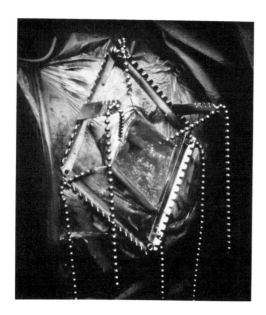

Abb. 5. Polygonaler Rautensperrer nach Klippel im Einsatz bei perinealer Rekonstruktion einer Harnröhrenruptur. Jede Gewebestruktur kann durch Einzelhaken isoliert fixiert werden

differenziert werden, ob es sich um eine intraperitoneale oder extraperitoneale Ruptur handelt, da die intraperitoneale Ruptur die Revision des Abdominalraumes und dessen Drainage erfordert. Bei suffizienter Urindrainage der Blase in Form eines liegenden Dauerkatheters bzw. einer suprapubischen Zystostomie oder beides, um Katheterfehler zu vermeiden, wird sich jede Blase problemlos schließen. Auch größere Blasendefekte heilen unter suffizienter Urindrainage spontan. Wichtig ist

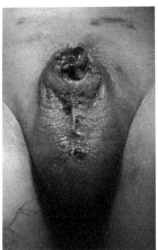 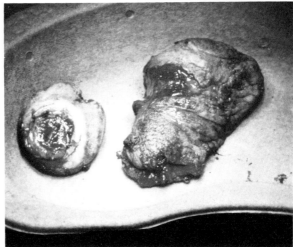

Abb. 6 *(Links).* 45jähriger Mann mit Penisamputation. Darstellung des Peniswurzelstumpfes

Abb. 7 *(Rechts).* Doppeltes Penisamputat, das von der Polizei aserviert in die Klinik nachgeliefert wurde

eine Mindestdrainagedauer von 10 Tagen. Vor Entfernung des Katheters sollte zystographisch die Blase auf Dichtigkeit geprüft werden.

Harnröhre. Der wichtigste Hinweis bei dem Verdacht auf Harnröhrenruptur, den der Urologe geben kann, ist die Vermeidung eines forcierten Katheterismus von ungeübter Hand. Auch hier kommt die Ultraschalldiagnostik zur Anwendung: eine im Ultraschall dargestellte volle Blase erfordert zunächst die suprapubische Harnableitung in Form des Cystofixbesteckes (Braun/Melsungen). Mit verzögerter Dringlichkeit kann nun bei Verdacht auf Harnröhrenruptur ein vorsichtiges retrogrades Urethrogramm unter Bildwandlerkontrolle durchgeführt werden, sofern der Patient nicht in der Lage ist, spontan zu miktionieren, was auch nicht erzwungen werden sollte, um Urinextravasationen und nachfolgende Phlegmonen zu vermeiden (Abb. 4). Auch dieses retrograde Urethrogramm ist nicht ohne Gefahr, da es zur Keimeinschleppung mit Urinextravasation und Penisgangrän kommen kann. Die rupturierte Harnröhre kann entweder primär versorgt werden in Form einer End-zu-End-Anastomose oder mittels eines aus den Hodenhüllen gewonnenen Patches (Peritoneum) Distanz überbrückt werden. Zu diesem Zweck wurde ein spezieller Rautensperrer (nach Prof. Klippel, Herstellung Firma Spingler u. Tritt, Jestetten) entwickelt, der für die plastische Rekonstruktion der Harnröhre im Perinealbereich sowie im Penisbereich gedacht ist (Abb. 5). Jede einzelne Organstruktur kann mit einem separat zu fixierenden Haken gehalten werden, so daß die Präparation gestielter oder freier Lappen wesentlich erleichtert wird.

Die Anbringung eines Skrotalbänkchens bei Operationen im Perinealbereich verhindert das Zurückgleiten des Skrotums in das Operationsfeld. Der Sperrer kann über die 4 Gelenke flexibel jedem Operationsgebiet angepaßt werden.

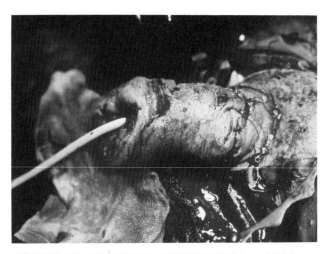

Abb. 8. Postoperativer Zustand nach Penisreplantation unter mikrochirurgischen Maßnahmen und Handrückenveneninterponaten bei noch liegendem Dauerkatheter. Der Katheter wurde am 18. Tag postoperativ entfernt. Der Patient konnte spontan miktionieren

Penis. Bei Teil- oder Vollamputation des Penis bietet sich heute die Mikrochirurgie unter Einsatz des Operationsmikroskopes an. Es sollte beachtet werden, daß zunächst die Harnröhre sowie die Corpora spongiosa und cavernosa genäht werden, anschließend empfiehlt es sich, die Gefäßversorgung vorzunehmen (Abb. 6). Zur Überbrückung von Gefäßstreckendefekten oder bei primär nicht anastomosierbaren Gefäßen empfiehlt sich ein aus einem Handrücken entnommenes Veneninterponat (Abb. 7).

Der Katheter sollte bei Harnröhrenanastomosen oder Defektüberbrückungen der Harnröhre nicht länger als 10 Tage verweilen, um den Sekretabfluß der periureteralen Drüsen zu gewährleisten. Die Harnableitung allerdings sollte über eine suprapubische Zystostomie über diesen Zeitraum hinaus gewährleistet sein (Abb. 8).

Bei Beachtung aller erwähnten Kriterien konnten in den letzten Jahren deutlich verbesserte Ergebnisse in der urologischen Traumatologie erzielt werden.

Literatur

Heinrichs L (1966) Verletzung der Nierengefäße. Dtsch Z ges gerichtl Med 58:28
Lutzeyer W (1968) Traumatologie der Nieren und der oberen Harnwege. Aktual Chir 3:19
Lutzeyer W, Hannappel J (1983) Urologische Traumatologie. In: Hohenfellner, Zingg (Hrsg) Urologie in Klinik und Praxis. Thieme, Stuttgart

Rekonstruktive Chirurgie bei den Traumen des interorbitalen Raumes

W. Kley und W. C. Richter

Universitätsklinik und Poliklinik für Hals-, Nasen- Ohrenkrankheiten, Kopfklinikum, 8700 Würzburg

Das Gebiet „zwischen den Augenhöhlen" zählt aufgrund seines Aufbaus aus knöchernen, aus zellulären schleimhauttragenden und aus knorpeligen Elementen zu den anatomisch und chirurgisch interessantesten Strukturen des extrakraniellen Raumes (Abb. 1).

Das Wort „Interorbitalraum" gebrauchen wir mit geringer Modifikation im Sinne von Converse u. Smith (1966). Das besondere klinische Interesse erwächst aus den so bedeutsamen Nachbarschaftsbeziehungen.

Klinische Anatomie

Nach kostral grenzt dieses Areal an das Endokranium. Hier lokalisierte Verletzungen leiten über zu den Problemen der Frontobasischirurgie oder den sensorischen Ausfällen bei Beteiligung des ersten Hirnnerven. Die Wände der Keilbeinhöhle umschließen die Tiefe des Raumes. Traumen dieser Region sind in ihrer Problematik weniger rekonstruktiver Art als entscheidende Fragen „der ersten Stunden". Blutungen, raumfordernde, retrobulbäre Hämatome oder jene Störungen, welche unter dem Begriff des Orbitaspitzensyndroms zusammengefaßt werden, fordern ein schnelles Handeln und provozieren häufig die Diskussion über das Für und Wider der Optikusdekompression.

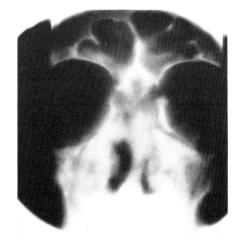

Abb. 1. Tomographie des Interorbitalraumes. Zertrümmerung des Siebbeinlabyrinthes, Lateraldislokation eines Stückbruches links unter dem klinischen Bild eines traumatischen Telekanthus

Die laterale Wand mit der brüchigen lamina papyracea bildet die am wenigsten widerstandsfähige knöcherne Begrenzung. In einigen Fällen beobachteten wir ein weites Vorfallen des periorbitalen Fettgewebes in das zertrümmerte Siebbein. Das Zurücksinken des Augapfels und die Beeinträchtigung seiner Motilität geben Veranlassung zur Periorbitalplastik.

Wesentliche rekonstruktive Aspekte leiten unsere Vorstellung von der chirurgischen Behandlung des ventralen Knochensegmentes. Seine Stabilisierung in anatomisch korrekter Position ist von entscheidender Bedeutung für die Funktion der oberen Nasennebenhöhlen, bzw. ihrer Drainagesysteme, für die Ästhetik, das äußere Erscheinungsbild des Mittelgesichtes. Wir suchen Wege zur primären Therapie des traumatischen Telekanthus, der traumatischen Sattel-, sowie Plattnase und streben in diesem Zusammenhang die orthograde Reposition der Nasenscheidewand an.

Konzept und Indikation

Die eben geschilderten Verletzungen und die sich daraus ableitenden klinischen Symptome sind seltener ein eigenständiges Geschehen. Häufiger sind sie „Mitbeteiligungen" bei den schweren „Multitraumen des Kopfes". Einerseits diagnostizieren wir sie im Rahmen des Schädel-Hirn-Traumas oder der schweren frontobasalen Zersplitterung, andererseits zeigen sie sich, mit der Abflachung des zentralen Mittelgesichtes als ein Teilaspekt der ausgedehnten, dislozierten Le-Fort-Fraktur. In diesen Fällen können und dürfen sie nicht aus der Diskussion mit den chirurgischen Nachbarschaftsdisziplinen herausgelöst werden. Die einheitliche Therapiemöglichkeit der sensorischen, sensiblen, muskulären und mechanischen Störungen über einen frontoorbitalen, rhinochirurgischen Zugang erlaubt jedoch die ganzheitliche Abhandlung unter dem Begriff der „Interorbitalfraktur".

Rekonstruktive Chirurgie bei den Traumen des von uns beschriebenen Gebietes bedeutet Wiederaufbau und Stabilisierung seiner knöchernen Wände, bzw. der anhaftenden bindegewebigen Strukturen. Demgegenüber soll der ehemals von zellulären, schleimhauttragenden Knochensepten erfüllte Binnenraum zu einer epithelisierten, gut überschaubaren und glattbegrenzten „Nebenbucht" der Nasenhaupthöhle umgebaut werden.

Die operativen Schritte gliedern sich in:
1. die Rekonstruktion der Basis: Duraplastik (freies Faszientransplantat, Fibrinklebung) und zusätzliche Abstützung (Knochen, Knorpel, lyophilisierte Dura),
2. die Periorbitaplastik,
3. die Rekonstruktion der abführenden Tränenwege,
4. die Reposition und Stabilisierung der Nasenscheidewand, und als
5. letzten Schritt in die Osteosynthese des medianen Trajektorsystems mit der Verplattung von Stirn- und Nasenbein sowie dem Processus frontalis der Maxilla. Dabei dient die anatomische Reposition dislozierter Fragmente der Entlastung von Hämatomen, von eingeklemmten Muskeln und Nerven.

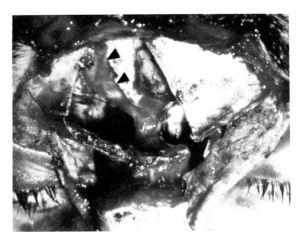

Abb. 2. Einblick auf die frontale Schädelbasis über frontoorbitalen Zugang. Ausräumung eines epiduralen Hämatoms, Verschluß einer Duralücke mit freiem Faszientransplantat und Fibrinklebung (Pfeile), Periorbitalplastik, Stirnhöhlensiebbeinrevision

Operative Technik

Die Arbeit an der Schädelbasis über einen frontoorbitalen Zugang ist wesentlich erleichtert durch die Verfeinerung der mikroskopischen Techniken und durch die Einführung der Fibrinklebung (Abb. 2). Ein weiteres Hilfsmittel stellt die Lumbaldrainage dar, die allerdings nur selten nötig ist. Sie dient der Entlastung des ehemaligen Basisdefektes. Wir befürworten die „doppelplastische Deckung" etwa mit Faszie und Knochenspan oder lyophilisierter Dura und einem median, an der Lamina perpendicularis gestielten Schleimhautblatt.

Vor 2 Jahren berichteten wir anläßlich dieses Kongresses über unsere Erfahrungen mit lyophilisierter Dura zum Zwecke der Periorbitalplastik beim tumorkranken Patienten.

Das Material ist auch im Frakturfalle gut geeignet, den Prolaps von Fettgewebe in das nun ausgeräumte Siebbein zu verhindern, um die Ausbildung eines Enophthalmus mit den damit verbundenen Fusionsstörungen und der vom Patienten stets als beträchtlich empfundenen kosmetischen Beeinträchtigung zu mildern.

Die Dakryorhinostomie, wie sie sinngemäß von Converse u. Smith (1966) als Vernähen des Tränensackes mit nasaler oder ethmoidaler Schleimhaut dargestellt ist, gelingt bei den schweren Zertrümmerungen selten. Die Eröffnung des Ductus nasolacrimalis zur Nase hin, mit Drainage der Tränenwege über einen Silikonschlauch, ist ein vielfach geübtes und probates Mittel.

Zum Konzept der Rekonstruktion des interorbitalen Raumes zählen wir auch die Reposition und Stabilisierung der knöchernen und knorpeligen Nase. Nach Aufrichten der Nasenscheidewand, gelegentlich über den Hemitransfixionsschnitt, schienen wir intranasal mit Kunststoffplatten.

Seit nunmehr 2 Jahren bedienen wir uns der Plattenosteosynthese bei der Wiederherstellung des ventralen Knochenblocks. Wir arbeiten mit dem Miniosteosyntheseset nach Champy et al. (1977, Abb. 3). Wir rekonstruieren Stirnbein, Nasenbein und Processus frontalis der Maxilla und kombinieren im Bedarfsfall mit der Drahtnaht, v. a. transnasal zur Einstellung der interkanthalen Distanz.

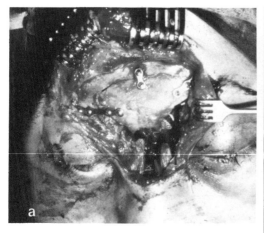
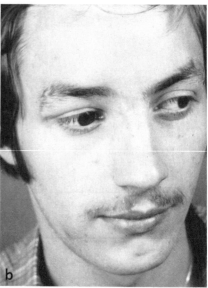

Abb. 3. a 22jähriger Patient mit Zertrümmerung des Interorbitalraumes. Duraplastik, Revision der oberen Nasennebenhöhlen und Rekonstruktion der ventralen Knochensegmente mit Miniosteosyntheseplatten. **b** Postoperatives Bild nach Vervollständigung der Osteosynthese im Bereich der Nasenbeine und des Processus frontalis des Oberkiefers

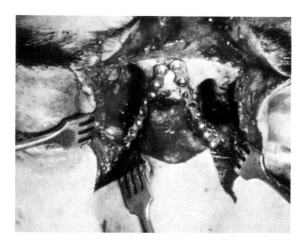

Abb. 4. Osteosynthese des medianen Trajektorsystems. Abstützung des Oberkiefers über die Osteosynthese des Processus frontalis am Stirnbein

Wir verfolgen 3 Ziele:
1. Therapie und Prophylaxe eines traumatischen Telekanthus durch Einbeziehung der Knochenbarriere um das mediane Lidband in die Osteosynthese. Durch stabile Fixation der Ansatzsehne des M. orbicularis oculi vermeiden wir die Rundung des Lidwinkels, die Ektropionierung des Tränenpünktchens und den nachfolgenden Lagophthalmus.

2. Wir erhalten die Nasenwurzel in ihrer natürlichen Höhe und vermeiden die Sattel- und Plattnase als typische und häufige Traumafolge.
3. Im Gegensatz zu der früher oftmals geübten osteoklastischen Aufdeckung auf dem Wege zur Schädelbasis schaffen wir einen stabilen Knochenblock, welcher der Abstützung des Oberkiefers dient (Abb. 4).

Zusammenfassung

Rekonstruktive Chirurgie bei den Traumen des „Interorbitalraumes" bedeutet Wiederaufbau und Stabilisierung seiner knöchernen Wände.

Die operativen Schritte gliedern sich in:
1. Rekonstruktion der Basis (Duraplastik, Verschluß des Knochendefektes),
2. Periorbitalplastik (lyophilisierte Dura),
3. Rekonstruktion der abführenden Tränenwege (Dakryorhinostomie),
4. Reposition der Nasenscheidewand (Stabilisierung mit Kunststoffplatten und Osteosynthese-Miniplatten).

Literatur

Champy M, Lodde JP, Muster D, Wilk A, Gastelo L (1977) Les osteosyntheses pour plaques visées, miniaturisées en chirurgie faciale et cranienne. Ann Chir Plast 22:261–264
Converse JM, Smith B (1966) Naso-orbital fractures and traumatic deformities of the medial canthal region. Plast Reconstr Surg 46:147–158
Kley W, Foet K, Richter W (1982) Die Notwendigkeit zur Periorbitaplastik in der Funktion des biocularen Sehens. In: Scheunemann H, Schmidseder R (Hrsg) Plastische und Wiederherstellungschirurgie bei bösartigen Tumoren. Springer, Berlin Heidelberg New York, S
Michelet FX, Festal F (1972) Osteosynthese par plaques visées dans les fractures de l'étage moyen. Sci Rech Odontostomatol 2:4–8

Zur Indikation der primären chirurgischen Intervention bei Orbitabodenfrakturen

T. Salland, W. Hammerstein und J. Lentrodt

Westdeutsche Kieferklinik, Klinik für Kiefer und Plastische Gesichtschirurgie, Medizinische Einrichtungen der Universität, Moorenstraße 5, 4000 Düsseldorf 1

Zur Diagnostik und Therapie von Orbitabodenfrakturen liegen in der Literatur zahlreiche Erfahrungsberichte vor. Nahezu alle Untersucher sind sich in ihrer Auffassung darin einig, daß zur Vermeidung schwer korrigierbarer Folgezustände, wie

Tabelle 1

Frakturtyp	Zahl
Blow-out-Fraktur	18
Lineare Orbitabodenfraktur	4
Trümmerfraktur ohne Dislokation	2
Dislozierte Orbitabodenfraktur	4
Orbitabodendefektfraktur	8
Jochbeinfraktur	32
Le-Fort-II-Fraktur	4
Kombinierte Fraktur	17

Tabelle 2. Präoperative Diagnostik

1. Klinische Untersuchung
2. Röntgenologische Untersuchung
   a) Halbaxiale Schädelübersichtsaufnahme (NNH)
   b) Tomogramm
3. Ophthalmologische Untersuchung
   a) Exophthalmometrie nach Hertel
   b) Motilitätsanalyse am Lee-Screen
   c) Kestenbaum-Brille
   d) Augenhintergrund und Visus

funktioneller Störungen und ästhetischer Entstellung, Orbitabodenfrakturen frühzeitig und fachgerecht behandelt werden müssen. In der neueren amerikanischen Literatur wird jedoch darauf hingewiesen, daß wegen schwerwiegender früher postoperativer Komplikationen, insbesondere wegen irreversibler Amaurosen, die Indikation zur frühzeitigen chirurgischen Therapie zurückhaltender gestellt werden sollte. Bei der in der posttraumatischen Frühphase derartiger Verletzungen häufig feststellbaren erheblichen Diskrepanz zwischen klinischem und röntgenologischem Befund einerseits und den intraoperativ gefundenen tatsächlichen anatomischen Traumafolgen andererseits, ist es das Ziel dieser Arbeit, die Indikation zur primär chirurgischen Intervention bei Orbitabodenfrakturen unter besonders sorgfältiger Beachtung früher postoperativer Komplikationen erneut kritisch zu beleuchten.

Von Oktober 1981 bis August 1982 wurden in der Klinik für Kiefer- und Plastische Gesichtschirurgie der Universität Düsseldorf bei 71 Patienten Orbitabodenfrakturen chirurgisch behandelt.

Frakturtypen, sowie die präoperative Diagnostik, insbesondere die prä- und postoperativ durchgeführten ophthalmologischen Untersuchungen, sind in Tabelle 1 und 2 wiedergegeben.

Die bei der klinischen und ophthalmologischen Untersuchung festgestellten Befunde ergeben sich aus Tabelle 3 und 4. Immerhin fanden sich in 39% der Fälle Doppelbilder, in 20% ein Enophthalmus, in 23% ein Bulbustiefstand sowie in 30% eine Motilitätsstörung.

Die röntgenologischen Symptome zeigen Tabelle 5 und 6. Auffällig oft, nämlich in 28 Fällen, das sind 39%, lag eine erhebliche Diskrepanz zwischen klinischem und

Tabelle 3

Klinische Symptome	Zahl	%
1. Periorbitales Ödem/Hämatom/Hyposphagma	36	51
2. Motilitätsstörung, insbesondere Heberparese	13	18
3. Bulbustiefstand	10	14
4. Diplopie	25	35
5. Enophthalmus	16	23
6. Pseudoptose	2	3
7. Sensibilitätsstörung	29	40

Tabelle 4

Ophthalmologische Symptome	Zahl	%
1. Bulbustiefstand	16	23
2. Enophthalmus	14	20
3. Motilitätsstörung	21	30
4. Doppelbilder	28	39
5. Andere traumabedingte Symptome (Hyposphagma, Exophorie, Tränenpünktchenabriß u. a.)	31	43

Tabelle 5

Röntgenologische Symptome (Halbaxiale Schädelaufnahme)	Zahl	%
1. Kontinuitätsunterbrechung Margo infraorbitalis mit Dislokation der Frakturenden	27	38
2. Tropfenförmige Verschattung Kieferhöhlendach („Hanging Drop")	10	14
3. Türflügel- oder falltürartig sich ins Antrum projizierende knöcherne Doppelkontur („Double density") mit Kontinuitätsunterbrechung des Orbitabodens	4	6
4. Totale Verschattung der Kieferhöhle	23	32

Tabelle 6

Röntgenologische Symptome (Tomographie)	Zahl	%
1. Tropfenförmige Verschattung Kieferhöhlendach („Hanging drop")	25	35
2. Doppelkontur		
a) Eindeutig	21	30
b) Zweideutig	34	48
3. Kontinuitätsunterbrechung – Defekt	26	37

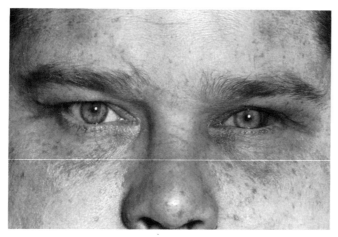

Abb. 1. Relativ unauffälliger klinischer Befund bei ausgedehnter linksseitiger Orbitabodenfraktur: Hyposphagma, keine sog. Heberparese, kein Bulbustiefstand, keine Diplopie

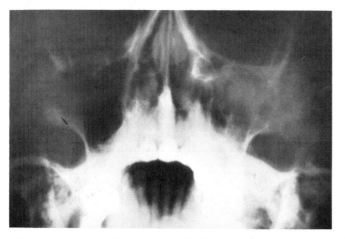

Abb. 2. Nasennebenhöhlenaufnahme des Patienten der Abb. 1: Außer einer mäßiggradigen Verschattung der Kieferhöhle kein eindeutiger Frakturhinweis

röntgenologischem Befund auf der einen Seite und den bei der Operation gefundenen tatsächlichen Traumafolgen andererseits vor. In 22 Fällen, das sind 31%, stand den fehlenden oder verhältnismäßig dezenten präoperativen Symptomen ein schwerwiegender intraoperativer Befund gegenüber, der ohne Revision und Rekonstruktion sicher zu funktionellen Störungen und/oder ästhetischer Entstellung geführt hätte.

Exemplarisch sei dies an den Abb. 1–6 demonstriert: Die Abb. 1 zeigt den relativ unauffälligen klinischen Befund eines Patienten mit ausgedehnter Orbitabodenfraktur ohne sog. Heberparese und ohne weitere pathologische ophthalmologische

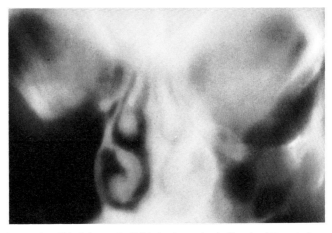

Abb. 3. Tomogramm des Patienten der Abb. 1 (ventrale Orbitabodenregion): Kontinuitätsunterbrechung, fragliche knöcherne Doppelkontur

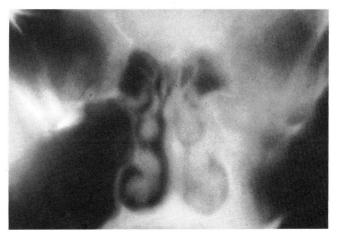

Abb. 4. Tomogramm des Patienten der Abb. 1 (dorsale Orbitabodenregion): Die vorhandene Verschattung im Bereich des Kieferhöhlendaches verdeckt die Kontinuitätsunterbrechung und knöcherne Doppelkontur weitgehend

Symptomatik, die Abb. 2 die weitgehend unauffällige Nasennebenhöhlenaufnahme des selben Patienten.

Die Abb. 3 und 4 geben die entsprechenden Tomogramme wieder.

In Abb. 5 ist der operative Befund dargestellt mit dislozierter Trümmer- und Defektfraktur und marginal scharfkantigen Frakturenden bei Zustand nach ausgedehntem Weichteilprolaps in die Kieferhöhle. Dieser ist in Abb. 6 gut zu erkennen. Ein konsekutiver Bulbustiefstand wurde nur durch das posttraumatische periorbitale Hämatom kompensiert.

Intra- und postoperative Komplikationen, v. a. mit der von Nicholson u. Guzak

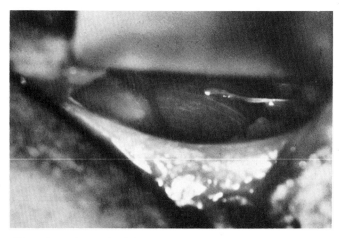

Abb. 5. Operativer Befund des Patienten der Abb. 1: Dislozierte Trümmer- und Defektfraktur: marginal scharfkantige Frakturenden bei Zustand nach ausgedehntem Weichteilprolaps in die Kieferhöhle

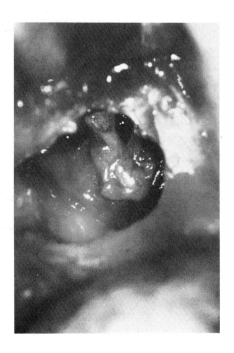

Abb. 6. Transantrale Darstellung des Weichteilprolapses, der in Abb. 4 bereits reponiert ist

(1971) beschriebenen Bedeutung traten in keinem Fall auf. Lediglich bei einem Patienten wurde die primäre postoperative Phase durch eine persistierende Unterlidschwellung mit putrider Sekretion auf der Basis einer Fadenunverträglichkeit kompliziert. 6 Wochen postoperativ waren nur in 8 Fällen (11%) ophthalmologischerseits verifizierbare, nicht behandlungsbedürftige, im Verlauf, in ihrem Ausmaß rückläufige Doppelbilder bei extremen Blickrichtungen nachzuweisen. In keinem einzigen Fall kam es durch die Operation zu einer Verschlechterung des präoperativen ophthalmologischen Ausgangsbefundes.

Aus der Literatur ist bekannt, daß ein Bulbustiefstand oder Enophthalmus ohne Motilitätsstörung für das Binokularsehen, d.h. funktionell bis zu einer gewissen Grenze, nicht von entscheidender Bedeutung ist. Das wesentliche, primär behandlungsbedürftige Symptom einer Orbitabodenfraktur ist die vertikale, durch permanente Motilitätsbehinderung des M. rectus inferior bedingte unkompensierbare Diplopie. Liegt eine Motilitätsstörung primär vor, so ist nach Lentrodt (1973) die Indikation zur chirurgischen Intervention aufgrund der funktionellen Störung, die eine Veränderung der normalen anatomischen Verhältnisse anzeigt, in jedem Fall gegeben.

Schwierig wird die Indikationsstellung dann, wenn primär funktionelle Störungen fehlen, da ein eindeutiger positiver röntgenologischer Frakturnachweis häufig schwierig zu erbringen ist. Die konventionelle halbaxiale Schädelaufnahme (NNH) ist durch Überlagerungseffekte oder einen evtl. Hämatosinus nur in seltensten Fällen unzweifelhaft. Ihre diagnostisch weitestgehend positive Treffsicherheit lag in unserem Krankengut bei 20%, absolut sogar nur bei 6%. Mit Rankow u. Mignogna (1975) sind wir der Meinung, daß nur Tomogramme im axialen und ggf. seitlichen Strahlengang die größtmögliche Chance einer eindeutigen röntgenologischen Diagnostik bieten. Cramer et al. (1965) haben jedoch darauf hingewiesen, daß auch mit Schichtaufnahmen falsch negativ interpretierte Befunde nicht auszuschließen sind, denn in 5 Fällen ohne positiven Tomographiebefund konnten sie bei der Revision eine behandlungsbedürftige Fraktur nachweisen.

Bei der Indikationsstellung zur frühzeitigen Orbitabodenrevision auch ohne primäre Funktionsstörung muß ferner berücksichtigt werden, daß ein schwellungsbedingt kompensierter Prolaps von Orbitainhalt in die Kieferhöhle in der Spätphase zu einer narbenbedingten Fesselung der Augenbodenmuskulatur führen kann, die sekundär schwer, manchmal sogar überhaupt nicht zu beseitigen ist.

Die in der Literatur beschriebenen schwerwiegenden postoperativen Komplikationen nach Orbitabodenrevision sind operativtechnischer Genese und in der Hand des geübten Chirurgen vermeidbar. Unsere Untersuchungen bestätigen unsere Auffassung, daß im Hinblick auf die präoperativ nicht selten falschen negativen Befunde bei dem geringen Risiko chirurgisch bedingter Komplikationen eine fachgerecht durchgeführte operative Orbitabodenrevision lieber einmal zu häufig vorgenommen werden sollte, als daß sie unterbleibt. Nur auf diese Weise lassen sich schwer korrigierbare funktionelle und ästhetische Spätfolgen vermeiden.

Literatur

Bleeker GM (1970) In: Bleeker GM, Lyle TK (eds) Fractures of the orbit. Williams & Wilkins, Baltimore, p 229
Converse JM, Smith B, Obear MF, et al. (1967) Orbital blowout fractures. A ten year study. Plast Reconstr Surg 39:20
Cramer LM, Tooze FM, Lermann S (1965) Blowout fractures of the orbit. Br J Plast Surg 18:171

Lentrodt J (1973) Zur Diagnostik und Therapie der Orbitabodenfrakturen. Dtsch Zahn Mund Kieferheilkd 60/4
Nicholson DH, Guzak SV (1971) Visual loss complicating repair of orbital floor fractures. Arch Ophthalmol 86:369
Rankow RM, Mignogna V (1975) The surgery of orbital floor fractures. Fortschr Kiefer Gesichtchir 19:169

Die Rekonstruktion des Mittelgesichtes nach Unfallverletzungen

E. Krüger und R. Hoischen

Universitätsklinik für Zahn- und Kieferkrankheiten, Welschnonnenstraße 17, 5300 Bonn 1

Nur selten kann bei kombinierten Knochen-Weichteil-Substanzdefekten die Rekonstruktion des Mittelgesichtes, insbesondere des Oberkiefers, sofort nach dem Unfall erfolgen. Zunächst wird nach Wundversorgung die primäre Heilung abgewartet. Eine Erhaltung oder Wiederherstellung der verbliebenen konturgebenden Weichteile ist in der Regel nur durch Knocheneinlagerung zu erreichen. Reichen die den Defekt umgebenden Weichteile als Transplantatlager nicht aus oder bestehen Verbindungen zwischen Mundhöhle und Nasenraum muß durch Einbringen eines entsprechenden Lappens die Mundhöhlenbegrenzung wiederhergestellt und der äußere Defekt geschlossen werden. Die Lappengröße ist gleichzeitig so zu wählen, daß der einzulagernde Knochen gut ernährt wird, eine gute knöcherne Abstützung erreicht werden kann und die spätere Ausformung eines Prothesenlagers möglich ist.

Die Einlagerung der Knochentransplantate nehmen wir möglichst über einen extraoralen Zugang vor. So können die Bereiche der Fossa canina, der Apertura piriformis, der Jochbeine und der Alveolarbogen mit Beckenkammknochen oder Rippentransplantaten aufgebaut werden. Die Fixation erfolgt durch Miniplatten und Zugschrauben. Die knöcherne Gaumenplatte wird dann in einem 2. Eingriff über einen intraoralen Zugang rekonstruiert.

Bei Defekten des dorsalen Oberkieferbereiches und Dorsalverlagerung des erhaltenen anterioren Oberkieferabschnitts mit Pseudoprogenie muß zunächst der erhaltene Kieferteil nach vorn gebracht und der dorsale Defekt durch Lappenplastik aufgefüllt werden. Der knöcherne Ersatz der Gaumenplatte und des dorsalen Oberkieferanteils wird hier über einen intraoralen Zugang vorgenommen.

Es wurde über je einen Fall berichtet. Die Knochentransplantate heilten komplikationslos ein. Nach Mundvorhofplastiken wurden funktionstüchtige Prothesen eingegliedert.

Der Bügelschnitt als alternativer Zugang zur Osteosynthese von Mittelgesichtsfrakturen

K. H. Gundlach und W. J. Höltje

Nordwestdeutsche Kieferklinik, Universitätskrankenhaus Eppendorf, Martinistraße 52, 2000 Hamburg 20

Die heute allgemein gebräuchliche Klassifikation der Mittelgesichtsfrakturen wurde 1901 von Le Fort vorgelegt. Diese Brüche wurden früher allgemein – und heute noch vereinzelt – durch externe bzw. extraorale Verbände und Extensionsvorrichtungen behandelt (Kazanjian u. Converse 1949; Spiessl u. Schroll 1972). 1942 wurde dann von Adams die sog. „internal wiring fixation" angegeben. Nach dieser Methode der subkutanen Drahtsuspension des Oberkiefers werden zur Zeit in wohl allen zentraleuropäischen Ländern die Mittelgesichtsfrakturen versorgt.

In neuerer Zeit ist die Miniplattenosteosynthese als Fixationsprinzip für Mittelgesichtsfrakturen durch Michelet et al. (1973) propagiert worden. Diese Platten sollen auch dem Entstehen der posttraumatischen Mittelgesichtsabflachung vorbeugen helfen.

Für die Einbringung des Osteosynthesematerials wird von allen Autoren einheitlich der Schnitt an der lateralen Augenbraue empfohlen (Becker u. Austermann 1981; Pape 1969; Spiessl u. Schroll 1972). Wenn zusätzlich auch noch eine Revision des Orbitabodens sowie der Stirnhöhle, der Siebbeinzellen und eventuell eine Osteosynthese im Nasenwurzelbereich über den paranasalen Killian-Schnitt oder den Siebenmann-Brillenschnitt notwendig wird, umkreist man während der Frakturversorgung nahezu die gesamte Orbita mit dem Skalpell. Da die paranasalen Schnitte zudem manchmal auch noch störende Narbenzüge zur Folge haben können, besannen wir uns des von Unterberger (1959) für die Revision der frontobasalen pneumatischen Räume angegebenen Bügelschnittes – er spricht von der „Ohr-Scheitel-Ohr-Linie".

Diese Schnittführung läßt sich auch gut kombinieren mit infraorbitalen Inzisionen, wie es uns von den kraniofazialen Operationen her geläufig ist. Man erhält so eine ausgezeichnete Übersicht (Abb. 1).

Wir wählten seit 1981 immer dann den Bügelschnitt für die operative Versorgung, wenn eine hohe Le Fort-Fraktur mit einer Revision der Rhinobasis, der Stirnhöhlen und/oder der Siebbeinzellen sowie einer blutigen Reposition der Nasenbeine indiziert war.

An 2 Patienten möchten wir exemplarisch dieses Vorgehen vorstellen. Bei dem ersten, einem 59jährigen Mann, der nach einem Verkehrsunfall wegen der schweren Verletzungen zunächst nur mit einer kraniofazialen Aufhängung und durch einen schichtweisen Wundverschluß der Weichteile versorgt werden konnte, wurde 1 Monat später die endgültige Mittelgesichtsreposition über einen Bügelschnitt und 2 infraorbitale Zugänge durchgeführt. Die posttraumatische Mittelgesichtsabflachung

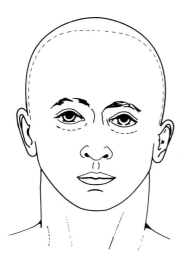

Abb. 1. Schematische Darstellung des Unterberger-Bügelschnittes in Verbindung mit dem infraorbitalen Zugang

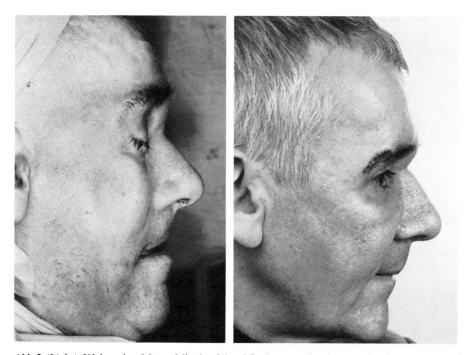

Abb. 2 *(Links)*. 59jahre alter Mann, Mittelgesichtsabflachung nach primärer Wundversorgung und kraniofazialer Aufhängung

Abb. 3 *(Rechts)*. 59jähriger Mann (derselbe wie Abb. 2). 7 Wochen nach Remobilisierung des Mittelgesichts und Stabilisierung mit Miniplatten, die über einen Bügelschnitt und infraorbitale Inzisionen eingebracht worden sind

(Abb. 2) konnte nach Reposition durch Miniplattenosteosynthese an den zygomaticofrontalen Suturen und im zygomaticomaxillären Bereich beseitigt werden. Die zahlreichen kleinen Fragmente in der Rhinobasis wurden nach Reposition mit interfragmentären PDS-Nähten gegeneinander fixiert. 7 Wochen nach der definitiven Versorgung war das Mittelgesicht in sagittaler Richtung unverändert und nicht disloziert (Abb. 3).

Die 2. Patientin erlitt 5 Monate vor der stationären Aufnahme einen Verkehrsunfall, bei dem sie einen hohen frontomaxillären Bruch mit Aussprengung der Mittelgesichtspyramide im Sinne einer Le Fort-II-Fraktur erlitt. Dieser verheilte in Dislokation mit einer posttraumatischen Mittelgesichtsabflachung (Abb. 4). Im Frühjahr 1982 wurde über einen Bügelschnitt die Stirnbeinfraktur freigelegt, das Mittelgesicht remobilisiert und mit Miniplatten im Stirnbein- und Oberkieferbereich stabilisiert (Abb. 5). Von geringerem Interesse ist in diesem Zusammenhang, daß der rechte Oberkieferalveolarfortsatz zusätzlich mobilisiert und medialisiert werden mußte, um eine Normokklusion zu erreichen.

Auch 6 Monate postoperativ war das erzielte Ergebnis gesichert und in der Okklusionsebene war die Neutralverzahnung unverändert.

Bei beiden Patienten hatte uns der Zugang über den Bügelschnitt bei der Versorgung ausgedehnter Mittelgesichtsfrakturen eine ausgezeichnete Übersicht geboten.

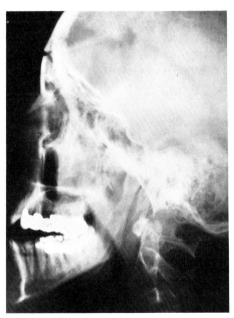 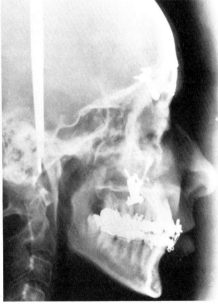

Abb. 4 *(Links).* 34jährige Patientin. Frontomaxillärer Bruch im Sinne einer Le Fort-II-Fraktur mit Mittelgesichtsabflachung

Abb. 5 *(Rechts).* 34jährige Patientin (dieselbe wie Abb. 4). 3 Wochen postoperativ nach Einbringung von Miniplatten im Stirnbein- und Oberkieferbereich sowie intermaxillärer Fixation. Die frontalen Osteosynthesen wurden über den Bügelschnitt eingebracht

Daneben ermöglicht die Inzision nach Unterberger das Verlegen der Operationsnarben in den unsichtbaren Bereich. Wir sind der Meinung, daß es sich anbietet, auf diesem Wege nicht nur die hohen Le Fort-Osteotomien anzugehen, sondern auch die hohen Le Fort-Frakturen zu versorgen; und zwar immer dann, wenn zusätzlich auch eine Revision im Nasenwurzelbereich, der Stirnhöhlen und Siebbeinzellen sowie der Rhinobasis angezeigt ist. Bei diesem Vorgehen kann auch die Miniplattenosteosynthese Anwendung finden, die immer dann indiziert ist, wenn aufgrund der Dislokationstendenz ein „internal wiring" nur ungenügenden Ausgleich verspricht.

Literatur

Adams WM (1942) Internal wiring fixation of facial fractures, Surgery 12:523
Becker R, Austermann K-H (1981) Frakturen des Gesichtsschädels. In: Schwenzer N, Grimm G (Hrsg) Spezielle Chirurgie. Thieme, Stuttgart New York (Zahn-Mund-Kieferheilkunde, Bd 2, S 464–584)
Kazanjian VH, Converse JM (1949) The surgical treatment of facial injuries. Williams & Wilkins, Baltimore
Le Fort R (1901) Etude expérimentale sur les fractures de la mâchoire supérieure. Rev Chir 23, 208, 360, 479
Michelet FX, Deymes J, Dessus B (1973) Osteosynthesis with miniaturized screwed plates in maxillo-facial surgery. J Maxillofac Surg 1:79
Pape K (1969) Die Frakturen des zentralen Mittelgesichts und ihre Behandlung. In: Reichenbach E (Hrsg) Traumatologie im Kiefer-Gesichts-Bereich. Barth, Leipzig München, S 313–336
Spiessl B, Schroll K (1972) Gesichtsschädel. In: Nigst H (Hrsg) Spezielle Frakturen- und Luxationslehre, Bd I/1. Thieme, Stuttgart
Unterberger S (1959) Neuzeitliche Behandlung von Schädelverletzungen mit Beteiligung der fronto- und laterobasalen Räume. Z Laryngol Rhinol 38:441

Rekonstruktion des Unterkiefers nach Defektverletzungen

E. Krüger und K. Krumholz

Universitätsklinik für Zahn- und Kieferkrankheiten, Welschnonnenstraße 17, 5300 Bonn 1

Traumatische Defekte treten in der Regel nach Schuß- und Explosionsverletzungen auf. Zunächst müssen die Weichteile durch Lappenplastik ersetzt werden, wobei ein ausreichend voluminöses Transplantatlager geschaffen werden soll. Bei großen Defekten verwenden wir hierfür Rundstillappen oder myokutane Lappen.

Nach Aufbau der Weichteile wird das fehlende Unterkiefersegment durch ein Kortikalis-Spongiosa-Transplantat vom Beckenkamm ersetzt, das über einen extraoralen Zugang ohne Eröffnung der Mundschleimhaut eingelagert wird. Bei Segmentdefekten des horizontalen Astes wird der Unterkiefer mit einer AO-Rekonstruktionsplatte überbrückt. In jedem Unterkiefersegment sind mindestens 2–4 Schrauben zu verankern. Die Schrauben werden zunächst noch nicht fest angezogen. Dann wird das Transplantat exakt eingepaßt. Nach Einkerben des Transplantats auf der konkaven Seite läßt sich dieses dem Kinnbogen entsprechend biegen. Die Kortikalis wird teilweise abgetragen, damit Lagergewebe in den Span einwachsen kann; wir belassen jedoch mehrere Kortikalisstreifen, um die Stabilität nicht zu gefährden. Nach Einfügen des Transplantats werden die Schrauben in den Unterkiefersegmenten fest angezogen, wodurch ein Druck aufgebaut wird.

Bei Defekten des aufsteigenden und horizontalen Astes beziehen wir ein noch vorhandenes Gelenkfragment in die Rekonstruktion mit ein und fixieren es mit Schrauben an der Rekonstruktionsplatte.

Nach Anlegen einer Saugdrainage wird die Weichteildecke über dem rekonstruierten Unterkiefer so verschlossen, daß keine toten Räume zurückbleiben.

In allen Fällen erfolgte eine antibiotische Abdeckung mit einer Kombination von Mezlocillin und Sisomicin, mit der bereits am Abend vor der Operation begonnen wurde.

Die Rekonstruktionsplatte wurde in der Regel nach 3 Monaten entfernt. Mundvorhofplastik und Mundbodensenkung zur Schaffung eines Prothesenlagers führten wir frühestens 9 Monate nach der Knochentransplantation durch.

Von 18 Transplantaten heilte 1 nicht ein, in 4 Fällen traten Pseudoarthrosen auf, die eine nochmalige Knochentransplantation erforderlich machten.

Erfahrungen mit der Zugschraubenosteosynthese von Gelenkfortsatzfrakturen des Unterkiefers

J.-R. Petzel

Abteilung für Zahn-, Mund-, Kiefer- und Plastische Gesichtschirurgie des Klinikums der RWTH Aachen, Goethestraße 27–29, 5100 Aachen

Ziel der chirurgischen Behandlung von Gelenkfortsatzfrakturen des Unterkiefers ist die funktionsstabile Osteosynthese. Sie erlaubt eine unmittelbar postoperativ einsetzende Übungsbehandlung und schafft deshalb beste Voraussetzungen für eine Restitutio ad integrum, d.h. die exakte Wiederherstellung der anatomischen Ausgangssituation und der vollen Bewegungsfunktion des Unterkiefers.

Angeregt durch gute Erfahrungen mit der Kompressionsosteosynthese anderer Unterkieferfrakturen wurden an der Abteilung für Zahn-, Mund-, Kiefer- und Pla-

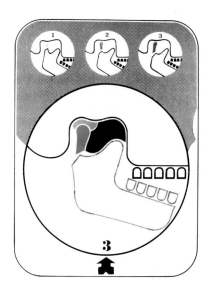

Abb. 1. Schematische Darstellung der Frakturen des Processus articularis mandibulae

stische Gesichtschirurgie der RWTH Aachen die Basisfrakturen des Processus articularis mandibulae bis 1977 mit AO-Miniplatten funktionsstabil versorgt. Koberg u. Momma haben 1978 darüber berichtet. Operationstechnische Schwierigkeiten bei der Osteosynthese, besonders aber bei der Metallentfernung, waren der Anlaß trotz hervorragender Behandlungsergebnisse nach weiteren Möglichkeiten zu suchen.

Mit der Zugschraubenosteosynthese konnte ein im Experiment gleichwertiges Verfahren gefunden werden, das sich aber mit dem heutigen Stand der operativen Technik als praktikabler gezeigt hat (Petzel 1980).

Indikation und Behandlungstechnik

Die Indikation zur Zugschraubenosteosynthese stellen wir ausschließlich bei Erwachsenen mit extrem dislozierter Fraktur der Gelenkfortsatzbasis und Interposition von Weichteilgewebe oder, wenn das Gelenkköpfchen aus der Pfanne luxiert ist (Abb. 1).

Die Darstellung der Fraktur erfolgt von submandibulär über einen in einer Halsfalte gelegenen Schnitt.

Zentrales Problem der Osteosynthese ist die Anlage eines Gleitkanals in der dünnen geschwungenen Knochenscheibe des aufsteigenden Unterkieferastes. Sie verlangt ein hohes Maß an Präzision, die aber mit der Entwicklung eines geeigneten Zielgerätes und einer speziellen Bohrtechnik erreicht werden konnte (Petzel 1982) (Abb. 2).

Unterschiedliche Anforderungen an die Schraube, die sich aus dem Gleitprinzip der Zugschraubenosteosynthese, der geringen Dicke der Gelenkfortsatzbasis, der unterschiedlichen Verankerung des Schraubengewindes in Kompakta oder

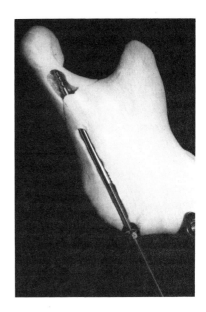

Abb. 2. Zustand nach experimenteller Zugschraubenosteosynthese. Zugschraube in situ. Die deckende Knochenlamelle ist zur besseren Darstellung entfernt worden

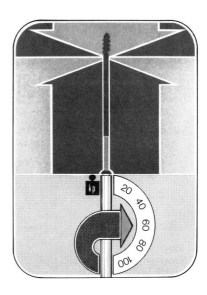

Abb. 3. Grafische Darstellung der interfragmentären Kompression (Pfeile), die durch Anziehen der Bundmutter mit einem Drehmomentschlüssel nachgemessen wird

Spongiosa und der begrenzten mechanischen Belastbarkeit dünner Schraubenkerne beim Ein- und Ausdrehen ergeben, haben zu dem Kompromiß der 9 cm langen Stiftschraube geführt. Mit dem selbstschneidenden modifizierten Kortikalisgewinde ist die Schraube fest im proximalen Fragment verankert. Der gewindelose Schaft gleitet im distalen Fragment. Die für die Frakturstabilisation erforderliche interfragmentäre Kompression wird durch Anziehen der Bundmutter erreicht (Petzel u. Bülles 1982) (Abb. 3).

Tabelle 1. Klinische Daten der Patienten mit Zugschraubenosteosynthese des Processus articularis mandibulae (*F*, Fraktur ohne Dislokation; *L*, Luxationsfraktur; *D*, Dislozierte Fraktur; *x*, Doppelseitige Fraktur; ⊗, Osteosynthese beidseitig)

Patient			Fraktur			Intervall	
Nr.	Alter	Geschlecht	Luxation	Dislokation	doppelseitig	Unfall/Operation Tage	Metallentfernung Monaten
1	35	m	–	D	–	6	6
2	20	m	L	–	–	21	5
3	63	m	–	D	–	20	4,5
4	20	w	L	F	x	7	1
5	17	m	–	D	x	10	7
6	18	m	–	D	⊗	16	5
7	18	m	L	–	⊗	9	5
8	27	m	–	D	–	5	2
9	23	m	–	D	⊗	11	0,5/3
10	47	w	L	–	–	17	2
11	17	m	L	F	x	8	4,5
12	26	m	L	–	–	5	4
13	17	w	L	–	⊗	7	7,5
14	37	m	–	D	–	6	2
15	25	m	–	D	–	7	4
16	49	m	–	D	–	9	3
17	25	m	–	D	–	12	3
18	17	w	–	D	–	3	4
19	21	m	–	D	–	3	5
20	23	m	–	D	–	9	7
21	46	m	–	D	–	16	4
22	20	m	L	F	x	16	5
23	21	m	–	D	–	26	4
24	29	m	L	–	–	4	5
25	25	m	–	D	–	10	5
26	24	m	–	D	–	7	5
27	27	m	L	–	⊗	12	3,5
28	17	m	L	–	⊗	10	3

Der postoperativen Nachsorge kommt besondere Bedeutung zu. In der ersten Phase, bis zum Abklingen des Ödems, wird eine elastische Immobilisation mit Gummizügen durchgeführt. Die Patienten beginnen bereits mit aktiven Bewegungsübungen vor dem Spiegel. Dieses Übungsprogramm wird für ca. 6 Monate beibehalten und gegebenenfalls nach erfolgter Knochenheilung darüber hinaus durch isometrische Bewegungsübungen nach Schulte (1967) ergänzt.

Die Metallentfernung erfolgt nach ca. 3 Monaten.

Patienten und Behandlungsergebnisse

Seit Januar 1978 wurden 34 Gelenkfortsatzfrakturen durch Zugschraubenosteosynthese versorgt. Die klinischen Daten und Behandlungsergebnisse sind in Tabelle 1 und 2 zusammengestellt.

Tabelle 2. Funktionelle Ergebnisse nach Zugschraubenosteosynthese des Processus articularis mandibulae. *SKD,* maximale Schneidekantendistanz

Nr.	Postoperativ Intervall Monate	SKD mm	Vorschub mm	Seitschub rechts mm	links mm
1	16	40	7	8	8
2	16	41	7	10	7
3	30	42	7	7	7
4	27	48	8	9	9
5	36	42	7	10	11
6	27	48	7	8	12
7	22	48	10	13	11
8	22	45	5	5	7
9	8,5	49	3	7	7
10	22	36	–	9	–
11	29	55	8	7	7
12	22	57	10	8	9
13	28	38	6	9	9
14	12,5	43	10	14	8
15	–	–	–	–	–
16	11	46	5	7	9
17	6	49	7	9	9
18	13	46	10	8	8
19	12,5	59	8	8	7
20	7	43	7	10	10
21	5,5	46	5	6	6
22	5	43	5	9	8
23	4	36	4	6	7
24	1	32	5	12	9
25	1	33	4	4	6
26	1	30	3	5	4
27	5	43	6	7	7
28	1,5	39	3	4	4

Die Patienten Nr. 1 und 2 wurden noch mit überlangen (50 mm) AO-Kortikalisschrauben mit 2,7 mm Gewinde Durchmesser versorgt. Bei den Patienten Nr. 3–28 wurde die Stiftschraube eingesetzt (Abb. 4).

6 Gelenkfortsatzfrakturen wurden darüber hinaus an auswärtigen Abteilungen operiert. Diese Patienten unterlagen nicht der strengen ambulanten Nachsorge der Aachener Klinik und finden deshalb im Tabellarium keine Berücksichtigung. 2 Patienten (Nr. 1 und 15) entzogen sich durch Wohnortwechsel nach mehrwöchiger Behandlung der Nachsorge. Sie wurden von niedergelassenen Kollegen weiterbetreut, die auf Anfrage das erzielte röntgenanatomische und funktionelle Ergebnis als „optimal" und „Restitutio ad integrum" bezeichneten.

Alle Patienten gelangten postoperativ zu subjektiver Beschwerdefreiheit. Dauerhafte, d.h. über die Zeit des stationären Aufenthaltes hinausreichende neurologische Störungen wurden nicht beobachtet. Bei einem extern operierten Patienten soll eine Fazialisparese aufgetreten sein.

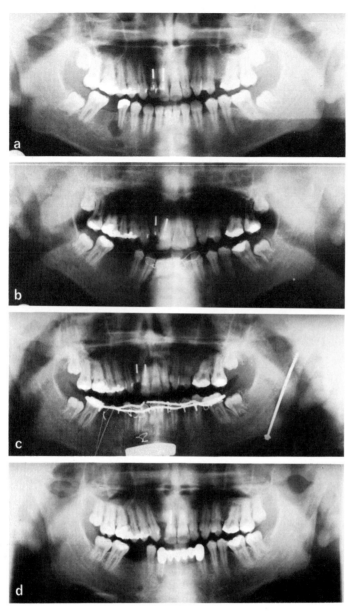

Abb. 4a–d. Patient Nr. 11. **a** Röntgenorthopantomogramm vor dem Unfall, **b** prä-, **c** postoperativ, und **d** 29 Monate post operationem

Okklusionsstörungen wurden in keinem Fall beobachtet. Nennenswerte Artikulationsstörungen fanden sich bei 2 Patienten. In beiden Fällen mußte das Osteosynthesematerial vorzeitig entfernt werden: Im Fall der Patientin Nr. 10 wegen postoperativer Wundheilungsstörungen, im Fall des Patienten Nr. 14 wegen eines neuerlichen Traumas mit nachfolgender Dislokation der Fraktur.

Weitere postoperative Komplikationen wurden bei 3 Patienten beobachtet. Sie hatten allerdings keine Konsequenzen für das funktionelle Behandlungsergebnis. Bei der Patientin Nr. 4 war eine subkondyläre Luxationsfraktur verschraubt worden. Die nachfolgende Reposition der dislozierten paramedianen Unterkieferfraktur und Stabilisation durch Druckplattenosteosynthese hatte eine Rotation des Gelenkköpfchens zur Folge.

Der Patient Nr. 7 war im Rahmen einer Mutprobe von einer Treppe gesprungen. Als Folge des dabei erlittenen Traumas kam es zur Sprengung des Gelenkköpfchens.

Bei dem Patienten Nr. 9 war der Gleitkanal wegen überaus dünner Gelenkfortsätze als offene Rinne gefräst worden. Bei der anschließenden Reposition der 3 Wochen alten extrem dislozierten paramedianen Unterkieferfraktur war eine der beiden Kollumschrauben aus der Verankerung gedrückt worden.

Diskussion

Die intramedulläre Osteosynthese von Gelenkfortsatzfrakturen des Unterkiefers mit einem Kirschner-Draht, wie sie von Stevenson u. Graham (1952) und Cadenat u. Cadenat (1956) beschrieben wurde, hat ihren gedanklichen Ursprung in der Marknagelung von Extremitätenknochen. Diese „Spickung" ist angesichts der Flexibilität des Drahtes und der geringen Dicke des häufig nur aus Kompakta bestehenden Gelenkfortsatzes nicht nur schwierig, sondern auch gefährlich. Der Gelenkfortsatz kann bei Eindrehen des Drahtes gesprengt werden. Die erreichte Osteosynthese ist nicht funktionsstabil.

In Weiterentwicklung dieser Idee der Marknagelung wurde mit der funktionsstabilen Stiftzugschraubenosteosynthese (Petzel 1980) ein Verfahren entwickelt, das, wie die Kompressionsosteosynthese mit Druckplatten eine Ruhigstellung der Fragmente bei erhaltener Gelenkfunktion gewährleistet.

Darstellung und Reposition des Fragmentes sind vom subangulären Schnitt aus gelegentlich schwierig. Eine ausgedehnte Weichteillösung im Bereich des proximalen Fragmentes, wie dies bei der Druckplattenosteosynthese selbst mit Miniplatten unumgänglich ist, ist nicht erforderlich. Zusätzliche iatrogene, d.h. der chirurgischen Behandlung angelastete Weichteilschäden als Ursache für Ernährungsstörungen mit nachfolgender Kopfnekrose, sind deshalb bei diesem Verfahren nicht zu erwarten. Narbenkontrakturen mit Einschränkung der Gelenkfunktion wird durch unmittelbar postoperativ einsetzendes aktives Muskeltraining vorgebeugt.

Die Grenzen der unter physiologischen und physiotherapeutischen Bedingungen aufkommenden Druck- und Zugbelastung der Osteosynthese stehen in Abhängigkeit zur individuellen Materialverteilung in den Gelenkfortsätzen, d.h. zur Retention der Schraube in Kompakta oder Spongiosa. Die experimentell nachgewiesene, vergleichsweise deutlich geringere Querbelastungsstabilität der Osteosynthese ist von lateral einwirkenden Biegungskräften nicht in allen Fällen gewachsen. Das gilt insbesondere dann, wenn der Gleitkanal bei extrem dünnen Gelenkfortsätzen als offene Rinne gefräst werden muß und, wenn wie im Fall des Patienten Nr. 9, bei Reposition anderer Unterkieferfrakturen oder im Fall des Patienten Nr. 14, durch ein neuerliches Trauma, zusätzliche Kräfte einwirken. Extrem dünne Gelenkfortsätze mit weniger als 4 mm Knochendicke im Bereich der Fraktur, die sich im Experiment noch funktionsstabil durch Zugschraubenosteosynthese versorgen lassen, sollten in der klinischen Praxis durch Druckplattenosteosynthese stabilisiert werden.

Als Nachteile jeder Operationsintervention stehen Narkose und Narbe, auch wenn diese nur wenig sichtbar in eine Halsfalte gelegt werden kann, im Vordergrund. Als Vorteile gegenüber der langwierigen und funktionell nicht immer voll befriedigenden konservativen Therapie seien die kurze Behandlungszeit, erhebliche Verkürzung der Arbeitsunfähigkeit und die mögliche anatomische und funktionelle Restitutio ad integrum angeführt. Die zweite, ambulante Operation zur Schraubenentfernung in Lokalanästhesie bedeutet keine wesentliche Belastung für den Patienten.

Die bewährten Prinzipien der konservativen Behandlung sind mit der funktionsstabilen Osteosynthese keineswegs überholt. Sie stellen auch weiterhin für die Behandlung der Kiefergelenkfrakturen außerhalb des eingangs erwähnten Indikationskataloges die Therapie der Wahl dar.

Zusammenfassung

Mit der funktionsstabilen Osteosynthese wurde erstmals eine adäquate Behandlung der Basisfrakturen des Processus articularis mandibulae möglich. In der vorliegenden Arbeit werden Erfahrungen und Behandlungsergebnisse nach 34 Stiftzugschraubenosteosynthesen vorgelegt.

Literatur

Cadenat E, Cadenat H (1956) Utilisation des broches de kirschner dans les fractures des machoires et de la face. Rev Stomatol Chir Maxillofac 57: 230

Koberg W, Momma W-G (1978) Treatment of fractures of the articular process by functional stable osteosynthesis using miniaturized dynamic compression plates. Int J Oral Surg 7: 1

Petzel J-R (1980) Die chirurgische Behandlung des frakturierten Collum mandibulae durch funktionsstabile Zugschraubenosteosynthese. Fortschr Kiefer Gesichtschir 25: 84

Petzel J-R (1982) Instrumentarium and technique for screw-pin-osteosynthesis of condylar fractures. J Maxillofac Surg 10: 8

Petzel JR, Bülles G (1982) Stability of the mandibular condylar process after functionally stable traction-screw-osteosynthesis (TSO) with a self-tapping screw-in. J Maxillofac Surg 10: 149

Schulte W (1967) Die Muskelentspannung zur Therapie der Arthropathien des Kiefergelenkes – zugleich ein Beitrag zur Steuerung des musculo-mandibulären Bewegungssystems. Dtsch Zahnartzl Z 22: 858

Stevenson K, Graham WC (1952) The use of the Kirschner pin in fractures of the condyle. Plast Reconstr Surg 10: 19

Die Behandlung von Zahnverletzungen

H.-G. Bull, G. Pfeifer und R. Schmitz

Westdeutsche Kieferklinik, Klinik für Kiefer- und Plastische Gesichtschirurgie, Medizinische Einrichtungen der Universität, Moorenstraße 5, 4000 Düsseldorf 1

Im Zusammenhang mit der Primär- und Spätversorgung von Verletzungen ist es nützlich, auch Fortschritte der Behandlung von Zahnschäden zu kennen.

Zahnverletzungen in Form von Frakturen oder Luxationen nehmen an Häufigkeit zu. Vor dem Kriege wurden in einer Großuntersuchung 4,6% traumatogene Zahnschäden festgestellt (Kessler 1953), nach dem Kriege waren es bereits 10%. Im letzten Jahrzehnt hat Rinderer (1976) bei 5jährigen Kindern in 45% Folgen von Unfallzahnschäden im *Milchgebiß* festgestellt. Bei der Schulentlassung hatte etwa jedes 4. Kind Unfallfolgen an *bleibenden* Schneidezähnen.

Aus berufsgenossenschaftlichen Durchgangsarztberichten ist uns geläufig, daß Schwierigkeiten mit der neuen *EDV-Klassifikation von Zähnen* bestehen. Nach einer internationalen Vereinbarung vor 10 Jahren werden die Zähne nicht mehr mit einem Winkelzeichen oder Pluszeichen für die Oberkieferzähne und einem Minuszeichen für die Unterkieferzähne – römische Ziffern für das Milchgebiß und arabische Ziffern für das bleibende Gebiß – angegeben, sondern durchgehend mit 2 Ziffern, von denen die erste den Kieferquadranten und die Dentition und die 2. die Zahnart und -stellung bezeichnet. Im Uhrzeigersinn mit Beginn im rechten Oberkiefer ist für jeden Quadranten eine Zehnergruppe zugeteilt worden. Die Gruppen 10 bis 40 sind für das bleibende Gebiß wegen der größeren praktischen Bedeutung reserviert, die Gruppen 50 bis 80 für das Milchgebiß.

Vor den bleibenden Zähnen des linken Oberkiefers steht also eine 2, vor den bleibenden Zähnen des linken Unterkiefers eine 3 und vor den Milchzähnen des rechten Oberkiefers eine 5 (Abb. 1). Diese neuen Ziffern vereinfachen nicht nur die Datenverarbeitung, sondern auch die Schreibweise.

Bei Verletzungen im *Milchgebiß* treten fast keine Zahnfrakturen, sondern nur Luxationen und Subluxationen – vorwiegend der oberen Schneidezähne – auf, da die Wurzeln kurz sind und der umgebende Knochen nachgiebig ist. Bis zum 4. Lebensjahr sollte eine Erhaltung solcher traumatisch geschädigter Milchzähne durch Reposition und Schienung versucht werden. Dafür sind Kappenschienen aus Kunststoff (Pfeifer 1959, 1968), schmale Drahtbogenschienen, die mit Kunststoff überkleidet werden (Schuchardt 1956) oder Klebeschienen (Krenkel et al. 1979; Fritzemeier 1981) gebräuchlich (Abb. 2). Nach einer Schienungsdauer von durchschnittlich 6 Wochen sind die Zähne wieder fest, der Schienenverband kann dann entfernt werden. Später muß überprüft werden, ob die Zähne vital sind.

Nach dem 4. Lebensjahr ist ein Erhaltungsversuch von Milchfrontzähnen nicht mehr sinnvoll. Die bleibenden Schneidezähne sind dann soweit entwickelt, daß sie die Platzhaltefunktion der Milchzähne übernehmen können.

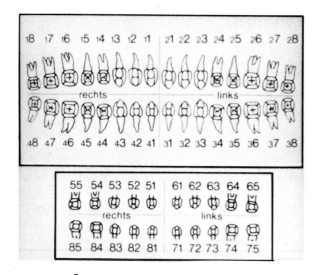

Abb. 1. EDV-Klassifikation der Zähne und Kieferquadranten

Luxierte und subluxierte *bleibende Zähne* müssen nach Reposition, ebenso wie die Milchzähne, für 6 bis 8 Wochen bis zur Heilung des Parodontiums ruhiggestellt werden. Dafür verwenden wir die Drahtbogenkunststoffschiene nach Schuchardt (1956) oder die Klebeschiene.

Bei vollständiger Luxation eines Zahnes aus der Alveole ist zu prüfen, ob eine Replantation in Betracht kommt. Nur bei noch nicht abgeschlossenem Wurzelwachstum mit weitem Foramen apicale kann eine Revitalisierung der Pulpa durch Wiedereinsprossen von Gefäßen und Nerven erwartet werden. Bei bleibenden Zähnen mit abgeschlossenem Wurzelwachstum hingegen wird nach Entfernung der devitalisierten nekrotischen Pulpa der Wurzelkanal mit einer Füllmasse keimdicht abgeschlossen. Das kann vor der Replantation außerhalb des Mundes geschehen oder aber im Munde nach der Replantation und Ruhigstellung im Schienenverband, um die Zeit des fehlenden Gewebekontaktes zwischen Zahnbett und Zahnwurzel zu verkürzen. Wir bevorzugen die spätere chirurgische Wurzelfüllung nach Wurzelspitzenresektion, um unter Sicht des Auges die periapikale Region revidieren und das Kanallumen sicher mit genormten Silberstiften verschließen zu können (Rehrmann 1951).

Temporär sind die Ergebnisse replantierter Zähne übereinstimmend gut. Bei den von uns behandelten Patienten sind sämtliche Zähne eingeheilt. Dauererfolge sind jedoch nur bei vollständig vitaler Wurzelhaut möglich. Bei fehlendem oder nekrotischem Parodontium kommt es zwar temporär über eine Ankylose zwischen Zahnwurzel und Kieferknochen zur Einheilung des Zahnes, aber im Verlauf weniger Jahre zur nahezu vollständigen Resorption der Zahnwurzel.

Auch ein wurzelresorbierter Zahn kann jedoch durch eine transdentale Fixation (Lentrodt et al. 1977) mit einem Schraubenimplantat aus Tantal oder Titan, das den Zahn über die Wurzel hinaus im Knochen verankert, noch über einen längeren Zeitraum von Jahren erhalten werden (Abb. 3).

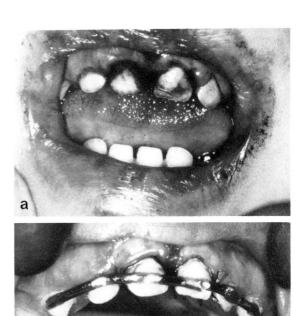

Abb. 2a, b. Luxation und Lockerung der Milchzähne 51, 61. **a** Vor und **b** nach Versorgung mit einer Klebeschiene

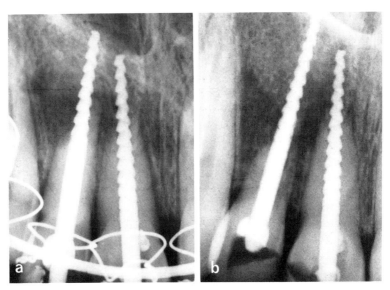

Abb. 3a, b. Replantierte und mit Schraubenimplantat transdental fixierte Zähne 12, 11. **a** Direkt nach der Replantation und **b** 24 Monate später

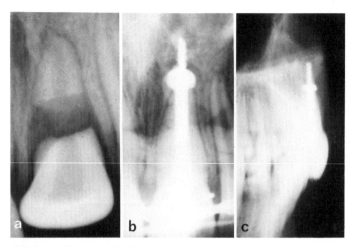

Abb. 4a–c. Zahnwurzelfraktur am Zahn 11 mit starker Dislokation des koronaren Fragmentes. **a** Direkt vor und **b** nach Reposition mit endodontaler Kompressionsverschraubung und gleichzeitiger transdentaler Stabilisierung sowie **c** Röntgenkontrolle im seitlichen Strahlengang 24 Monate später

Bei Zahnwurzelfrakturen im mittleren und koronaren Drittel mußten früher die Fragmente meistens entfernt werden. Nur bei günstiger Frakturlage und glatten Bruchflächen kam eine endodontale Schienung mit einem Stift im Wurzelkanal in Betracht. Die Haltedauer war jedoch durch parodontales Granulationsgewebe begrenzt, das in den Bruchspalt eindrang und die Hartsubstanzen allmählich resorbierte.

Heute bestehen bei diesen ungünstigen Wurzelfrakturen 2 therapeutische Möglichkeiten. Bei Quer- und Schrägfrakturen erfolgt nach Aufklappung unter Sicht eine endodontale Kompressionsverschraubung (Luhr et al. 1973; Luhr 1972, Bull u. Neugebauer, im Druck), gegebenenfalls mit einer zusätzlichen transdentalen Fixation im Knochen (Abb. 4). Der Dauererfolg hat sich von anfangs 55% deutlich verbessert, nachdem die Verschraubung nicht mehr verdeckt, sondern unter Sicht erfolgt ist und Mikrofragmente weggeräumt werden konnten. Von 30 verschraubten Zähnen mit Wurzelfrakturen sind 80% bis jetzt erhalten geblieben.

Die neuere zweite Möglichkeit bei Trümmer- oder Längsfrakturen der Wurzel und erhalten gebliebener oder wiederhergestellter Zahnalveole besteht in der Implantation eines Retentionselementes aus Aluminiumoxid (Tübinger Sofortimplantat, Schulte u. Heimke 1976). Nach der Einheilung wird das Implantat mit einer (Ersatz-)Zahnkrone versorgt. Von 20 in unserer Klinik implantierten Keramikwurzeln sind während einer Beobachtungszeit von 3 Jahren 80% eingeheilt (Abb. 5) und im Verband mit dem Kronenersatz funktionstüchtig geblieben (Fritzemeier et al. 1981). Um schneller eine größere Anzahl von Tübinger Sofortimplantaten prognostisch beurteilen zu können, haben sich viele Zahn-, Mund- und Kieferkliniken der Bundesrepublik Deutschland auf gemeinsame Behandlungsprinzipien geeinigt und nach einem Sammelerfahrungsbericht eine Verweildauer von mehr als 80% der Sofortimplantate über 5 Jahre festgestellt.

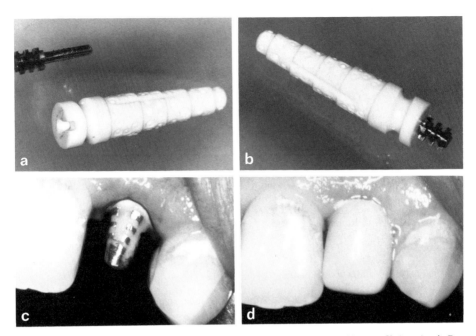

Abb. 5. a Tübinger Sofortimplantat aus Aluminiumoxidkeramik (Länge 20 mm, ⌀ 6 mm) mit Radixanker. **b** Radixanker einzementiert, **c** Eingeheiltes Sofortimplantat mit Stumpfpräparation, **d** eingeheiltes Sofortimplantat mit Kronenersatz

Mit den Fortschritten der Behandlung von Zahnwurzelfrakturen oder dem alloplastischen Wurzelersatz ist eine Lücke im chirurgischen Behandlungsprogramm traumatogener Zahnschäden geschlossen worden, denn bis dahin gab es nur 2 Möglichkeiten zur Milderung dieser auffälligen Unfallfolgen, den allmählichen kieferorthopädischen Lückenschluß unter Inkaufnahme einer Verkürzung des Zahnbogens oder eine prothetische Lösung. Da meistens Kinder oder Jugendliche betroffen sind, deren Zähne noch kein Beschleifen für Kronen wegen der zu großen Pulpen erlauben, mußte bis zum Abschluß des Wachstums ein prothetischer Plattenbehelf getragen werden, an dem der Lückenersatzzahn befestigt war. Wenn jedoch mehrere Zähne verlorengegangen sind, ist der Lückenschluß nur noch auf prothetischem Wege möglich.

Zusammenfassung

Seit 10 Jahren werden international alle Zähne nach der EDV-Klassifikation bezeichnet. Luxierte Milchfrontzähne werden bis zum 4. Lebensjahr mit zahngetragenen Schienen ruhiggestellt. Bei luxierten bleibenden Zähnen mit weit offenem Foramen apicale kann nach der Replantation und Ruhigstellung mit einer Revitalisierung gerechnet werden; nach abgeschlossenem Wurzelwachstum ist die Replantation insbesondere bei transdentaler Fixation zwar erfolgssicher, die Verweildauer aber vom Zustand des Parodontiums abhängig und meistens zeitlich begrenzt. Zahnfragmente nach Frakturen in der oberen Wurzelhälfte werden unter Kompression verschraubt. Bei verlorengegangenen Zähnen mit erhaltener oder wieder aufgebauter Alveole kommt die Implantation einer Keramikwurzel in Betracht.

Literatur

Bull H-G, Neugebauer W (im Druck) Transdentale Kompressionsverschraubung zur Stabilisierung wurzelfrakturierter Zähne.
Fritzemeier CU (1981) Die interokklusale Klebesplintschiene. Dtsch Zahnarztl Z 36: 93–95
Fritzemeier CU, Lentrodt J, Höltje W, Osborn JF (1981) Bisherige Erfahrungen mit dem Tübinger Sofortimplantat aus Aluminium – Oxidkeramik. Dtsch Zahnarztl Z 36: 579–584
Kessler W (1953) Kinder-Zahnheilkunde und Jugendzahnpflege, 3. Aufl. Hanser, München, S 144
Krenkel C, Richter M, Röthler G (1979) Die Silcadraht-Klebeschiene – eine neue Methode zur Behandlung luxierter Zähne. Dtsch Zahnarztl Z 34: 280–282
Lentrodt J, Schmidt I, Bull H-G (1977) Zur Indikation und Technik der transdentalen Fixation. Dtsch Zahnarztl Z 32: 311
Luhr H-G (1972) Endodontale Kompressionsschraube bei Zahnwurzelfrakturen. Dtsch Zahnarztl Z 27:10
Luhr H-G, Bull H-G, Mohaupt K (1973) Histologische Untersuchungen nach endodontaler Kompressionsverschraubung bei Zahnwurzelfrakturen. Dtsch. Zahnarztl. Z 28: 365
Pfeifer G (1959) Freihändige Kunststoffschienung bei Alveolarfortsatzfrakturen und Luxationen im Milchgebiß. Thieme, Stuttgart (Jahrb. Fortschr. d. Kiefer- u. Gesichtschir, Bd V, S 328)
Pfeifer G (1968) Weichteilverletzungen, Frakturen und Luxationen im Mund-, Kiefer-, Gesichtsbereich. In: Opitz H, Schmid F (Hrsg) Springer, Berlin Heidelberg New York (Handbuch der Kinderheilkunde, Bd 9, S 462)
Rehrmann A (1951) Zur Frage der chirurgischen Wurzelfüllung und ihrer Verbesserung durch Verwendung eines Normbesteckes. Zahnarztl Rundsch 60: 118
Rinderer L (1976) Zahnunfälle im Milch- und Wechselgebiß. In: Hotz RP (Hrsg) Zahnmedizin bei Kindern und Jugendlichen. Thieme, Stuttgart, S 343
Schuchardt K (1956) Ein Vorschlag zur Verbesserung der Drahtschienenverbände. Dtsch Zahn Mund Kieferheilkd 24: 39
Schulte W, Heimke G (1976) Das Tübinger Sofortimplantat. Quintess. Zahnarztl Lit 27: Referat 5456

II. Sekundäre Eingriffe an den Weichteilen

Möglichkeiten der Ohrmuschelrekonstruktion nach traumatischem Teilverlust

J. Schuffenecker, W. Gubisch, H. Reichert und W. Widmaier

Chirurgie Reconstructice es Esthetique Clinique du Diaconat 16, F-68200 Mulhouse

Die Ohrmuschel ist kein wesentlich prägendes Merkmal eines Menschen, und man kann den Verlust durch entsprechendes Tragen der Haare gut verbergen. Andererseits ist nicht zu leugnen, daß ein schönes Ohr, insbesondere wenn es bei einer Frau geschmückt ist, sehr reizvoll sein kann. So ist es auch zu verstehen, daß Patienten, die einen Teil ihrer Ohrmuschel durch einen Unfall oder aber häufig auch durch eine Bißverletzung verloren haben, sich in ärztliche Behandlung begeben, um ihre Ohrmuschel wieder aufbauen zu lassen. Technisch am einfachsten ist die Wiederherstellung des Ohrläppchens. Hier handelt es sich ausschließlich um einen Weichteildefekt, den man durch eine Nahlappenplastik beseitigen kann. Da das Ohrläppchen recht voluminös sein kann, muß der für den Aufbau verwendete Lappen auch nicht stark ausgedünnt werden, so daß man nicht mit Durchblutungsstörungen rechnen muß. Allerdings sollte man bei der Planung einer später auftretenden Schrumpfung Rechnung tragen. Die Entnahmestellen der meist retroaurikulär angelegten Lappenplastiken (Nelaton u. Ombrédanne 1907) lassen sich fast immer primär verschließen. Bei einem Defekt im mittleren Bereich der Ohrmuschel ist die Rekonstruktion erheblich schwieriger. Dann besteht ein Verlust von Haut und Knorpel, wobei die Haut sehr dünn ist und der stützende Knorpel eine feine Konturierung verlangt. Deshalb eignet sich als Ersatz für das verlorengegangene Knorpelgerüst am ehesten Knorpel aus der unverletzten Ohrmuschel. Bei kleinen Defekten des Helixrandes kann hierfür ein dreischichtiger Composite graft (Nagel 1972; Reichert 1963) verwendet werden. Bei größeren Defekten ist dies aber nicht möglich. Dort sollte man entsprechend einem exakt angefertigten Modell möglichst zarte Knorpelstreifen aus der Scapha des gesunden Ohres entnehmen und diese in das noch verbliebene Knorpelgerüst der verletzten Ohrmuschel eingliedern. Dieses wieder aufgebaute Knorpelgerüst wird dann mit einem Nahlappen gedeckt, wobei wir hierfür häufig Brückenlappen verwenden. Wenn das gesamte mittlere Drittel der Ohrmuschel aufgebaut werden muß (Abb. 1 a, b), so geht man im Prinzip genauso vor. Aus zarten Knorpelstreifen der gegenseitigen Ohrmuschel wird der Anthelix und der Helixrand wieder aufgebaut. Über diese aufgebauten

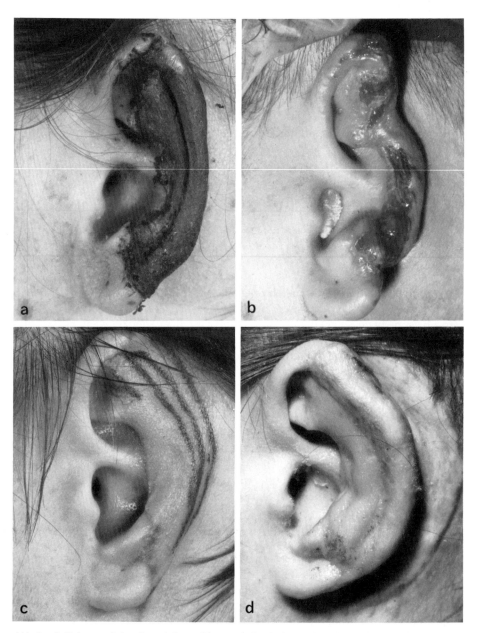

Abb. 1a–d. Rekonstruktion der mittleren Ohrmuschel. **a** Nekrose der mittleren Ohrmuschel, nachdem der abgerissene Teil zunächst primär wieder angenäht worden ist. **b** Restohrmuschel nach Abstoßung der Nekrose. **c** Unter Brückenlappen reizlos eingeheiltes Knorpelgerüst. **d** Wiederaufgebaute Ohrmuschel nach Abheben und Bilden der Retroaurikulärfalte mit einem Vollhauttransplantat

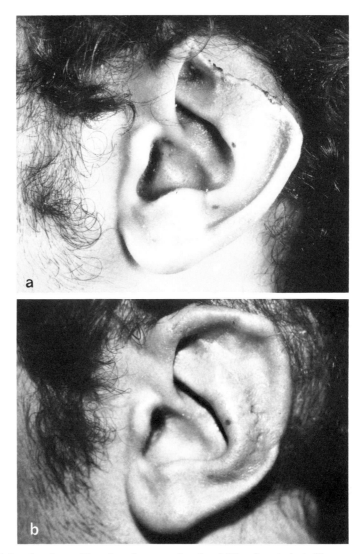

Abb. 2a, b. Rekonstruktion des oberen Ohrpols. **a** Ausgangssituation. **b** Die rekonstruierte Ohrmuschel

Knorpelgerüstkonturen wird dann zur Deckung des Defekts ein Nahlappen geschwenkt (Abb. 1c) und nach völligem Einheilen wird der Stiel abgetrennt und die Retroaurikulärfalte aufgebaut (Converse u. Brent 1977). Hierfür wird die gesamte Ohrmuschel vom Mastoid abgehoben und der dann entstehende retroaurikuläre Defekt mit einem Vollhauttransplantat gedeckt (Abb. 1d). Für den Aufbau des oberen Ohrpols (Abb. 2), also die Wiederherstellung von Helixbogen und Anthelix ist die Stabilität des formgebenden Knorpelgerüstes entscheidend. Deshalb verwenden wir in diesem Bereich auch möglichst dickeren Knorpel, wie wir ihn aus der

Concha der Gegenseite gewinnen können. Das hieraus zusammengesetzte Knorpelgerüst wird wiederum mit einer Nahlappenplastik, z. B. einem Schwenklappen abgedeckt, und nach reizlosem Einheilen wird der Lappenstiel ebenfalls durchtrennt und die Retroaurikulärfalte wie oben erwähnt wieder hergestellt. Somit ist der Aufbau des oberen Ohrpols auch in 2 Sitzungen möglich.

Wenn die gesamte Ohrmuschel aufgebaut werden muß, so reicht Ohrknorpel aus der gegenseitigen Ohrmuschel zum Aufbau des notwendigen Knorpelgerüstes nicht aus. Vielmehr kann dieses nur aus Rippenknorpel – wir verwenden ausschließlich autologes Material – entsprechend einem Modell des gesunden Ohres geschnitzt werden.

Literatur

Converse JM, Brent B (1977) Acquired deformities of the auricle. Reconstr plast Surg 8: 1724–1773
Nagel F (1972) Reconstruction of a partial auricular loss. Plast Reconstr Surg 49: 340
Nelaton C, Ombredanné L (1907) Les autoplasties. Steinheil, Paris
Reichert H (1963) Moderne Operationsverfahren zur plastischen Wiederherstellung und Korrektur der Ohrmuschel. Asthet Med 12, 1: 18–29

Die Spätrekonstruktion traumatischer Formveränderungen der Nase

R. Münker

Eberhardstraße 61, 7000 Stuttgart 1

Einleitung

Es wird über die Bedeutung der autogenen Knorpeltransplantation bei 176 traumatischen Rhinoplastiken berichtet (Tabelle 1). In Ergänzung der Indikationen für Septum- und Rippenknorpeltransplantationen wird eine Methode vorgestellt, bei der aus beiden Ohrmuscheln ein komplettes zweiteiliges Nasengerüst durch Sandwichtechnik gewonnen wird, welches auch für größere Substanzverluste geeignet ist.

Zur Spätrekonstruktion der traumatisierten Nase scheint sich autogener Knorpel als Stützsubstanz durchzusetzen. Den langjährigen Empfehlungen von Schmid (1955a, b), Denecke u. Meyer (1964) sowie Pfeifer (1981) folgten in den letzten Jahren klinischexperimentelle Arbeiten von Masing et al. (1978), Strauß u. Schreiter (1979) und anderen, die auf die Überlegenheit des vitalen autogenen Knorpels gegenüber dem deutlicher Resorption besonders in den Belastungszonen unterliegen-

Tabelle 1. Rhinoplastiken von 1977–1981

1. Gesamtzahl aller Rhinoplastiken	n = 419
2. Traumatische Rhinoplastiken	n = 176
a. Schiefnasen	n = 76
b. Schiefsattelnasen	n = 33
c. Sattelbreitnasen	n = 54
d. Schrumpf-Kurz-Sattelnasen	n = 13

den Bankknorpel hinwiesen. Auch Ude et al. (1979), sonst Verfechter konservierter Knorpelimplantate, geben in der Nase eine Resorptionsquote des Bankknorpels von 30% an.

Autogene Septum- und Rippenimplantate sind Standardverfahren der rekonstruktiven Nasenchirurgie. Ohrknorpelimplantate hingegen wurden bisher nur für kleinere Defekte empfohlen. In dieser Arbeit soll die Modellierung eines kompletten zweiteiligen Nasengerüstes in Sandwichtechnik aus beiden Ohrmuscheln zur Rekonstruktion größerer Substanzverluste vorgestellt werden.

Material und Methoden

In den Jahren 1977–1981 wurden 176 traumatische Nasendeformitäten mit 142 Knorpelimplantaten behandelt, die sich auf 12 autogene Rippenspäne, 94 autogene Septum- und Flügelknorpel und 31 autogene Ohrknorpel verteilten. In 5 Fällen mußte auf cialitkonservierten Bankknorpel zurückgegriffen werden (Tabelle 2).

Tabelle 2. Verteilung von 142 Knorpelimplantaten bei 176 traumatischen Rhinoplastiken

1. Autogener Rippenknorpel	n = 12	8,5%
2. Autogener Septum- oder Flügelknorpel	n = 94	66,2%
3. Autogener Ohrknorpel	n = 31	21,8%
4. Cialitkonservierter Fremdknorpel	n = 5	3,5%

Die Rekonstruktion des Nasengerüstes mit autogenem Septumknorpel ist eine Domäne der traumatischen *Schiefnase*. Hierbei werden große Teile der Lamina quadrangularis reseziert, außerhalb der Nase durch cross-hatching begradigt und mit Haltenähten reimplantiert. Ist zusätzlich eine Sattelbildung auszugleichen, kann Septumknorpel sandwichartig am Nasenrücken eingelagert werden.

Die traumatische *Schiefhöckernase*, meist Folge einer Stauchungsfraktur des Knorpelgerüstes im Wachstumsalter, wird nach denselben Gesichtspunkten externer Septumbegradigung und -replantation behandelt. Die Korrektur der knöchernen Pyramide dient der ästhetischen Verbesserung.

Typische *Breitsattelnasen* behandele ich seit Jahren mit dem L-förmigen Rippenspan nach den Prinzipien, die Schmit (1955 a u. b) angegeben hat. Allerdings muß eine gewisse unnatürliche Starrheit des rekonstruierten Knorpelgerüstes mit Verdickung der Columella in Kauf genommen werden.

Ganz kann dieser Nachteil auch nicht durch ein zweiteiliges Rippenimplantat ausgeglichen werden. Dies ist der Grund, warum ich in den letzten beiden Jahren zunehmend versucht habe,

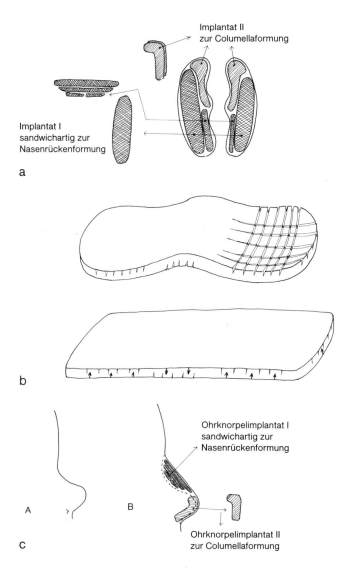
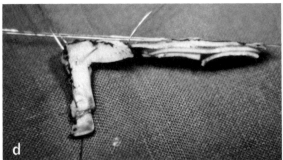

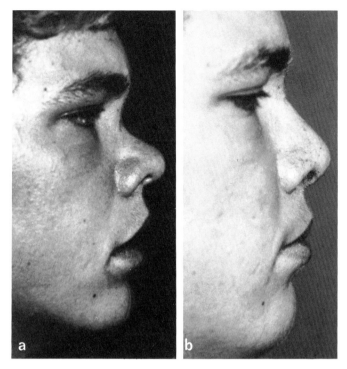

Abb. 2. a, b. Ergebnis eines Sattelnasenaufbaus mit dem beiderseitigen Ohrknorpelsandwichimplantat

auch massive Substanzdefekte mit Ohrknorpel zu rekonstruieren. Dazu gehe ich folgendermaßen vor:

2 an beiden Konchachen präaurikulär entnommene große Knorpelschalen werden durch „cross-hatching" zu ca. 3,5–2,0 cm großen planen Knorpelplatten modelliert. Aus diesen werden ein doppeltes Implantat für die Columella und ein dreilagiges Implantat für den Nasenrücken gebildet (Abb. 1 a–1 c). Das fertige Sandwichimplantat (Abb. 1 d) wird durch einen Transfixationsschnitt implantiert und mit doppelt armierten Drahthaltenähten, die auch die einzelnen Knorpelteile verbinden, perkutan fixiert. Die prä- und postoperative Profilansicht einer Sattelnasenrekonstruktion mit dieser Technik zeigt Abb. 2.

Diskussion

Die bisher kontroversen Meinungen über die bestmögliche Stützsubstanz in der Nasenchirurgie scheinen in den letzten Jahren einheitlicher zu Gunsten des autogenen Knorpels zu werden. Seine günstigen Eigenschaften können durch die Erfah-

◁ **Abb. 1. a–d** Bildung eines zweiteiligen Nasengerüstes aus beiden Ohrmuscheln, die durch „cross-hatching" geglättet und mit Drahthaltenähten sandwichartig fixiert wurden. **a** Modellierung von 2 Conchaimplantaten. **b** Cross-hatching des Ohrknorpels. **c** Sattelnasenaufbau mit Ohrknorpel-Sandwichtechnik. **d** Fertiges Sandwichimplantat

rungen des Autors mit 137 körpereigenen Knorpeltransplantaten bestätigt werden. Nur in einem Fall ging ein Implantat bei einem mehrfach voroperierten Patienten durch Infektion verloren. Bei der Wahl der Knorpelart ist dem ortsständigen Septumknorpel als Replantat der Vorzug zu geben, sofern dieser nicht traumatisch oder durch Voroperationen zu stark geschädigt ist. In meinem eigenen Material betrug der Anteil der Septumknorpelimplantate 66,2% aller Implantate. Meine langjährigen Erfahrungen mit autogenem Rippenknorpel, dessen Nachteile in seiner Rigidität und Fragilität ebenso wie in der nicht unproblematischen Entnahme liegen, haben mich veranlaßt, auch größere Substanzverluste mit Ohrknorpel zu rekonstruieren. Zwar werden von allen maßgeblichen Autoren Ohrknorpelimplantate für umschriebene Profilplastiken angegeben, ein komplettes zweiteiliges Gerüst in Sandwich-Technik wurde meines Wissens bisher noch nicht beschrieben. Der Vorteil dieser Technik liegt in der natürlichen und elastischen Formgebung der rekonstruierten Nase und in der einfachen Entnahme des Ohrknorpels. Deformierungen der Ohrmuschel habe ich nicht beobachtet. Postoperative Verbiegungen der Knorpelimplantate können durch sorgfältiges „cross-hatching" vermieden werden.

Zusammenfassung

Die Infektionsgefährdung von Knorpelimplantaten durch die perkutane Drahtfixation ist extrem gering, wenn man keinen dickeren atraumatischen Stahldraht als mit der Stärke 5/0 verwendet und diesen nach 1 Woche anläßlich des ersten Gipswechsels entfernt. In 10 Jahren habe ich bei einigen Hundert Ohr- und Septumknorpelimplantaten keinen infektionsbedingten Knorpelverlust beobachtet. Narben an den Austrittsstellen des Drahtes entstehen nicht.

Literatur

Denecke HJ, Meyer R (1964) Plastische Operationen an Kopf und Hals, Bd I. Springer, Berlin Göttingen Heidelberg New York
Masing H, Lehmann W, Stadler J (1978) Über Sekundäroperationen nach submucöser Septumresektion. Laryngol Rhinol Otol (Stuttg) 57: 931
Pfeifer G, Fritzemeier CU (1981) Implantate und Transplantate als Gerüstsubstanz bei der Nasenrekonstruktion. In: Cotta H, Martini AK (Hrsg) Implantate und Transplantate in der Plastischen und Wiederherstellungschirurgie. Springer, Berlin Heidelberg New York S. 259–268
Schmid E (1955a) Über neue Wege in der plastischen Chirurgie der Nase. Bruns Beitr Klin Chir 184: 385
Schmid E (1955b) Die Wiederherstellung des Nasengerüstes. Monatsschr Ohrenheilkd 89: 27
Strauss P, Schreiter K (1979) Konservierte menschliche Knorpelimplantate und körpereigene vitale Transplantate in Nase und Mittelohr. Laryngol Rhinol Otol (Stuttg) 58: 201
Ude WR, Riediger D, Schmelzle R (1979) Homologe Transplantation konservierter Knorpel zur Konturverbesserung im Kiefer- und Gesichtsbereich. Fortschr Kiefer Gesichtschir 24: 53–56

Defektdeckung vor der Tibia nach Trauma: Indikation und Technik der Muskellappenplastik

F. Schmülling, K. P. Schmit-Neuerburg und H. Towfigh

Abteilung für Unfallchirurgie, Universitätsklinikum der Gesamthochschule, Hufelandstraße 55, 4300 Essen 1

Die Defektdeckung über der nach Trauma oder bei Osteomyelitis freiliegenden Tibia stellt an den behandelnden Chirurgen stets hohe Anforderungen. Zu Beginn der 70er Jahre publizierte Ger (1971) ein alternatives Verfahren, mittels ortsständiger Muskulatur Defekte vor der Tibia ohne großen operativen Aufwand sicher zu verschließen. Es handelte sich hierbei um die Muskellappenplastik, bei der ein Teil der Unterschenkelmuskulatur überwiegend proximal gestielt bleibt und distal durchtrennt wird, um dann subkutan oder durch ein Faszienfenster so in den Defekt geschwenkt zu werden, daß sie am jenseitigen Defektrand locker fixiert werden kann. Primär oder frühsekundär wird der nach außen verbleibende Restdefekt mit Spalthaut verschlossen.

Die Voraussetzung zur Anwendung dieses Verfahrens sind exakte Kenntnisse der Durchblutungsverhältnisse der Unterschenkelmuskulatur, die Mathes u. Nahat (1982) geschaffen und typisiert haben. Typ I umfaßt die Muskeln, die proximal einen ausreichend dicken Gefäßstiel besitzen, wie z. B. jeweils der mediale wie laterale Kopf des M. gastrocnemius. Typ II umfaßt die Unterschelmuskeln, die einen Hauptgefäßstiel und weitere kleinere Gefäßstiele haben, wie die Mm. soleus und peroneus longus. Typ III umfaßt die Muskeln mit 2 Hauptgefäßstielen (M. gastrocnemius als ein Muskel) und Typ IV die Muskeln mit segmentalen Gefäßstielen wie die Mm. tibialis anterior, extensor hallucis longus, extensor digitorum longus sowie flexor digitorum longus.

Entsprechend ihrer Gefäßversorgung sind die Muskeln der Typklassen I bis III unproblematischer zu transponieren als die des Typs IV, da ein ausreichend weites Gefäßlumen im proximalen Anteil eine großzügige Skelettierung des Muskels zuläßt und damit neben einem weiten Schwenkbereich für gewöhnlich auch eine ausreichende Muskelmasse für die Defektdeckung verbleibt.

Beispielhaft eignet sich der M. gastrocnemius zur Defektdeckung im proximalen Tibiadrittel:

61jährige Patientin mit einem Defekt über der Ventralseite der proximalen Tibia nach Versorgung einer Tibiakopffraktur mittels Doppelplattenosteosynthese. Freilegung des medialen Gastrocnemiuskopfes über eine separate mediodorsale Inzision und Freipräparation des medialen Gastrocnemiuskopfes bis in seinen sehnigen Anteil, wo er durchtrennt wird und nach Untertunnelung der Haut subfaszial über den Defekt geführt wird. Nach Defektdeckung lockere Fixation des Muskels in der Subkutis und primäre Deckung des Muskels mit Spalthaut (Abb. 1). Frühes Abheilungsergebnis sowie das Ausheilungsergebnis nach 3 Monaten (Abb. 2).

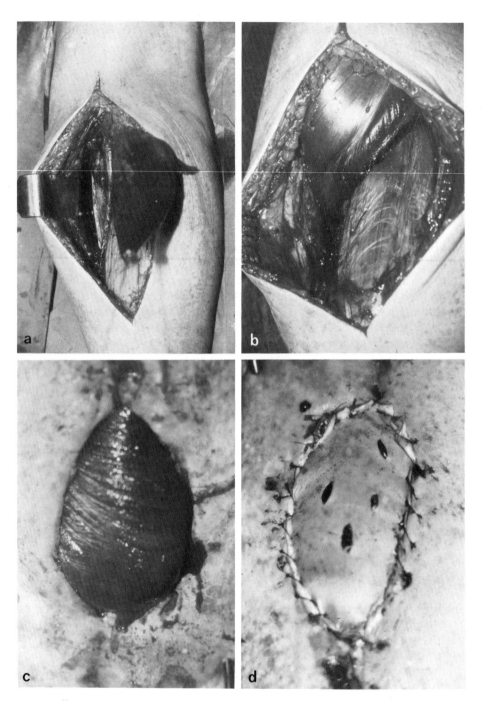

Abb. 1. a Über eine separate Inzision freipräparierter medialer Gastrocnemius. **b** Subkutan verlagerter medialer Gastrocnemiuskopf, **c** den Defekt locker bedeckender Muskel, **d** primäre Spalthautdeckung

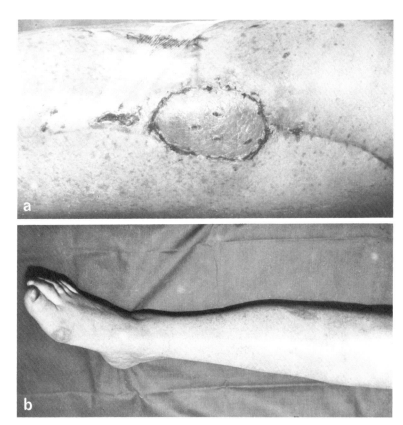

Abb. 2. a Frühes Ausheilungsergebnis und b 3 Monate nach Muskellappenplastik

Größere Weichteildefekte lassen sich in jedem Tibiadrittel auch durch kombinierte Anwendung mehrerer Verfahren plastisch decken. Im Fall eines 17jährigen Patienten mit einer drittgradig offenen Unterschenkelfraktur und ausgedehntem Weichteilschaden einschließlich Ruptur der A. tibialis anterior sowie der Peronealmuskulatur haben wir nach Frakturstabilisierung durch Fixateur externe einen Großteil des Weichteildefektes durch Cross-leg-Lappen verschlossen. Sekundär erfolgte der Übergang vom Fixateur externe auf eine dorsale Plattenosteosynthese einschließlich Defektauffüllung durch autologe Spongiosa sowie Restweichteildefektdeckung durch Muskellappenplastik aus dem medialen Gastrocnemiuskopf sowie durch Spalthautplastik.

Infizierte sowie Defektosteomyelitiden bieten nicht selten auch ein desolates Weichteilbild vor der Schienbeinkante, das weiteren notwendigen Operationen kaum standhält. Nach Weichteildebridement, einschließlich ausgedehnter Sequestrektomie bis in sicher durchblutete ossäre Bezirke, verbleiben großflächige knöcherne und Weichteildefekte. Hier hat sich an unserer Klinik das nachfolgende Verfahren vorwiegend im mittleren Unterschenkeldrittel bewährt. Nach Infektberuhigung durch Weichteildebridement, Sequestrektomie und Stabilisierung durch

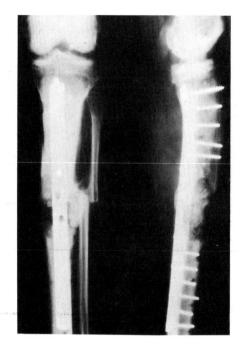

Abb. 3. Dorsale Plattenosteosynthese bei Defektosteomyelitis und Spongiosaplastik

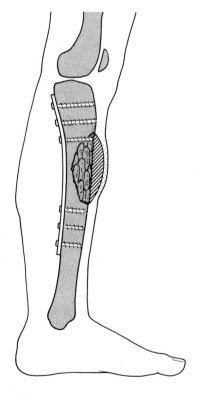

Abb. 4. Schematische Darstellung der Defektdeckung am Unterschenkel: Dorsale Plattenosteosynthese, autologe Spongiosaplastik, Weichteildeckung durch transponierten Muskel und Spalthaut

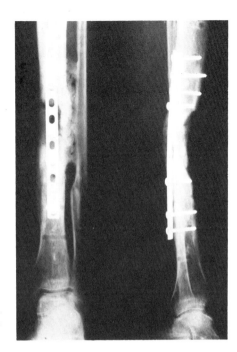

Abb. 5. Tibiofibulare Brückenplastik bei Defektosteomyelitis sowie Stabilisierung durch dorsale Plattenosteosynthese

Fixateur externe und Implantation von PMMA-Kugelketten Ersatz der Defektstrecke durch autologe Spongiosaplastik, nach Möglichkeit durch kortikospongiösen Span, dorsale Plattenosteosynthese mit breiter (!) DC-Platte, Weichteilverschluß in gleicher Sitzung durch Muskellappenplastik und primäre oder sekundäre Spalthautdeckung (Abb. 3 und 4). Tibiofibulare Brückenplastiken anstelle eines kortikospongiösen Spans bieten sich alternativ an (Abb. 5).

Entsprechend der Defektlokalisation lassen sich zur plastischen Deckung der freiliegenden Tibia nach Trauma oder bei der posttraumatischen Osteomyelitis im Prinzip alle Unterschenkelmuskeln verwenden, ohne daß es zu einem beeinträchtigenden Funktionsausfall kommt. Eine echte Problemzone für die Muskellappenplastik bietet jedoch das distale Unterschenkeldrittel einschließlich Malleolarregion, weil hier die meisten Muskeln bereits in ihren sehnigen Anteil übergehen und selten genügend Muskelmasse für eine Muskeltransposition bieten. Die distale Stielung verbietet sich in aller Regel ohne Kenntnis einer wirklich ausreichenden Vaskularisation durch einen distalen Gefäßstiel. Über Erfahrungen mit der Transposition der kurzen Muskelstrecker verfügen wir bislang nicht. Kleinere Defekte des distalen Unterschenkels lassen sich durch segmentale Transposition unter Erhalt der Muskelsehnenkontinuität an folgenden Muskeln durchführen: M. extensor hallucis longus, extensor digitorum longus, tibialis anterior sowie flexor digitorum longus.

An der Abteilung für Unfallchirurgie des Universitätsklinikums Essen wurden im Verlauf der letzten 3 Jahre 18 Muskellappenplastiken zur Defektdeckung an der Tibia durchgeführt: Die Indikation für die Muskellappenplastik waren:

Tabelle 1. Defektlokalisation und zur Transposition genutzte Muskulatur

	Gesamt	proximal Mittleres		Distales
M. gastrocnemius	6	4	2	–
M. soleus	1	–	1	–
M. tibialis anterior	6	1	3	2
M. extensor digitorum longus	2	–	–	2
M. extensor hallucis longus	2	–	2	–
M. peroneus longus	1	–	1	–
M. tibialis posterior	1	–	–	1
n =	19	5	9	5

Primäre Defektdeckung über offenen Frakturen   n = 2
Sekundäre Defektdeckung nach offener Fraktur   n = 8
Defektdeckung bei Pseudarthrosen   n = 2
Defektdeckung bei posttraumatischer Osteomyelitis   n = 6.

Defektlokalisation und zur Transposition genutzte Muskulatur sind in Tabelle 1 ausgewiesen.

Erfolgreich transponierten wir in 14 Fällen, in 2 Fällen mußte bei nur z. T. angegangener Muskellappenplastik mit Spalthaut nachtransplantiert werden, ein distal gestielter M. extensor hallucis longus ging nur zu etwa ⅓ an. Bei einer 77jährigen Patientin mit arterieller Verschlußkrankheit Stadium IV mußte nach infizierter Osteosynthese und fehlgeschlagener Muskellappenplastik letztlich der Unterschenkel amputiert werden.

Diese Teil- und Mißerfolge konnten wir der Methode selbst nicht anlasten. Im Vergleich mit anderen plastischen Deckungsverfahren wie Cross-leg- oder mikrovaskulärem Lappen scheint uns die Muskellappenplastik bislang die am wenigsten aufwendige und trotzdem erfolgversprechende Methode, Defekte bei oder nach Trauma vor der Tibia primär wie sekundär auf Dauer sicher zu verschließen.

Literatur

Ger R (1971) The technique of muscle transposition in the operative treatment of traumatic and ulcerative lesions of the leg. J Trauma 11: 502

Ger R (1982) Surgical management of ulcerative lesions of the leg. Curr Probl Surg Sixth Annual Flap Dissection Workshop Manual, June 13–18, 1982, Norfolk, Virg., USA (1974)

Mathes SJ, McCraw J, Vasconez L (1974) Muscle transposition flaps for coverage of lower extremity defects: Anatomical considerations. Surg Clin North Am 54: 1337

Mathes SJ, Nahai F (1982) Clinical applications for muscle and musculocutaneous flaps. Mosby St. Louis Toronto London

McCraw JB, Fishman JH, Sharzer LA (1978) The versatile gastrocnemius myocutaneous flap. Plast Reconstr Surg 62: 15

McHugh M, Prendiville JB (1975) Muscle flaps in the repair of skin defects over the exposed tibia. Br J Plast Surg 28:205

Mühlbauer W, Olbrisch RR, Nathrath H, Schaff J (1978) Muskellappen zur Deckung von Weichteildefekten am Bein. Z Plast Chir 2: 199

Vossmann H, Zellner PR, Lazaridis C (1982) Deckung von Haut- und Weichteildefekten an der unteren Extremität. Indikation und Ergebnisse gestielter Fernlappenplastiken bei der primären und sekundären Versorgung großer Defekte. Z Plast Chir 4: 217

Zellner PR (1976) Deckung von Hautdefekten an der unteren Extremität. Bericht über die Unfallmed. Tagg. in Hbg. am 13./14.2. 1976, Schriftenr Unfallmed Tagungen Landesverb Gewerbl Berufsgen 27: 51

Der differenzierte Einsatz verschiedener Operationsverfahren zur Weichteildeckung am Unterschenkel

F. Hahn, E. Vaubel, R. Rahmanzadeh und F. Dinkelaker

Abteilung für Unfall- und Wiederherstellungschirurgie, Klinikum Steglitz, FU Berlin, Hindenburgdamm 30, 1000 Berlin 45

Über ⅓ der an unserer Klinik primär versorgten Unterschenkelfrakturen sind offene Frakturen (Tabelle 1). Bei den offenen Unterschenkelfrakturen II. und III. Grades sind erfahrungsgemäß hohe Komplikationsraten zu befürchten, (Die Literaturangaben schwanken zwischen 10 und 30%) in Form von Nekrosen, Infekten und Defekten an Knochen und Weichteilen (Burri 1974; Hahn et al. 1980; Rittmann u. Matter 1977).

Tabelle 1. Unterschenkelfrakturen (1975–1980)

Gesamtzahl n = 252	
Davon offene Frakturen	91 (36%)
Davon I°	29
Davon II°	29
Davon III°	33

Die notfallmäßige korrekte Erstversorgung der Frakturen mit stabiler Osteosynthese (Fixateur externe oder schmale DC-Platte) hilft die Komplikationen zu senken, völlig vermeiden lassen sie sich aber nie.

An den Weichteilen sind bei der Erstversorgung einige wichtige Grundsätze zu beachten:
1. Vermeidung eines erzwungenen Hautverschlusses.
2. Gegebenenfalls Offenlassen der Haut, soweit Knochen und Metall von Weichteilen bedeckt sind.
3. Entlastungsschnitte, z. B. nach Picot.

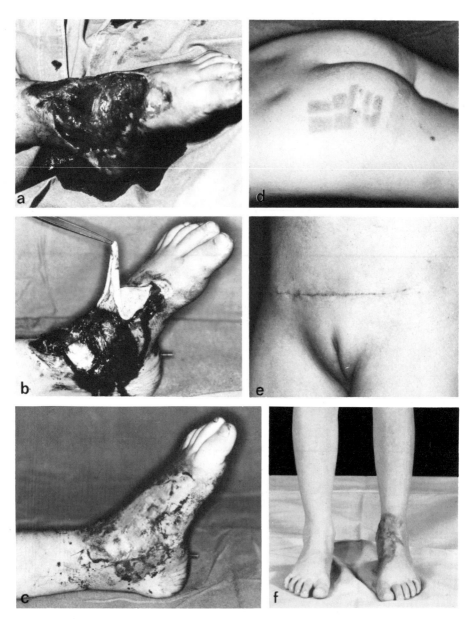

Abb. 1. a–c 4jähriges Mädchen, von LKW angefahren und mitgeschleift, großflächiges Decollement mit Eröffnung des medialen Sprunggelenkes, Transfixation, Vollhauttransplantation.
d–f Zustand nach 6 Monaten, kosmetisch gewählte Spenderbezirke

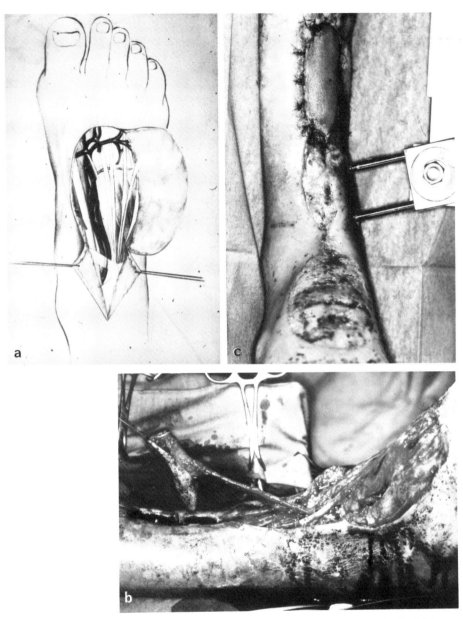

Abb. 2. a Anatomische Schemazeichnung der A. dorsalis pedis. **b, c** 40jährige Patientin, 8 Monate nach offener Unterschenkelfraktur, prätibialer Defekt mit gefäßgestieltem Lappen der A. dorsalis pedis gedeckt

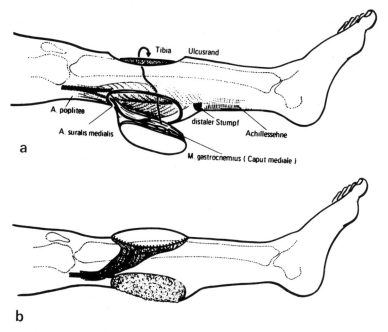

Abb. 3 a, b. Schema des myokutanen Gastrocnemiuslappens

4. Temporärer Hautersatz mit Kunststoff.
5. Spalthaut- oder Meshgraftdeckung.

Letzteres führen wir meist sekundär nach ausreichender Granulation durch, um wertvolle Operationszeit und biologisches Material einzusparen (Hahn et al. 1980; Maxwell u. Hoopes 1979).

Entlastungsschnitte lassen sich manchmal sekundär wieder verkleinern oder völlig verschließen. Die freie Vollhauttransplantation ist auf wenige Fälle im Kindesalter beschränkt, wo die Vollhaut gewisse mechanische Vorteile gegenüber der Spalthaut aufweist (Abb. 1). Im Erwachsenenalter ist die Vollhauttransplantation im Unterschenkelbereich obsolet.

Für einfache Schwenklappen gibt es am Unterschenkel kaum Indikationen und Möglichkeiten.

Wenn im weiteren Verlauf dann bei Unterschenkelfrakturen Weichteildefekte auftreten, so sind diese meistens mit Infekten bzw. Osteitiden vergesellschaftet (Burri 1974).

Jeder plastischen Maßnahme muß deshalb ein ausgiebiges Debridement an Weichteil und Knochen vorausgehen, um nur gut durchblutetes, vitales Gewebe als Untergrund für das Transplantat zu haben. Das Transplantat seinerseits muß in der Lage sein, das sanierte Milieu aufrecht zu erhalten.

Wir sind der Auffassung, daß dieses Ziel nicht durch eine einzige Technik gelöst werden kann, sondern die Indikationen für verschiedene plastische Maßnahmen individuell und topographisch gestellt werden müssen.

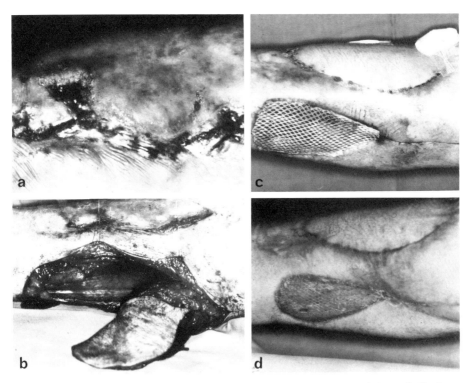

Abb. 4 a–d. 45jähriger Patient, chronische Osteitis nach offener Unterschenkelfraktur mit Fistelung. Deckung mit myokutanem Lappen aus dem M. gastrocnemius

Der gefäßgestielte Hautlappen der A. dorsalis pedis vermag bei kleineren Defekten im weit distalen ventralen Unterschenkelbereich hilfreich zu sein (Abb. 2).

Nach eigenen anatomischen Vorversuchen wandten wir uns der von Ger (1970) und McCraw et al. (1977) vorgeschlagenen myokutanen Lappentechnik zu (Salibian u. Merick 1982).

Der mediodorsale Hautlappen wird mit dem Gastrocnemiusstiel präpariert und dann subkutan in den Defekt spannungsfrei gezogen (Abb. 3).

Die gute Durchblutung des myokutanen Lappens schafft ausgezeichnete Verhältnisse und gute Weichteildeckung des Defektbereichs. Der Hebedefekt kann primär oder sekundär mit Spalthaut gedeckt werden. Bei kleiner dimensionierter Lappenentnahme gelingt es auch, den Hebedefekt primär zu verschließen (Abb. 4).

In Fällen, wo ein Cross-leg-Lappen (nur bei jüngeren kooperativen Patienten) indiziert ist, erscheint uns der muskelgestielte Gastrocnemiuslappen von der Gegenseite technisch (weiter mobilisierbar) und im Dauerergebnis (bessere Durchblutung, bessere Weichteilposterung) wesentlich günstiger zu sein, als der klassische, nur an der Hautbrücke gestielte Cross-leg-Lappen (Abb. 5).

In bislang 10 Fällen erschien uns die temporäre Verkürzung der betroffenen Extremität, worüber wir bereits mehrfach publiziert haben, das geeignete Mittel zur Rettung der gefährdeten Weichteile zu sein (Tiedtke et al. 1982). Dabei wird mit

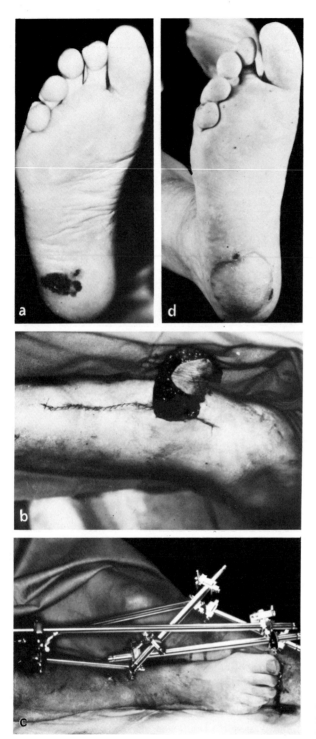

Abb. 5 a–d. Malignes Melanom, 54jährige Patientin, primäre Deckung des Exzisionsdefektes an der Fußsohle durch Gastrocnemiuslappen der Gegenseite mit Fixateur externe für 4 Wochen

Hilfe des Fixateur externe im Falle einer Defektinfektpseudarthrose nach vollständiger Entfernung aller nekrotischen Knochen- und Weichteile der Unterschenkel um die Knochendefektdistanz verkürzt. Damit werden lokal bessere Durchblutungsverhältnisse geschaffen, wahrscheinlich spielt dabei auch die maximale Diffusionsstrecke (z. B. für systemische Antibiotika) eine Rolle.

Nach Erholung von Knochen und Weichteilen kann dann der Unterschenkel wieder langsam schrittweise (pro Tag maximal 1–2 mm) verlängert werden (Tiedtke et al. 1982).

Angesichts dieser aufwendigen Verfahren muß man sich darauf besinnen, daß sie die seltene Ausnahme bleiben sollten und daß auch bei spektakulär schweren Verletzungen das primär richtige Vorgehen gute Ergebnisse liefert und spätere risikoreiche Sitzungen erspart (Burri 1974; Byrd et al. 1981; Hahn et al. 1980; Rittmann u. Matter 1977).

Für die hier vorgestellten plastischen Operationsverfahren verbleibt aus anatomischen Gründen eine kaum lösbare Problemzone im distalen ⅗ des Unterschenkels (Tabelle 2 und 3).

Tabelle 2. Offene Unterschenkelfrakturen 1975–1980 (n = 91)

Plastische Operationen	
Gesamt (Fallzahl)	38 (41%)
Primär	23
Sekundär	29
Bei Plattenosteosynthese	10
Bei Fixateur externe	26
Bei Marknagelung	2

Tabelle 3. Sekundär plastische Maßnahmen nach offenen Frakturen

Temporärer Kunststoffhautersatz
Spalthauttransplantation (bzw. Mashgraft)
Schwenkhautlappen
Cross-leg-Lappen
Gefäßgestielter Hautlappen
Myokutaner Lappen
Myokutaner Cross-leg-Lappen
(Inguinallappen mit Gefäßanastomose
freier Myokutaner Lappen mit Gefäßanastome

Deshalb und aus anderen Konstellationsgründen, bei denen die o.g. Verfahren nicht anwendbar sind, muß man durchaus in Einzelfällen auf die offene Spongiosaplastik zurückgreifen (Burri 1974).

Insgesamt sind wir der Überzeugung, daß die Indikationen zu plastischen Maßnahmen nicht schematisch, sondern individuell gestellt werden sollen in Abstimmung auf den knöchernen Heilverlauf. Ein Hauptgrundsatz sollte dabei sein, das wertvolle autologe Transplantatmaterial von Spongiosa und Haut möglichst ökonomisch zu verwenden.

Wegen der offensichtlichen Vorteile in bezug auf Durchblutung, Weichteildeckung und Mobilität sehen wir besonders bei der plastischen Versorgung von Weichteildefekten am Unterschenkel einen Trend zur Favorisierung der myokutanen Lappentechniken.

Literatur

Burri C (1974) Posttraumatische Osteitis. Huber, Bern Stuttgart Wien
Byrd HS, Cierny G, Tebbetts JB (1981) The management of open tibial fractures with associated soft-tissue-loss: External pin fixation with early flap coverage. Plast Reconstr Surg 68/1: 73–79
Ger R (1970) The management of open fractures of the tibia with skin loss. J Trauma 10: 112–121
Hahn F, Rahmanzadeh R, Faensen M (1980) Die Beherrschung von Weichteilkomplikationen bei Unterschenkelfrakturen. Therapiewoche 30: 627–628
Maxwell GP, Hoopes JE (1979) Management of compound injuries of the lower extremity. Plast Reconstr Surg 63: 176–185
McCraw JB, Dibell DG, Carraway JH (1979) Clinical definition of independent myocutaneous vascular territories. Plast Reconstr Surg 60: 341–352
Rittmann WW, Matter P (1977) Die offene Fraktur. Huber, Bern Stuttgart Wien
Salibian AH, Merick FJ (1982) Bipedicle gastrocnemius musculocutaneous flap for defects of the distal one-third of the leg. Plast Reconstr Surg 70/1: 17–23
Smith DJ, Loewenstein PW, Bennet JE (1982) Surgical options in the repair of lower-extremity soft-tissue wounds. J Trauma 22/5: 374–381
Tiedtke R, Rahmanzadeh R, Hahn F (1982) Die Behandlung der Defekt-Infekt-Pseudarthrose bei ausgewählten Fällen durch temporäre Verkürzung. Z Orthop 120: 586–587

Der Wert des mikrovaskulär gestielten Latissimus dorsi-Lappens zur Behandlung des Knochenweichteildefektes am distalen Unterschenkel

D. Wilker, A. Betz und L. Schweiberer

Chirurgische Klinik Innenstadt der Universität München, Nußbaumstraße 20, 8000 München 2

Die Behandlung des Knochenweichteildefektes am distalen Unterschenkel stellt eines der schwierigsten Probleme der Traumatologie dar. Liegt der Knochen in diesem weichteilarmen Gebiet erst frei, dann ist eine Heilung per granulationem

Abb. 1. Offene distale Unterschenkel- und Sprunggelenks-Luxationsfraktur II. Grades, großer ▷ Haut-Weichteil-Knochen-Defekt, nach mikrovaskulär gestieltem Latissimus dorsi-Lappen gute Weichteildeckung. Das Wunddebridement erbrachte einen großen Knochendefekt der Tibia von 9 cm, nach Spongiosaplastik beginnende knöcherne Durchbauung

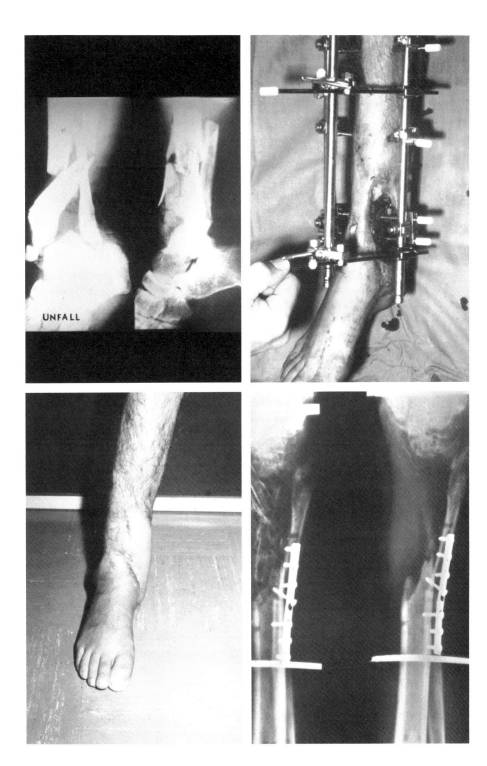

kaum mehr zu erwarten. Tritt sie ausnahmsweise einmal ein, so ist der weitere Verlauf durch Abszesse und Fistelbildung kompliziert. Um eine dauerhafte Heilung zu erreichen, sind wir also auf plastisch chirurgische Methoden angewiesen. Folgende Möglichkeiten stehen uns zur Verfügung:

1. der lokale Muskelschwenklappen,
2. der Cross-leg-Lappen und
3. der mikrovaskulär gestielte Fernlappen.

Der lokale Muskelschwenklappen hat seine Indikation im proximalen und mittleren Drittel des Unterschenkels. Das distale Drittel ist durch keinen ergiebigen Muskelschwenklappen erreichbar. Zudem ist die Unterschenkelmuskulatur durch den häufig langen Krankheitsverlauf bereits atrophisch.

Eine gestielte Transplantation der Haut, von einem Bein auf das andere, ist verbunden mit einer Fixierung der Gelenke beider Beine in ungünstiger und für den Patienten unkomfortabler Stellung und dies für ca. 3 Wochen.

Die Therapie der Wahl ist somit der Mikrolappen. Der Wert, besonders des mikrovaskulär gestielten Latissimus dorsi-Lappens, läßt sich am besten an klinischen Beispielen demonstrieren.

Der 24jährige Patient zog sich durch einen Gabelstapler eine zweitgradig offene distale Unterschenkel- und Sprunggelenksluxationsfraktur zu (Abb. 1).

2 Monate später ein ausgedehnter Knochenweichteildefekt. Das Metall an der Tibia wurde entfernt und durch Fixateur externe ersetzt.

Zunächst galt es, die Infektion chirurgisch zu beherrschen. Dazu war ein ausgedehntes Wunddebridement notwendig. Die Sorge hinsichtlich eines zu großen Knochenweichteildefektes verleitet oft zu halbherzigen Wundausschneidungen. Im Bewußtsein doch noch nekrotisches Gewebe zurückgelassen zu haben, wird dann zur Spül-Saug-Drainage gegriffen. Nur funktions- und lebenswichtige Strukturen, wie große Nerven- und Gefäßstränge dürfen die Wundtoilette begrenzen. Reichen die Nekrosen und Infektionsherde bis an Gelenke heran, so sind diese funktionell schon versteift. Eine endgültige Ankylosierung bedeutet demnach keine Verschlechterung.

Nach einem richtigen Debridement muß der Wundgrund sauber granulierend sein.

In die tiefe Wundhöhle schmiegt sich die Muskulatur des Latissimus dorsi-Lappens ein und füllt sie aus.

Für die anschließende Spongiosaplastik muß der Latissimuslappen angefrischt werden, so daß gut vaskularisiertes Gewebe in direkten Kontakt mit der Spongiosa kommt.

Das Ausmaß des ehemaligen Knochendefektes betrug 9 cm. Die Abb. 1 zeigt, daß die Spongiosa 5 Monate nach der Transplantation sicher angegangen ist und bereits umgebaut wird. Die Behandlung ist zwar noch nicht abgeschlossen, aber eine knöcherne stabile Überbauung des Defektes ist sicher zu erwarten.

Abb. 2. Geschlossene distale Unterschenkelfraktur, nach mehreren Operationen ein großer Weichteildefekt mit Knochensequestern, nach Dèbridement und Mikrolappen gute Weichteildeckung und knöchern feste Ausheilung der Fraktur

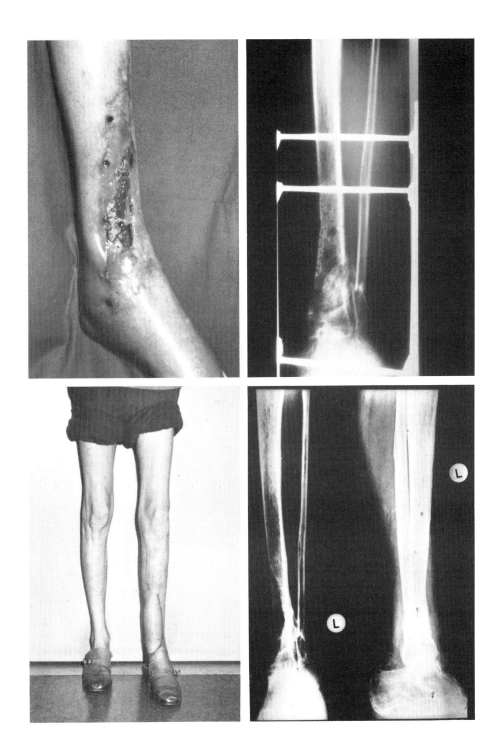

Der zweite Fall zeigt einen 31jährigen Patienten, der sich bei einem Skiunfall eine geschlossene distale Unterschenkeltrümmerfraktur zuzog (Abb. 2).

Postoperativ entstand nach mehreren weiteren Eingriffen – u. a. 3 Spongiosaplastiken – eine Hautnekrose im Frakturbereich mit darunterliegendem Knochensequester.

Nach einem radikalen Wunddebridement wurde ein mikrovaskulär gestielter Latissimus dorsi-Lappen angelegt.

Die Ausheilungsbilder (Abb. 2) zeigen, daß ohne weitere Spongiosatransplantation ein knöcherner fester Durchbau eingetreten ist.

Der mikrovaskulär gestielte Latissimus dorsi-Lappen bietet trotz langer Operationszeiten (4–8 h) und eines etwas höheren Risikos der Lappennekrose doch erhebliche Vorteile gegenüber dem Cross-leg-Verfahren.

Für den Patienten ist er komfortabler. Es ist nur eine Operation erforderlich, während bei gestielten Lappen 2 oder sogar 3 Eingriffe nötig sein können. Der Krankenhausaufenthalt wird dadurch kürzer.

Die Entnahmestelle beim Latissimuslappen am Rücken kann primär verschlossen werden, ist kosmetisch unauffällig und ohne funktionelle Einbuße. Die Entnahme am anderen Bein beim Cross-leg hinterläßt einen Defekt.

Die Durchblutung des Lappens ist durch den Gefäßstiel unabhängig von der Durchblutung des Defektrandes. Dagegen müssen gestielte Lappen erst Anschluß an die Gefäße des häufig fibrosierten Wundgrundes finden.

Durch die gut vaskularisierte Muskulatur des Latissimuslappens wird die Infektion eingedämmt und ein erneutes Aufflackern verhindert.

Gerade der myokutane Lappen paßt sich in die tiefen Wundhöhlen zwanglos ein und füllt sie aus. Dagegen lassen sich einfache Hautlappen ohne Muskulatur nur schwer in die Höhlen einlegen.

Die nachfolgende Spongiosaplastik erfolgt in ein optimales Transplantatlager und hat damit die besten Einheilungschancen. Bei 9 so operierten Patienten ist die Spongiosa immer angegangen. Wie wir gesehen haben, können selbst große Defekte überbrückt werden, so daß eine mikrovaskulär gestielte Knochentransplantation überflüssig ist. Zudem ist ein geeigneter belastbarer Knochen auch nicht verfügbar.

Wie der 2. Fall zeigt, kann es unter dem Schutz des mikrovaskulär gestielten Lappens sogar zur spontanen Osteogenese kommen.

Hier hatten zuvor 3 Spongiosaplastiken nicht zum Erfolg geführt.

Offenbar werden unter der Wirkung des mikrovaskulär gestielten Transplantates die Weichteilverhältnisse derart verbessert, daß in kürzester Zeit wieder spontane Regenerationsvorgänge am Knochen einsetzen.

Literatur

Anderl H, Hussl H, Popp C, Bauer M (1982) Aktuelle rekonstruktive Verfahren zur Defektdeckung an den Extremitäten. Chirurg 53: 235–240

Biemer E, Duspiva W (1980) Rekonstruktive Mikrogefäßchirurgie. Springer, Berlin Heidelberg New York

Donski PK, Büchler HM, Tschopp HM (1981) Rekonstruktionen an der unteren Extremität mit mikrovaskulären Gewebetransplantationen. Ther Umsch 38: 1175

Behandlungstaktik bei Weichteildefekt und Knocheninfektion am Unterschenkel

L. Gotzen, N. Haas und H. Tscherne

Unfallchirurgische Klinik, Medizinische Hochschule, Karl-Wiechert-Allee 9, 3000 Hannover

Bei Weichteildefekt und Knocheninfektion in Kombination mit Instabilität ergeben sich besonders schwierige Behandlungsprobleme (Burri 1979; Weber u. Cech 1973). Ein klares therapeutisches Konzept ist erforderlich, um bei dieser biologisch-biomechanisch ungünstigen Situation Belastbarkeit und Funktionstüchtigkeit der schwer geschädigten Extremität wiederzuerlangen. Der Rekonstruktion des Weichteilmantels kommt dabei in mehrfacher Hinsicht besondere Bedeutung zu.

Der vielfach noch beschrittene Weg, über Granulationsgewebe und spontaner Epithelialisierung oder Deckung der Granulationsfläche mit Spalthaut den Weichteilverschluß zu erzielen, ist langwierig, der Erfolg unsicher und das Resultat kann meist nicht befriedigen. Es resultieren adhärente, wenig belastbare, funktionsbehindernde und nicht zuletzt kosmetisch entstellende Narbenbezirke. Der darunterliegende Knochen ist vitalitätsgeschädigt, heilt nur sehr langsam und neigt zu Ermüdungsbrüchen. Größere Weichteildefekte sollten einer plastisch chirurgischen Versorgung zugeführt werden.

Unser Therapiekonzept für die infizierte instabile Fraktur mit Weichteildefekt läßt sich in 2 Phasen einteilen. Es beinhaltet in der 1. Behandlungsphase folgende 4 Schwerpunkte:

– Infektausräumung,
– Stabilisierung,
– Defektauffüllung,
– Rekonstruktion des Weichteilmantels.

Die Infektausräumung umfaßt ein sorgfältiges Weichteil- und Knochendebridement. Infizierte Haut, Sehnen und Muskelanteile müssen großzügig exzidiert werden. Auch empfiehlt es sich, in das Weichteildebridement vitalitätsgeschädigte, atrophe und funktionell minderwertige, adhärente Hautareale einzubeziehen. Die knöcherne Infektsanierung besteht aus einer Sequestrotomie und Resektion avitaler Fragmentenden.

Das Debridement muß so gründlich durchgeführt werden, bis vitales Knochen- und Weichteilgewebe vorliegt. Durch die erforderliche Radikalität ergeben sich ausgedehnte Substanzverluste am Knochen und vergrößern sich die Weichteildefekte.

Die Stabilisierung ist die Basisvoraussetzung, daß korrekte Längen-, Achsen- und Rotationsverhältnisse gewahrt bleiben und reparative Heilungsvorgänge an Knochen- und Weichteilen unbeeinflußt von mechanischen Störmomenten ablaufen können. Als Osteosyntheseverfahren hat sich der Fixateur externe bewährt, den

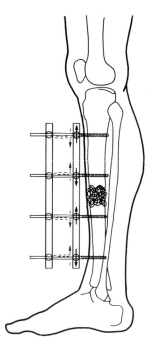

Abb. 1. Schematische Darstellung des ventralen Klammerfixateur an der Tibia als Überbrückungsosteosynthese. Hohe Stabilität durch geringe Stützweite, biomechanisch korrekte Plazierung der Schanz-Schrauben und Verspannung des Systems

wir meist als Klammerspanner von ventral mit jeweils 2 Schanz-Schrauben in jedem Hauptfragment an die Tibia montieren (Abb. 1). Er gewährleistet hohe Stabilität bei nur minimaler Weichteiltraumatisierung. Weitere Vorteile dieser Montageform sind die freie Zugänglichkeit des Operationsgebietes und die geringe Beeinträchtigung des Patienten.

Die Auffüllung des Defektes erfolgt primär mit Gentamycin-PMMA-Kugelketten. Diese bewirken einen lokalen Infektschutz und dienen als Platzhalter für die sekundär anzulagernde autogene Spongiosa.

Der Wiederherstellung eines geschlossenen, gut durchbluteten Weichteilmantels kommt besondere Bedeutung zu. Als die wichtigen Ziele der plastischchirurgischen Weichteildeckung sind anzuführen:

– Unterstützung der Infektsanierung,
– Förderung von Vitalität, Heilung und Festigkeit des Knochens,
– Schaffung eines biologisch wertvollen Transplantatlagers für Spongiosa,
– Herstellung einer belastungsfähigen Weichteilpolsterung.

Für eine sichere Weichteildeckung stehen folgende 3 Verfahren zur Verfügung:

1. Transposition eines gestielten Muskellappens oder eines myokutanen Lappens,
2. Fernlappenplastik (Cross-leg-flap),
3. freie mikrochirurgische Lappenplastik.

Die Cross-leg-Plastik, bereits 1854 von Hamilton beschrieben, hat sich bei uns bestens bewährt. Der Vorteil des Verfahrens besteht darin, daß sich damit auch große

Weichteildefekte mit einer belastungs- und gleitfähigen Weichteilpolsterung versehen lassen und es auch zur Anwendung kommen kann, wenn eine ausgeprägte Weichteilschädigung um die Defektstelle vorhanden ist.

Für die erfolgreiche Anwendung der Cross-leg-Lappenplastik sind folgende Punkte zu beachten (Schmidt-Tintemann 1969):

- Keine pathologischen Veränderungen im Spendergebiet,
- genaue präoperative Planung,
- Transplantat um ca. ⅓ größer als der Defekt,
- Verhältnis Transplantatlänge zu Transplantatbreite max. 1,5:1,
- Präparation der Subkutis bis auf die Faszie,
- primäre Deckung der Entnahmestelle und des Lappens mit Spalthaut,
- Vermeidung von Verziehung, Verdrehung und Anspannung des Transplantates durch Einbeziehung des Spenderbeines in die Fixateur externe-Montage.

Die 2. Behandlungsphase umfaßt folgende Schritte:

- Lappendurchtrennung,
- Kettenentfernung mit Kürettage der Defekthöhle,
- autogene Spongiosaplastik.

Nach 3–4 Wochen und entsprechendem Gefäßtraining des Lappens erfolgt dessen Durchtrennung, die Ketten werden entfernt, wobei nochmals die Defekthöhle kürettiert wird. Anschließend wird in derselben Operation der knöcherne Defekt mit autogener Spongiosa aufgefüllt und der Lappen wird definitiv eingenäht.

Seit 1 Jahr wird an unserer Klinik diese Behandlungsweise von Infektpseudarthrosen des Unterschenkels mit größeren Weichteildefekten durchgeführt. Von insgesamt 8 in diesem Zeitraum operierten Patienten ist bereits bei 5 nach durchschnittlich 26 Wochen eine belastungsfähige Konsolidierung eingetreten. Bei 2 Patienten mit größeren Tibiadefekten war dazu eine 2malige Spongiosaplastik erforderlich. 3 Patienten befinden sich noch in Behandlung. Als einzige wesentliche Komplikation ist die Ausbildung eines Abszesses 2 Wochen nach der Spongiosatransplantation anzuführen. In keinem Fall mußte der Spanner vorzeitig entfernt werden.

Für die Ausheilung einer infizierten Pseudarthrose des Unterschenkels sind sichere Stabilität und gute Vaskularität erforderlich, insbesondere wenn gleichzeitig ein größerer Weichteildefekt vorliegt. Der ventrale Klammerfixateur erbringt mit wenigen Implantaten eine verläßliche Stabilisierung bei nur geringer Weichteiltraumatisierung und Beeinträchtigung des Patienten. Die frühzeitige Rekonstruktion des Weichteilmantels ergibt ein allseits geschlossenes Transplantatlager für die zur knöchernen Konsolidierung erforderliche Spongiosaplastik. In unseren Händen hat sich ein zweiphasiger Behandlungsablauf als vorteilhaft erwiesen.

Debridement, Stabilisierung, Auffüllen des knöchernen Defektes mit Gentamycin-PMMA-Kugelketten und Rekonstruktion des Weichteilmantels mittels Cross-leg-Lappenplastik sind die Maßnahmen der 1. Behandlungsphase. Nach 3–4 Wochen folgt die 2. Behandlungsphase mit Durchtrennen des Lappens, Entfernen der PMMA-Kugelketten und Einbringen autogener Spongiosa.

Literatur

Burri C (1979) Posttraumatische Osteitis. Huber, Bern Stuttgart Wien
Hamilton FH (1854) Elkoplasty or anaplasty applied to the treatment of old ulcer. Holman Gray, New York
Schmidt-Tintemann U (1969) Hautdeckung bei Traumen am Unterschenkel und Fuß. Fortschr Med 87:659
Weber BC, Čech O (1973) Pseudarthrosen. Huber, Bern Stuttgart Wien

Rekonstruktion traumatischer Fußsohlendefekte

P. Hesoun und G. Muhr

Abteilung für Unfallchirurgie der Universitätsklinik, 6655 Homburg/Saar

Große Fußsohlendefekte sind wegen der speziellen biomechanischen Struktur schwierig zu rekonstruieren. Die Haut der Fußsohle ist nicht einheitlich gestaltet. Besonders dick ist sie an den Stützpunkten des Fußgerüstes, an der Ferse, am Großzehenballen und vorderen Teil des fibularen Fußrandes. Im Unterhautbindegewebe entsteht durch zahlreiche, von der Haut zur Plantaraponeurose ziehende Septen mit dazwischen gelagertem Fettgewebe eine Art Druckkammerkonstruktion, die besonders an diesen Stützflächen deutlich ausgebildet ist (Abb. 1). Durch die straffe Verbindung mit der Haut ist die Fußsohle nahezu unverschieblich und nicht faltbar. Als polsterförmige Fettsandale umgibt sie schalenartig die Trittfläche des Fersenbeins und erstreckt sich unter den fibularen Fußrand zu den gemeinsamen Zehenballen. Nur im Bereich der feineren Haut der Fußsohlennische nimmt sowohl die Dicke wie auch die straffe Vertikalverankerung der Haut ab. In der Subkutis finden sich im Zusammenhang der starken Belastung, welcher sie ausgesetzt ist, keine größeren Gefäße, wohl aber ein sehr reichliches Netz kleiner Arterien, auch der Venenplexus ist gut entwickelt.

Diese Konstruktion der Fußsohle ermöglicht eine hohe Druck- und Zugbelastung bei geringer Verformbarkeit des stoßdämpferartigen subcutanen Polsters. Die klassischen Methoden der freien Defektdeckung können diese Bedingungen nicht auf Dauer erfüllen. Nachuntersuchungsergebnisse von Higazi (1969) sowie Som-

Abb. 2 *(Links).* 37 J. ♂ Pat. mit subtotaler Fußsohlenabquetschung mit Luxationsfraktur des Sprunggelenkes und Defektruptur der A. tibialis posterior ▷

Abb. 3 *(Rechts).* Gut eingeheilter Cross-leg-Lappen über der Ferse. Läsionen im Bereich der Spalthautdeckung. Rekonstruktion des ehemaligen Weichteildefektes durch Reversed-dermis-flap (eingezeichneter Bezirk)

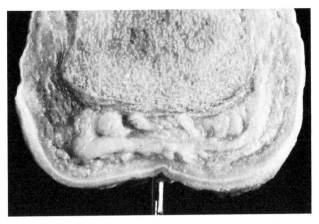

Abb. 1. Längsschnitt durch die Ferse. Septale Gliederung der Plantaraponeurose mit eingelagertem Fettgewebe als „Druckkammerkonstruktion"

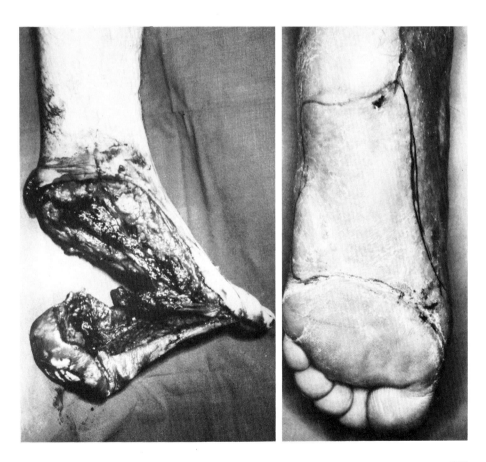

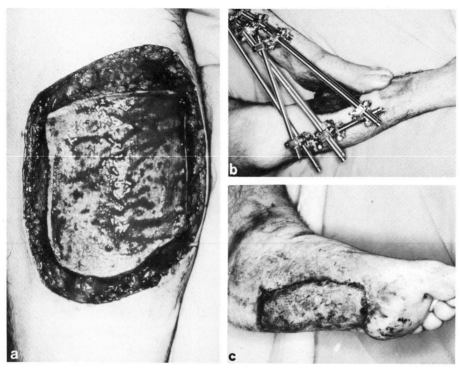

Abb. 4. a Deepithelialisierter Dermis-Lappen vom rechten Unterschenkel, der in das vorbereitete Empfängergebiet der linken Fußsohle eingenäht wird. **b** Externe Fixation des linken Fußes. **c** Eingeheilter mit Spalthaut gedeckter „Reversed-Dermis-flap"

merlad u. McGrouther (1978) zeigten unbefriedigende Langzeitresultate mit rezidivierenden Ulzera der beanspruchten Stützflächen des Fußes trotz entlastender orthopädischer Maßnahmen. Deutlich bessere Ergebnisse fanden sich bei Defektdeckungen durch den dickeren, einseitig gestielten Cross-leg-Lappen. Trotz des transponierten subkutanen Fettgewebes traten bei den Langzeitergebnissen vereinzelt Druckulzera in den Hauptbelastungszonen auf. Nach Clodius u. Krupp (1979) wird das direkt auf die Empfängerregion transplantierte subkutane Fett durch das Körpergewicht in geringer belastete Areale der Fußsohle weggedrückt, wodurch der ehemals dicke Lappen den strukturellen Charakter einer Spalthautplastik mit ihren komplikativen Konsequenzen annimmt.

Die Verwendung eines sog. Reversed-dermis-flap als alternative Möglichkeit zur Deckung einer großen Radionekrose der Fußsohle wurde erstmals 1973 von Clodius u. Smahel vorgestellt. Dieser von Hynes 1954 propagierte deepithelialisierte Reversed-dermis-flap bietet auf Grund seiner das gesamte Subkutangewebe umfassenden Dicke ungleich bessere Voraussetzungen für druckbelastete Empfängergebiete, was auch Clodius u. Smahel (1973) mit Erfolg bestätigten.

3 dokumentierte Fälle sollen die verschiedenen Rekonstruktionsmöglichkeiten von Weichteildefekten an der Fußsohle vorstellen. Beim 1. Fall handelt es sich um

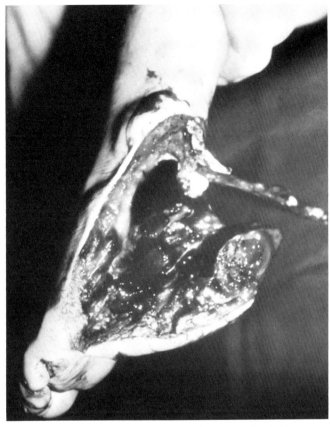

Abb. 5. Subtotale Fußsohlenabtrennung durch Rasenmäher, mit Durchtrennung der Achillessehne und Kalkaneusfraktur

einen 37jährigen Lastkraftwagenfahrer, der vor 18 Monaten eine nahezu vollständige Fußsohlenabquetschung erlitt, als sein linker Fuß beim Abladen eines schweren Kettenfahrzeuges zwischen die Auslegerladefläche und die Laderampe geriet (Abb. 2). Zugleich bestand eine offene Sprunggelenksluxationsfraktur. Intraoperativ fand sich ein weitstreckiger Defekt der A. tibialis posterior. Trotz der ungünstigen Voraussetzungen wurde ein Replantationsversuch mit Veneninterpositionen unternommen. Bei anfänglich guter Durchblutung trat infolge venöser Thrombosierung schließlich eine Nekrose mit konsekutivem, nahezu die gesamte Fußsohle mit Plantaraponeurose und Flexor digitorum brevis umfassenden Weichteildefekt auf. Nach primärer Spalthautdeckung war eine mikrovaskuläre Lappenplastik zur Rekonstruktion der Fußsohle, insbesondere im Fersenbereich vorgesehen. Angiographisch zeigte sich allerdings nur noch ein intaktes Gefäß, worauf der Patient nach entsprechender Aufklärung der möglichen Risiken diese Rekonstruktionsmaßnahmen ablehnte. Im weiteren Verlauf traten trotz der geringen Belastung des li. Fußes bis 10 kg größere Druckulcera an der Ferse auf. Es wurde daraufhin eine

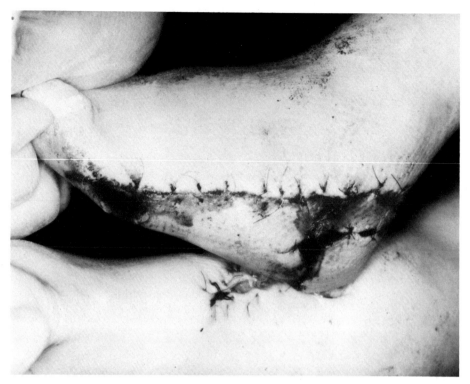

Abb. 6. Mikrochirurgisch revaskularisierte Fußsohle und Cross-leg-Lappenplastik zur Deckung eines verbliebenen Weichteildefektes der Ferse

Cross-leg-Plastik der Ferse durchgeführt, die problemlos einheilte. Eine langsam steigende Belastung wurde zunächst gut toleriert. Mit Erreichen des vollen Körpergewichtes klagte der Patient über stärkere Schmerzen im Fußlängsgewölbe. Klinisch zeigten sich am Übergang zwischen Cross-leg-Plastik und der eingeheilten Spalthautdeckung kleinere, im wesentlichen spannungsbedingte Läsionen mit schlechter Heilungstendenz (Abb. 3). Vor etwa 12 Wochen wurde daraufhin ein Reversed-dermis-flap zwischen der Ferse und dem Vorfußballen eingesetzt (Abb. 4). Die Einheilung verlief bis auf eine kleine Randwinkelnekrose am Übergang zur Cross-leg-Deckung problemlos.

Nach Abheilung kann der Patient nun schmerzfrei mit vollem Körpergewicht belasten. Als orthopädisches Hilfsmittel wird eine Einlage in seinem Konfektionsschuh getragen, die den Verhältnissen seiner Fußsohle angepaßt ist.

Beim 2. Fall handelt es sich um einen damals 3jährigen Jungen, der mit der linken Fußsohle in das rotierende Messer eines Rasenmähers stolperte (Abb. 5). Bei der notfallmäßigen Aufnahme fand sich eine subtotale Fußsohlenabtrennung mit tangential verlaufender Fraktur des Fersenbeins.

Ein zweiter Weichteildefekt bestand am Tuber calcanei in Höhe des Achillessehnenansatzes. Die Achillessehne war komplett durchtrennt. Die intraoperative

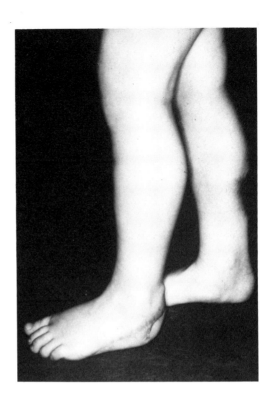

Abb. 7. Ausheilungsergebnis: volle Belastbarkeit des linken Fußes

Inspektion zeigte eine Durchtrennung der A. tibialis posterior kurz vor der Aufspaltung in die A. plantaris tibialis sowie die A. plantaris fibularis und des N. plantaris fibularis. Nach Identifizierung der peripheren und zentralen Gefäßnervenstümpfe erfolgte unter mikrochirurgischen Bedingungen die Reanastomosierung von Gefäß und Nerven. Der noch verbleibende, etwa 2–3 cm große Weichteildefekt über der freiliegenden Achillessehne wurde durch eine Cross-leg-Plastik primär gedeckt (Abb. 6). Nach problemloser Einheilung der Fußsohle und der Cross-leg-Plastik sowie nach Konsolidierung der Fersenbeinfraktur und Einheilung der refixierten Achillessehne ist das Kind nun inzwischen völlig beschwerdefrei geworden (Abb. 7).

Beim 3. Patienten handelt es sich um einen damals 19jährigen jungen Mann, der beim Einweisen eines Panzerfahrzeuges mit dem rechten Fuß von der Kette des Militärfahrzeuges erfaßt wurde. Bei der Aufnahmeuntersuchung bestand eine schwere Weichteilkontusion mit Decollement des gesamten Fußes und eine stark dislozierte Luxationsfraktur im Lisfranc-Gelenk. Die peripheren Pulse waren primär nicht mehr tastbar, die Sensibilität gestört. Die Primärversorgung bestand in der Reposition und Stabilisierung der Lisfranc-Luxationsfraktur sowie einer offenen Wundbehandlung nach Abtragung der Weichteilnekrosen. Im weiteren Verlauf wurde nach Demarkierung der restlichen Nekrosen und Abtragung des ersten Zehenstrahles eine mikrovaskuläre Lappenplastik zur Deckung des Fußrückendefektes vorgenommen. Der mediale Fußrand sowie der mediale Bereich der Fußsohle wurde zunächst durch Spalthaut gedeckt. Mit Beendigung der physikalischen Rehabilitationsmaßnahmen traten nach Wiederaufnahme seiner Tätigkeit als LKW-Fahrer rezidivierende Ulzera im medialen Fuß- und Sohlenbereich auf. Röntgenologisch zeigte sich eine schwere tarsometatarsale Valgusdeformität mit statischer Fehlbelastung des medialen Fußrandes. Ziel unserer Behandlung war eine stabile Weichteildeckung in dieser Belastungszone, da der Patient orthopädische Schuhe nicht tolerierte. Auch in diesem besonderen Fall konnten wir mit einem Reversed-dermisflap die gewünschten Erfordernisse für eine beschwerdefreie Belastbarkeit des rechten Fußes in einem Sportschuh erreichen.

Anhand der gezeigten Beispiele wurden die rekonstruktiven Möglichkeiten von Weichteilverletzungen der Fußsohle aufgezeigt. Unseres Erachtens stellt der umgekehrte Dermislappen in den Fällen, die durch die Lokalisation eine hohe Belastungstoleranz erfordern, eine durchaus alternative Behandlungsmöglichkeit zu der Fernlappenplastik mit neurovaskulärem Anschluß dar.

Zusammenfassung

Verluste des Fußsohlenweichgewebes führen zu erheblichen Problemen, da herkömmliche rekonstruktive Maßnahmen in dieser stark belasteten Körperregion auf Dauer ungenügend sind.

Mechanisch und biologisch hervorragende Ergebnisse verspricht der „umgekehrte Dermislappen", bei welchem die deepithelialisierte Haut in den Defekt eingenäht und nach Einheilung das Subkutangewebe mit einem dicken freien Hauttransplantat bedeckt wird. Es werden verschiedene Operationstechniken der Fußsohlenrekonstruktion demonstriert und die Spätergebnisse vorgestellt.

Literatur

Clodius L, Krupp S (1979) Die Fußsohle – Probleme der Rekonstruktion. Med Hyg 37: 901–905
Clodius L, Smahel I (1973) The reversed dermal-flap: An alternative cross-leg flap. Plast Reconstr Surg 52: 85–87
Higazi HE (1969) Late ulceration in calcaneal skin flaps. In: Transactions fourth international Congress. Excerpta Medica, Amsterdam
Hynes W (1954) The skin dermis graft as an alternative to the direct or tubed flap. Br J Plast Surg 7: 97
Pakian IA (1978) The reversed dermis flap. Br J Plast Surg 31: 131–135
Sommerlad BC, McGrouther DA (1978) Resurfacing the sole: Longterm follow-up and comparison of techniques. Br J Plast Surg 31: 107

Der Skrotalhautlappeneinzug zur Behandlung der männlichen Harninkontinenz

W. Wieland, E. Schmiedt, W. Sturm und C. Chaussy

Urologische Klinik und Poliklinik der Universität München, Klinikum Großhadern, Marchioninistraße 15, 8000 München 70

Eine Harninkontinenz bringt für den betroffenen Patienten eine enorme psychische Belastung und schränkt ihn in seiner Lebensqualität erheblich ein. Andererseits stellt sie aber auch den behandelnden Urologen vor schwierige therapeutische Entscheidungen.

Der Inkontinenz können neurogene Erkrankungen, Traumen oder iatrogene Verletzungen des äußeren Blasenschließmuskels zugrunde liegen. Die relative Häufigkeit dieser Komplikationen nach urologischen Eingriffen ist in Tabelle 1 angegeben.

Tabelle 1. Häufigkeit der Sphinkterverletzung bei Prostataoperationen

Transurethrale Resektion	0,1–1%
Retropubische und Supravesikale Adenomektomie	0,1–0,5%

Daß es zur Behebung der Inkontinenz keine Therapie der Wahl gibt, ist aus den mannigfachen Operationsverfahren unterschiedlichster Technik ersichtlich (Tabelle 2).

Die am häufigsten angewandte Antiinkontinenzplastik ist die von Berry 1961 und Kaufman 1973 angegebene Unterfütterung des Bulbus urethrae mit einer Akryl- bzw. Silikonprothese zur Erhöhung des Harnröhrenwiderstandes.

Der wesentliche Nachteil dieser Methode liegt darin, daß alloplastisches Material verwandt wird. Dies führt häufig zu Wundheilungsstörungen und Gewebeunverträglichkeitsreaktionen. Weitere Komplikationen sind bei 9% der mit diesem Verfahren behandelten Kranken Drucknekrosen im Bereich des Bulbus urethrae.

Als Alternative wird der skrotalgestielte Skrotalhautlappeneinzug, der ursprünglich von Michalowski-Modelski zur Behandlung der intradiaphragmalen Harnröhrenstrikturen angegeben wurde, als neue Antiinkontinenzplastik vorgestellt. Der Vorteil dieser Methode liegt darin, daß autologes Material verwandt wird.

Seit 1960 wird dieses Verfahren in unserer Klinik zur Beseitigung von Strikturen in der Pars membranacea der Harnröhre mit Erfolg angewandt.

Tabelle 2. Unterschiedliche Operationstechniken verschiedenster Antiinkontinenzoperationen (aus Campell's Urology, Joseph J. Kaufman und Shlomo Raz)

A. Bildung eines Ersatzsphinkters
 1. Bauchmuskel- und Bauchmuskelfaszienschlingen
    a. M. pyramidalis (Goebell 1910)
    b. M. rectus oder Faszie des M. rectus (Cooney, 1953; Frangenheim, 1914; Millin, 1969)
 2. Schlinge des M. gracilis (Deming, 1926)
 3. Muskeln des Perineums
    a. M. ischiocavernosus (Lowsley, 1936)
    b. M. levator ani (Squier, 1911)
    c. M. sphincter ani externus (Mathiesen, 1970; Verges-Flaque, 1951)
 4. Lappen aus Blasenmuskulatur
    a. Tubenförmig (Tanagho und Smith, 1972)
    b. Spiralförmig (Flocks und Boldus, 1973)
 5. Sphinkter-Prothesen
    a. Externe Prothesen (Foley, 1947)
    b. Implantierte Prothesen (Scott, 1973)
B. Versicouretherale Suspensionsplastiken
 1. Kelly, 1928
 2. Marshall et al., 1949
C. Erhöhung des Harnröhrenwiderstandes durch Verlängerung der hinteren Harnröhre
 1. Young, 1919
 2. Thomson, 1961
 3. Leadbetter und Fraley, 1967
D. Erhöhung des Harnröhrenwiderstandes durch Faltung und Torsion der Harnröhre
 1. Young, 1908
 2. Beneventi, 1966
 3. Petersen, 1967
E. Passive Kompression der Harnröhre
 1. Akryl- und Silastic-Prothesen (Berry, 1961)
 2. Collagen-Prothesen (Girgis und Veenema, 1965)
 3. Prothese mittels einer autologen Rippe (Hinman und Schmaelze, 1970)
 4. Prothese mit Hilfe der fascia lata (Millin, 1969)
 5. Prothesen nach Kaufman (1973, 1972, 1970)
    a. Überkreuzung der crura der beiden corpora cavernosa
    b. Unterfutterung der Urethra mit beiden crura cavernosa
    c. Silikon-Gel-Prothese
 6. Unterfutterung der Urethra mit beiden cura cavernosa (Puigvert, 1971)
 7. Marlex (Salcedo, 1972)
 8. SGP + Marlex (Yarborough, 1975)
F. Elektrostimulation
 1. Caldwell, 1963
 2. Merrill, 1971
G. Supravesikal Urinableitung
 1. Ileal conduit
 2. Colon conduit
 3. Ureterosigmoideostomie
 4. Ureterhautfistel
 5. Suprapubische Blasenpunktionsfistel + Verschluß des Blasenauslasses
 6. Nephrostomie

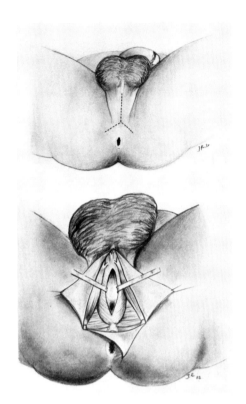

Abb. 1. *Oben:* „Mercedes-Stern-förmige" Inzision des Perineums in Steinschnittlage. *Unten:* Nach Freipräparation des Bulbus urethrae Eröffnung der proximalen bulbösen Harnröhre

Präoperativ werden folgende diagnostische Maßnahmen durchgeführt:

1. Infusionsurogramm,
2.. Urethrozystogramm,
3. Urethrozystoskopie,
4. Urodynamische Abklärung.

Methodik

Unmittelbar vor dem eigentlichen operativen Eingriff wird eine Urethrozystoskopie durchgeführt und die spätere Implantationsstelle des Skrotalhautlappens am Blasenauslaß bis zum Colliculus markiert sowie die oberste Schleimhautschicht in diesem Bereich transurethral reseziert.

Anschließend erfolgt in Steinschnittlage eine „Mercedes-Stern-förmige" Inzision des Perineums. Nach Freipräparation des Bulbus urethrae wird die proximale bulböse Harnröhre eröffnet (Abb. 1).

Nach Mobilisation der Skrotalhaut im Bereich der rechten Skrotalhälfte wird ein ca. 5 cm breiter und 12 cm langer gestielter Skrotalhautlappen gebildet. Die beiden Enden dieses Skrotalhautlappens werden mit verschiedenfarbigen Fäden markiert (Abb. 2).

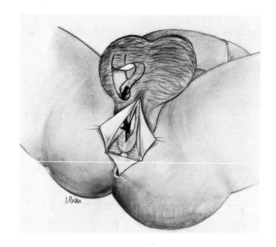

Abb. 2. Markierung der beiden Enden des Skrotalhautlappens mit verschiedenfarbigen Fäden

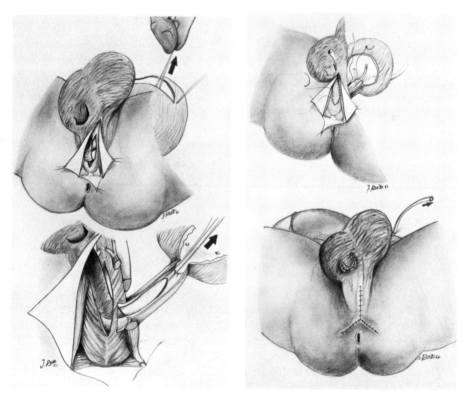

Abb. 3 *(Links)*. Mittels Sectio alta wird die Blase eröffnet *(oben)*. Der Skrotalhautlappen wird mit Einzelknopfnähten am Blasenauslaßrand fixiert *(unten)*

Abb. 4 *(Rechts)*. Suprapubische Blasendrainage zur temporären Harnableitung

Anschließend wird mittels Sectio alta die Blase eröffnet. Der Skrotalhautlappen kann nun nach vorheriger Drehung um 180° mit Hilfe der Markierungsnähte in die Harnröhre bzw. in den Blasenauslaß eingezogen werden und wird dort mittels Einzelknopfnähten am Blasenauslaßrand fixiert (Abb. 3). Zur temporären Harnableitung wird eine suprapubische Blasendrainage angelegt (Abb. 4).

Eine Epilation der Haare der Skrotalhaut wird wegen der Gefahr der hierdurch verursachten Zirkulationsstörungen im Skrotalhautlappen nicht durchgeführt. Zur Vermeidung von Wundinfektionen hat sich neben der perioperativen antibiotischen Behandlung die tägliche Entleerung des Sekrets aus dem Harnröhrenlumen durch vorsichtiges Ausstreifen sowie die Instillation von Uro-Nebacitin[1] 2mal tgl. in die Harnröhre bewährt.

Nahtdehiszenzen lassen sich im allgemeinen durch Verwendung eines schwer resorbierbaren Nahtmaterials wie z. B. Dexon, vermeiden. Postoperativ wird zudem zur besseren Einheilung des Skrotalhautlappens eine 6tägige Bettruhe verordnet. Am 10. postoperativen Tag können die Patienten erstmals durch den neugebildeten Skrotaltrichter urinieren.

Nach ca. 8 Wochen wird der Skrotaltrichter bis zur bulbösen Harnröhre exzidiert und die bulbäre Harnröhre mittels fortlaufender Naht oder mit Einzelknopfnähten verschlossen. Auch bei diesem Eingriff wird eine temporäre suprapubische Blasenpunktionsfistel angelegt.

Findet sich bei einem am 8. postoperativen Tag durchgeführten Zystourethrogramm kein Extravasat der Harnröhre, so kann die suprapubische Blasenpunktionsfistel nach vorheriger Prüfung des normalen Miktionsvorgangs entfernt werden.

Seit 1980 wurden an der Urologischen Klinik der Universität München 6 Patienten, bei denen eine iatrogen bzw. traumatisch bedingte Harninkontinenz vorlag, nach dem geschilderten operativen Verfahren operiert.

In 5 von 6 Fällen führte die Operation zu einer die Patienten voll befriedigenden Kontinenz, wobei lediglich in 4 Fällen noch eine geringe Streßinkontinenz nach größerer Belastung auftrat.

In einem Fall trat zwar eine leichte Besserung der Inkontinenz ein, es bestand jedoch weiterhin eine Streßinkontinenz 3. Grades. Der Grund für diesen Mißerfolg liegt wahrscheinlich darin, daß durch die bei diesen Patienten vorher durchgeführte radikale Prostatektomie zuwenig Gewebsmaterial als Widerlager für den eingezogenen Skrotalhautlappen vorhanden war.

Der eingezogene Skrotalhautlappen verschließt die Harnröhre im Sphinkterbereich in Ruhestellung wie ein Flaschenkorken einen Flaschenhals. Sobald der Miktionsvorgang einsetzt, wird der gefältelte Skrotalhautlappen entfaltet, der Bulbus urethrae distendiert und damit die Blasenentleerung ermöglicht.

Zusammenfassend kann gesagt werden, daß durch die von Schmiedt (1973) inaugurierte Antiinkontinenzplastik mit einem Skrotalhautlappeneinzug nach Michalowski-Modelski gute Operationserfolge erzielt werden können. Nach traumatisch bzw. iatrogen bedingter Inkontinenz, nach transurethraler oder transvesikaler Pro-

---

[1] Byk Gulden: Zusammensetzung: 1 Faltenbalgflasche enthält in 30 ml steriler, wäßriger Lösung 278 200 I. E. (0,428 g) Neomycinsulfat entspr. 300 mg Neomycinbase und 2,4 g Sulfamethizol

stataadenomektomie gelang es in allen Fällen, eine weitgehende Kontinenz zu erreichen.

Während bei der Verwendung alloplastischen Materials Spätabstoßungen zu erwarten sind, stellt die Methode des Skrotalhautlappeneinzugs eine operative Alternative dar, die auch nach Langzeitbeobachtungen befriedigende Ergebnisse erwarten läßt.

Literatur

Badenoch AW A pull-through operation for impassable traumatic stricture of the urethra. Read at the sixth annual meeting of the British Assoc. of Urological surgeons on 1st July 1950

Berry JL (1961) A new procedure for correction of urinary incontinence: Preliminary report. J Urol 85: 771

Gil Vernet JM (1966) Un traitment des sténoses traumatiques et inflammatories d l'urétre postereur. Nouvelle méthode d'uretroplastic. J Urol (Paris) 72: 97–108

Kaufman JJ (1973) Treatment of post-prostatectomy incontinence using a silicone-gel prosthesis. Br J Urol 45: 646

Leadbetter GW Traley EE (1967) Surgical correction of total urinary incontinence. Five years after. J Urol 97: 869

Puigvert A (1971) Surgical treatment of urinary incontinence in the Male. Urol Int 26: 261–268

Schmiedt E (1973) Ergebnisse der operativen Behandlung von Harnröhrenstrikturen (1973) MMW 115. 533–36

Young HH (1919) An operation for the cure of incontinence of urine. Surg Gynec Obstet 28: 84

III. Sekundäre Eingriffe am Knochen

Rekonstruktive Eingriffe am Knochen bei Kindern

W. Düben

Wiesendamm 48 a, 3000 Hannover 1

Zu den Spätfolgen kindlicher Frakturen, die operativer Korrekturen mit dem Ziel einer Form- und Funktionsverbesserung bedürfen, zählen:

1. in Fehlstellung verheilte Frakturen,
2. posttraumatische Wachstumsdeformitäten,
3. seltene Pseudarthrosen.

Ein Großteil dieser Fehlheilungen beruht auf Diagnose-, Indikations- und Behandlungsfehlern. Unbeeinflußbar sind dagegen nutritive und strukturelle Schäden des Stratum germiativum. Sie führen zu vorzeitigem Epiphysenschluß mit Wachstumsstörung. Fehlheilungen müssen hin und wieder beim polytraumatisierten Kind in Kauf genommen werden, wenn die Primärversorgung wegen der absolute Priorität beanspruchenden Vitalgefährdung nicht zeitgerecht erfolgen kann.

Zunächst wenige Beispiele für Sekundärosteotomie bei veralteten Schaftfrakturen:

Radiusfraktur mit dorsalem Achsenknick, der durch Osteotomie im alten Bruchgebiet begradigt wurde.

Die suprakondyläre Oberschenkelfraktur eines 14jährigen Jungen war mit Verkürzung und Achsenverbiegung des Beines verheilt. Ausgleich der Fehlpositionen erfolgte durch Osteotomie mit anschließender Plattenfixation.

Bei einem 7jährigen Mädchen stand die Behandlung einer 40% ausmachenden Verbrennung an anderer Stelle zunächst ganz im Vordergrund. Die subtrochantere Oberschenkelfraktur mußte deswegen unversorgt bleiben und verheilte mit erheblicher Verkürzung und Außendrehung des Beines. Die 1 Jahr später vorgenommene Osteotomie im ursprünglichen Bruchgebiet führte zu Egalisierung der Beinlänge und Ausgleich des Drehfehlers.

Jede Inkongruenz der Gelenkfläche führt zu unphysiologischer Belastung, die das Gelenk nicht schadlos toleriert. Es kommt zwangsläufig zur Arthrose mit allen unliebsamen Folgen, so daß sich die Frage nach Ausgleich der Gelenkstufe von selbst stellt. Remobilisierung und Replantation von Gelenkanteilen können sich technisch schwierig gestalten. Der Erfolg hängt letzten Endes davon ab, ob der meist avaskuläre Gelenkanteil wieder Anschluß an das Gefäßnetz gewinnt.

Das Kniegelenk eines 14jährigen Mädchens war 5 Monate nach offener Fraktur der Oberschenkelrolle funktionslos. Der mediale Kondylus wurde mobilisiert, replantiert und mit Spickdrähten fixiert. Das Röntgenbild 6 Jahre später zeigt deutliche arthrotische Veränderungen bei durchaus nutzbarer Kniefunktion.

Bei einem 7jährigen Jungen war eine Stufe im lateralen Kondylus verblieben. 8 Monate später erfolgten Remobilisierung und Replantation des großen Gelenkanteiles. Es kam zum vorzeitigen Epiphysenschluß mit Beinverkürzung und Achsenabweichung im X-Sinne, die erst nach 2maliger suprakondylärer Osteotomie begradigt wurde. Nach Wachstumsabschluß wurde eine Verlängerungsosteotomie durchgeführt.

Bei einem 8jährigen Mädchen waren größere Anteile der Trochlea humeri nach beugeseitig verlagert und behinderten die Funktion. Der remobilisierte Gelenkanteil wurde anatomisch eingefügt. Trotz dicker spongiöser Trägerschicht ist die Einheilung ohne Nekrose erfolgt, wie das Röntgenbild 6 Jahre später ausweist, bei nahezu freier Ellenbogengelenkfunktion.

Einige Beispiele für Wachstumsdeformitäten:

O-förmige Ausbiegung der Armachse, die in besonderem Maße kosmetisch störend wirkte und durch suprakondyläre Keilosteotomie korrigiert wurde.

Genu recurvatum durch Verödung der proximalen Tibiaapophyse nach vorangegangener Fraktur. Durch Aufrichtungsosteotomie wurde das Tibiaplateau in Normalposition gebracht.

Posttraumatische X-Beindeformität als Folge einer im 3. Lebensjahr durchgemachten knienahen metaphysären Schienbeinfraktur. Als ursächlich dafür werden von Weber in den Bruchspalt eingeschlagene Periostanteile und Einstrahlungen des Pes anserinus angeschuldigt. Die Korrektur erfolgte durch V-förmige Osteotomie und medialseitiger Entnahme eines Knochenkeiles.

Wachstumsstörungen nach fußnahen Apophysenfrakturen werden häufiger beobachtet und bedürfen der Korrektur durch supramalleoläre Osteotomie.

Bei der Behandlung von Pseudarthrosen des Erwachsenen bewährte Richtlinien gelten sinngemäß für den kindlichen Organismus mit unverbrauchter Regenerationspotenz des Knochens, so daß knöcherne Ausheilung die Regel ist.

2 Speichenpseudarthrosen, die nach Plattenfixation und Spongiosaanlagerung ausheilten.

Die Schenkelhalspseudarthrose bei einem 13jährigen Mädchen verknöcherte nach valgisierender Osteotomie. Es kam zum vorzeitigen Epiphysenschluß mit Verkürzung des Beines, die bei dem relativ großen Mädchen später durch Verkürzung des gesunden Beines ausgeglichen wurde.

Infizierte Schienbeinpseudarthrose. Als 1. Schritt erfolgten Debridement und neue Plattenfixation. Nach einem Intervall wurde Beckenspongiosa angelagert und damit knöcherne Ausheilung erzielt.

Selten können schwere Schäden am Weichteilmantel die Indikation für einen Korrektureingriff am Knochen begründen. Im Alter von 5 Jahren war eine Gasbrandinfektion mit Compartmentsyndrom vorausgegangen. Operationen am narbigen und trophisch gestörten Weichteilapparat verboten sich bzw. erschienen uns als allzu risikoreich. Nach erfolgter Verknöcherung der Wachstumsfuge wurde der fixierte Spitzfuß durch Keilresektion des oberen Sprunggelenkes in annähernd O-Position gebracht und damit Belastbarkeit erzielt.

Auf praktisch wichtige Fragen, wie spontane Korrekturpotenz des kindlichen Knochens, Tolerierbarkeit von Deformitäten und Zeitpunkt für Korrekturoperationen konnte hier nicht eingegangen, sondern lediglich ein Einblick in dieses spezielle Betätigungsfeld von Chirurgen und Orthopäden vermittelt werden.

Die Wiederherstellung großer Defekte an Röhrenknochen nach Kontinuitätsresektionen und Defektpseudarthrosen

H. Ecke und K. H. Schultheis

Klinik für Unfallchirurgie, Klinikum der Justus-Liebig-Universität, Klinikstraße 29, 6300 Gießen

Einleitung

Die Indikationen von Kontinuitätsresektionen am Röhrenknochen sind bei Knochentumoren, bei Osteomyelitiden und bei infizierten Defektpseudarthrosen gegeben. Sie liegen mengenmäßig im Bereich der unteren Extremität. Zum Ersatz des resizierten Knochenabschnittes bietet sich eine Reihe von Verfahren an, die etwas unterschiedliche Indikationen haben (Abb. 1). Einmal kann man eine Überbrückungsplatte im Zusammenhang mit autologer Spongiosa zum Einsatz bringen. Hierüber wird Herr Schöttle nach mir berichten, zum anderen kann man neben der Überbrückungsplatte autologe Spongiosa und autologe kompakte oder auch kortikospongiöse Späne implantieren. Schließlich besteht die Möglichkeit, eine Überbrückungsplatte und halbierte autologe Rippenspäne im Zusammenhang mit Spongiosa zu wählen, worüber wir in den letzten Jahren besondere Erfahrungen gesammelt haben. Auch der Verriegelungsnagel und Knochenspäne unterschiedlicher Art sind möglich. Weiterhin sind Endoprothesen im Röhrenknochenbereich, aber auch im üblichen Sinne an gelenknahen Defekten denkbar. Die Osteosynthese unter Verkürzung kann, wenn sie doppelseitig angewendet wird, zum Erfolg führen. Einseitig gesehen ist sie von all den genannten Operationsverfahren sicherlich wenig glücklich.

Methodik

Erich Lexer hat im Jahre 1915 in seinen Kriegschirurgischen Mitteilungen erstmals die Schienung von Knochenbrüchen mit Hilfe von Rippensegmenten beschrieben

Tabelle 1. Rippenspanplastiken 1981–1982

Altersgruppe	Patienten
0–10	1
10–20	4 (13%)
20–30	14 (45%)
30–40	4 (13%)
40–50	2
50–60	6 (19%)
60–70	1
Gesamt	32 (100%)

Tabelle 2. Indikation von Kontinuitätsresektionen am Röhrenknochen

Knochentumoren
Osteomyelitiden
Pseudarthrosen

und er hat festgestellt, daß die Rippen für eine längere Schienung wegen ihrer ihnen eigentümlichen Biegung nicht zu gebrauchen seien. Er hat im Jahre 1922 nochmals darüber berichtet und hat die Rippen für Defekte am Speichenknochen empfohlen, und im Jahre 1924 einen Ersatz von Unterkieferdefekten und kleineren Röhrenknochen durchgeführt. Es zeigte sich dann aber sehr bald, daß die, wenn auch regenerativere Spongiosa bei der Überbrückung großer Knochendefekte nur dann anheilt, wenn eine entsprechende Stabilität gewährleistet ist.

Vor wenigen Jahren wurde durch eine Veröffentlichung von Schmelzeisen u. Bado (1979/1980) darauf hingewiesen, daß die Regenerationskraft der Rippen besser auszunützen sei, wenn man eine Längsspaltung des Resektates vornimmt und auf diese Weise 2 kortikospongiöse Späne gewinnt. Diese Transplantate bringen neben ihrer regenerativen Wirkung eine gewisse mechanische Festigkeit mit sich. Sie sind in ihrer halbierten Form plastisch und schmiegen sich, wenn man sie am Knochen anschraubt – was zur Methodik gehört – fugenlos an. Sie lassen sich sogar entsprechend der Knochenform verwinden, ohne zu brechen.

Ergebnisse

Nach dieser Methode wurden bei uns in den letzten 2 Jahren 32 Patienten mit 35 Lokalisationen in 37 verschiedenen Sitzungen operiert. Die Mehrzahl der Operierten waren zwischen 20 und 30 Jahren alt (Tabelle 1). Es waren überwiegend Verkehrsunfälle, aber auch je eine Kontinuitätsresektion beim zytostatisch vorbehandelten Osteosarkom und beim Retikulumzellsarkom, sowie eine Spanung bei fibröser Knochendysplasie und eine weitere beim Knochenfibrom (Tabelle 2). 21 Männer und 19 Frauen gehören zu dieser Studie (Tabelle 3). 3 von ihnen wurden an beiden unteren Extremitäten operiert und in 2 Fällen wurden gleichzeitig mehrere Rippen entnommen. Auf 32 Patienten kamen 37 Rippentransplantate. Bei der

Tabelle 3. Ersatz von Defekten nach Kontinuitätsresektionen und Pseudarthrosen

A	Überbrückungsplatte und autologe Spongiosa
B	Überbrückungsplatte und autologe Spongiosa Compakta
C	Überbrückungsplatte und autologe Rippen und Spongiosa
D	Verriegelungs-Marknagel und Knochenspäne
E	Endoprothese von Röhrenknochenabschnitten
F	Osteosynthese unter Verkürzung

Tabelle 4. Rippenspanplastiken 1981–1982

Lokalisationen bei 32 Patienten	
Clavicula	2
Oberarm	3
Unterarm	1
subtrochant. Oberschenkel	1
Oberschenkelschaft	11
Unterschenkel	11
Pilon tibiale	4
Tibiakopf	2
Gesamtzahl der Lokalisationen	35

Tabelle 5. Ergebnisse der Rippenspanplastiken (1981–1982) bei 32 Patienten mit 35 Lokalisationen (Prozentangabe richtet sich nach den 35 Lokalisationen)

Konsolidierung	In Konsolidierung	Noch nicht zu beurteilen	Fehlschlag
7	–	–	–
–	19	–	–
–	–	6	–
–	–	–	3
74,3%		17,0%	8,6%

Entnahme selbst wurden nur 3mal intraoperativ Pneus gesetzt und in typischer Weise und ohne Thoraxsaugdrainage versorgt. Infektionen am Brustkorb sahen wir nicht. Die Hauptlokalisationen waren der Oberschenkelschaft und der Tibiaschaft (Tabelle 4).

9mal traten postoperativ im Transplantatlager Infektionen auf, davon 7mal bei bereits präoperativ vorhandenem Infekt, einmal mußte amputiert werden. In 6 Fällen heilte der Infekt aus, 2mal blieben bei entstandener Stabilität wenig fördernde Fisteln. Die durchschnittliche Behandlungszeit betrug gemessen an den abgeschlossenen Behandlungsfällen und unter Einbeziehung der doppelseitigen Verletzungen etwas über 8 Monate. 11 der 32 Patienten müssen in den Bereich des Polytraumas einbezogen werden. Als bisheriges Ergebnis läßt sich festhalten, daß von den 35 Lokalisationen 26 in ihrer Behandlung bereits abgeschlossen werden konnten und

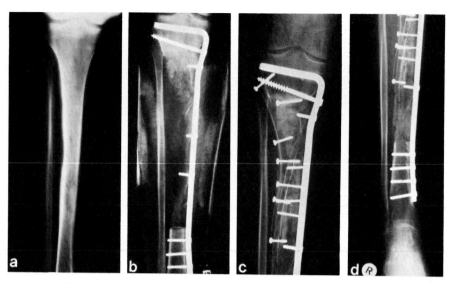

Abb. 1. a Retikulumzellsarkom des Schienbeins bei einem 19jährigen Mann. **b** Zustand nach der Resektion und nach Durchführung einer Überbrückungsplattenosteosynthese sowie nach erster Anlagerung von kortikospongiösen und autologen spongiösen Spänen. **c, d** Zustand 6 Monate später, nachdem eine ausgedehnte Rippenspanplastik hinzugekommen war. Die Kontinuität des 23 cm langen Defektes ließ sich hierdurch verhältnismäßig schnell wieder herstellen. Inzwischen läßt der Konsolidierungsstand der Fraktur eine Belastung zu

belastungsfähig waren oder unmittelbar vor ihrer endgültigen Konsolidierung standen. 6 Lokalisationen waren noch nicht zu beurteilen, 3 Fehlschläge mußten hingenommen werden (Tabelle 5).

Diskussion

Als Indikation für die Rippenspanplastik kommen insbesondere langflächige Defekte der großen Röhrenknochen in Betracht (Abb. 1). Sie hat sich uns aber auch bei der Behandlung von Klavikulapseudarthrosen in 2 Fällen gut bewährt. Der autologe kortikospongiöse Rippenspan ist wegen seines verhältnismäßig klein gehaltenen spongiösen Anteils Infekten gegenüber nicht ganz so widerstandsfähig wie die Spongiosa. Er sollte deshalb mit besonderem Vorteil gemeinsam mit Spongiosa verwendet werden. Andererseits gibt das Spanmaterial Stabilität von Anfang an, läßt sich entsprechend der Knochenform biegen und verwinden und hat in über ¾ unserer Fälle ein sehr gutes Regenerationsverhalten gezeigt. Isotopenuntersuchungen mit Microspheres meines Mitarbeiters Faupel an Hunden zeigten in ihrer ersten Übersicht 14 Tage nach der Verpflanzung eine mehr als doppelt so hohe Durchblutung wie sie die Kortikalis des Transplantatlagers hatte. Eine noch höhere Durchblutung konnten wir bei kortikospongiösen Beckenkammspänen nachweisen. Der Rippenspan ist also regenerativ, aber im infizierten Lager unter Umständen gefährdeter als der spongiosareiche Beckenkammspan oder die reine Spongiosa. Er gibt Stabilität, zusätzlich hinzugefügte Spongiosa führt dann namentlich auf größeren Überbrückungsstellen schnell zur gewünschten Konsolidierung.

Zusammenfassung

Es wird über den Ersatz großer Röhrenknochenabschnitte durch autologe, halbierte Rippenspäne und autologe Spongiosa berichtet. Bei 32 Patienten wurde 37mal nach dieser Methode vorgegangen.

Zu den Ergebnissen, zur Indikation und zu den Vorzügen dieser Behandlungsmethode wird Stellung genommen.

Literatur

Lexer E (1915) Kriegschirurgische Mitteilungen aus dem Völkerkriege 1914/15. 9. Blutige Vereinigung von Knochenbrüchen. Dtsch Z Chir 133: 170
Lexer E (1922) Entstehung von Pseudarthrosen nach Frakturen und Knochentransplantationen. Arch Klin Chir 119: 520
Lexer E (1924) Die freien Transplantationen, Teil II. Enke, Stuttgart
Matti H (1932) Über freie Transplantationen von Knochenspongiosa. Arch Klin Chir 168: 236
Schmelzeisen H, Bado Z (1979/1980) Das autologe Rippenresektat zur Behandlung größerer Knochenzysten. Chir Prax 26: 653

Erfahrungen mit der autologen Kortikalistransplantation bei großen Knochendefekten

H. Schöttle, H.-U. Langendorff und H. Schöntag

Abteilung für Unfallchirurgie, Universitätskrankenhaus Eppendorf, Martinistraße 52, 2000 Hamburg 20

In früheren experimentellen Untersuchungen beim Hund wurden 2 cm lange Kontinuitätsdefekte am Femurschaft durch Plattenosteosynthese und autologe Kortikalistransplantation überbrückt (Schöttle et al. 1979, 1980). Der Kortikalisspan wurde vom gegenseitigen Femur entnommen und als Widerlager zur Platte mit Schrauben stabil fixiert. Der Kortikalisspan heilte in diesen Experimenten in 11 von 12 Fällen innerhalb von 12 Wochen komplikationslos ein. (Abb. 1).

Inzwischen haben wir bei 10 Patienten bei Kontinuitätsdefekten bis zu 14 cm Länge an Röhrenknochen diese Methode angewendet:

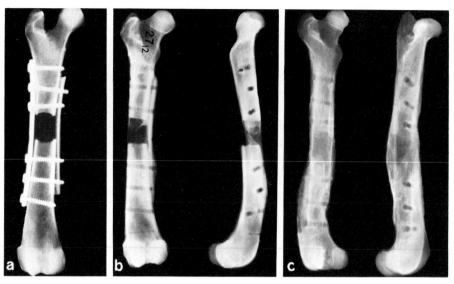

Abb. 1. a 2 cm Knochendefekt am Femur des Hundes mit Platte und Kortikalisspan überbrückt. b 12 Wochen und c 40 Wochen postoperativ

- 2mal bei frischen Femurdefektbrüchen,
- 2mal bei alten posttraumatischen Knochendefekten und
- 6mal bei Kontinuitätsdefekten nach Resektion von Knochentumoren.

Bei diesen Patienten wurde stets autologe oder homologe Spongiosa in den Defekt zwischen Platte und Kortikalisspan eingebracht.

In allen so behandelten Fällen heilte das autologe Kortikalistransplantat störungsfrei ein.

Anhand von 2 Fällen aus unserem Krankengut wollen wir das Vorgehen veranschaulichen:

Ein 13jähriger Junge zog sich eine Schußfraktur der rechten Ulna zu. Innerhalb eines Jahres entstand eine Defektpseudarthrose. Die Transplantation von kortikospongiösen Spänen und Ruhigstellung im Gipsverband führten nicht zur Ausheilung. Etwa 4 Jahre nach dem Unfall erste Vorstellung bei uns mit atropher Defektpseudarthrose (Abb. 2). Die Defektsanierung wurde durch Kortikalistransplantation mit einem ca. 7 cm langen Span aus der Fibula sowie autologer Spongiosatransplantation und Drittelrohrplattenosteosynthese durchgeführt. Innerhalb von 14 Wochen nach der Operation waren feste knöcherne Verbindungen zwischen Kortikalistransplantat und Ulna entstanden. Nach 44 Wochen ist der Defekt knöchern überbrückt, das Kortikalistransplantat erscheint vollständig umgebaut (Abb. 2).

Femurfraktur bei einer 74jährigen Patientin mit schwerer Osteoporose. Es wurde damals (1978) eine Verbundosteosynthese mit einer Kondylenplatte durchgeführt (Abb. 3). Wegen ausbleibender knöcherner Konsolidierung Transplantation eines 10 cm langen und 3 cm breiten kortikospongiösen Beckenkammspanes. Da

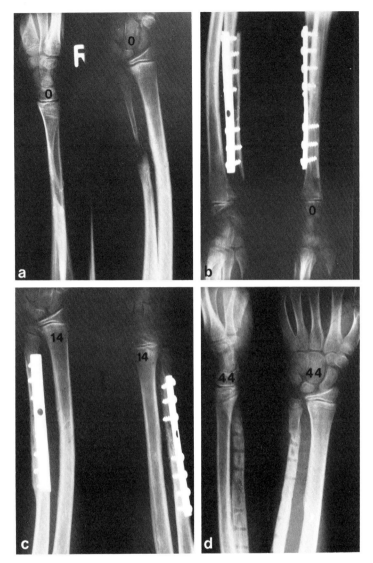

Abb. 2. a Atrophe Defektpseudarthrose rechte Ulna. **b** Osteosynthese mit autologem Kortikalistransplantat, Spongiosa und Drittelrohrplatte **c** 14 Wochen und **d** 44 Wochen postoperativ

der Span zu kurz war, entstand keine knöcherne mediale Abstützung. Der nicht im Kraftfluß liegende Beckenkammspan wurde resorbiert, zwangsläufig kam es zum Ermüdungsbruch der Platte (Abb. 4). Die Knochenzementplombe wurde entfernt und der Defekt mit einer Kondylenplatte stabilisiert, als Widerlager wurden zwei 15 cm lange Kortikalisspäne aus der Fibula medial am Femur angelagert und verschraubt. Der Defekt zwischen Fibulatransplantaten und Platte wurde mit autolo-

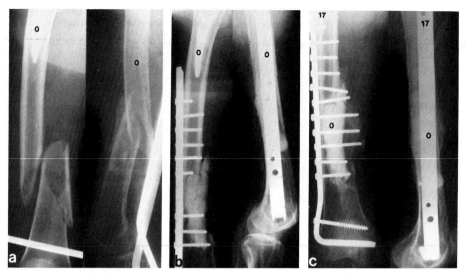

Abb. 3. a Femurfraktur, 74jährige Frau mit Osteoporose; **b** damals (1978) durch Verbundosteosynthese versorgt worden; **c** unzureichende Kallusbildung, Transplantation eines kortikospongiösen Beckenkammspanes (zu kurz)

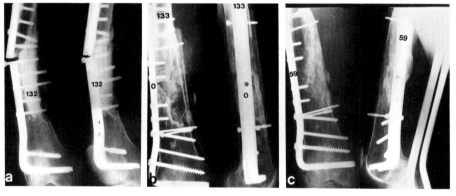

Abb. 4. a Ermüdungsbruch der Platte wegen fehlender medialer Abstützung; **b** Entfernung des Knochenzementes, autologer Fibulaspan und Spongiosatransplantation

ger Spongiosa aufgefüllt. Im Verlauf eines Jahres knöcherne Ausheilung des Defektes.

Die freie autologe Kortikalistransplantation in Verbindung mit einer Plattenosteosynthese wurde lediglich bei infektfreier Situation, überwiegend am Femur und an den oberen Extremitäten bei Kontinuitätsdefekten an Röhrenknochen durchgeführt. Bei großen Tibiadefekten ziehen wir die „Fibula pro Tibiatechnik" der freien Kortikalistransplantation vor.

Zusammenfassung

Nach unseren bisherigen Erfahrungen hat sich der freie transplantierte Kortikalisspan in Verbindung mit einer Plattenosteosynthese und autologer Spongiosatransplantation in der Behandlung von Kontinuitätsdefekten an Röhrenknochen, an den oberen Extremitäten und am Femur bewährt.

Damit ein freies Kortikalistransplantat einheilen kann, müssen folgende Voraussetzungen erfüllt sein:
1. Es muß ein infektfreies gut vaskularisiertes Transplantatlager vorhanden sein.
2. Es muß eine stabile mechanische Situation gewährleistet sein, damit das Kortikalistransplantat vaskularisiert und umgebaut werden kann.

Literatur

Schöttle H, Langendorff H-U, Vogel H, Knop J, Ringe J-D (1979) Heilungsvorgänge bei Segmentdefekten an Röhrenknochen. Teil I: Radiologische Befunde. Unfallchirurgie 5:133–140
Schöttle H, Dallek M, Langendorff H-U, Schöntag H, Jungbluth KH (1980) Heilungsvorgänge bei Segmentdefekten am Röhrenknochen. Teil II: Histologische und mikroangiographische Befunde. Unfallchirurgie 6:71–78

Vor- und Nachteile der offenen autologen Spongiosatransplantation

C. Eggers, D. Wolter und W. Petzoldt

Abteilung für Unfall- und Handchirurgie, Allgemeines Krankenhaus St. Georg,
Lohmühlenstraße 5, 2000 Hamburg 1

Einleitung

Die Bedeutung der autologen Spongiosaplastik liegt in ihrer Fähigkeit, auch unter ungünstigen Transplantatlagerbedingungen einzuheilen und die Knochenneubildung anzuregen.

Man beschreibt heute die Transplantationsheilung durch die Theorie der zweiphasigen Osteogenese. In einer 1. osteoblastischen Phase bilden die mit dem Transplantat übertragenen, an der Oberfläche liegenden Osteoblasten Osteoid. Während der 2. osteoinduktiven Phase findet sich eine teils fasergewebige, teils lamelläre Knochenneubildung. Sie steht in enger räumlicher Beziehung zu zellulär resorbierten Transplantatregionen und eingesproßten Gefäßkapillaren, so daß hier eine Induktion der eingewanderten unspezifischen mesenchymalen Zellelemente durch zellulär abgebaute Knochengrundsubstanz wahrscheinlich ist (Schweiberer 1970).

Besonders hohe Ansprüche an das knöcherne Transplantat stellt v. a. der osteitische Knochendefekt bzw. die infizierte Defektpseudarthrose des Unterschenkels mit mangelnder oder fehlender Weichteildeckung (Wolter et al. 1980). Dieses „unglückliche Quartett" – Infekt, Defekt, Instabilität und fehlende Weichteildeckung – erfordert ein schrittweises Vorgehen in der Therapie, an deren Ende die offene autologe Spongiosatransplantation stehen kann.

Operative Taktik

3 Wege der Spongiosaplastik bieten sich nach der Stabilisierung und Überführung des Infektes in ein blandes Stadium zur Überbrückung von Knochendefekten am Unterschenkel an,

1. die laterodorsale direkte oder brückenhafte Spongiosaplastik,
2. die fibulotibiale osteoplastische Brückenbildung und
3. die offene ventromediale direkte Spongiosaplastik (Müller u. Witzel 1981).

Burri und Mitarb. berichteten 1971 über 25 Fälle offener autologer Spongiosatransplantation und schlugen für das Vorgehen bei Stabilität und genügenden Achsenverhältnissen radikale Ausräumung des Infektherdes, Spüldrainage für 1–4 Wochen, Auffüllen des Defektes mit autologer Spongiosa und Abwarten der Sekundärheilung über dem freien Transplantat vor (Burri et al. 1971).

Eigenes Vorgehen

In unserer Abteilung wurden in der Zeit von Januar 1979 bis September 1982 271 autologe Spongiosa-Transplantationen durchgeführt. Darunter waren 12 offene Transplantationen enthalten. Das sind etwa 4,5% der Gesamtzahl. Bei 6 Patienten bestand eine mit Fixateur externe stabilisierte infizierte Defektpseudarthrose der im Bereich des Defektes freiliegenden Tibia. Die übrigen Patienten hatten osteitische Knochendefekte in der Tibia mit Fistelung und unzureichender Weichteildeckung.

Den Infekt behandelten wir mit Spüldrainagen oder Antibiotikaknochenzementketten, nach deren Entfernung die offene autologe Spongiosatransplantation erfolgte. Das Vorgehen gestaltete sich im einzelnen wie folgt:

1. Ausräumung des Infektherdes und ggf. Stabilisierung bzw. Reosteosynthese.
2. Temporäre Antibiotikaknochenzementketten oder Spüldrainage.
3. Vor Auffüllen des Defektes: Entfernung freiliegenden kortikalen Knochens und Eröffnung der Markhöhle zur Verbesserung des Gefäßanschlusses.
4. Auffüllen des Knochendefektes mit autologer Spongiosa bis in die Nähe des Hautniveaus.
5. Trockener Verband.
6. Abwarten der Granulationen.
7. Bei großen Weichteildefekten, falls notwendig, Spalthautplastik.

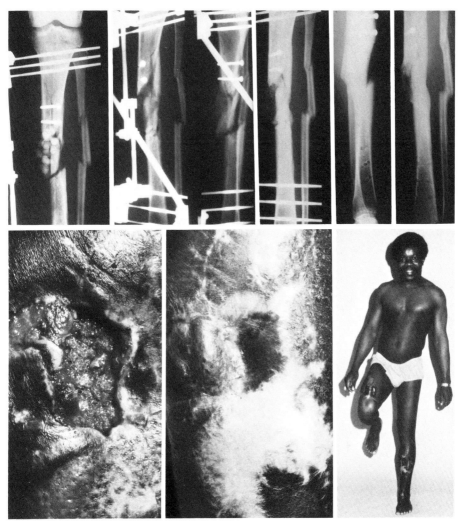

Abb. 1. *Oben:* Defektinfektsituation bei drittgradig offener Unterschenkelfraktur. Nach Einlage von Refobacin-Palacos-Ketten erfolgte die offene Spongiosa-Transplantation. *Unten:* Knöcherner Durchbau nach 5 Monaten und Belastungsstabilität. Narbiges Abheilen der offenen Transplantationsstelle.

Fallbeispiel. S. T., männl., 28 Jahre. Der verletzte Afrikaner hatte sich bei Gabelstaplerarbeiten eine Quetschung des linken Unterschenkels mit drittgradig offener Trümmerfraktur zugezogen. Nach primärer Versorgung mit Minimalosteosynthese und Fixateur externe kam es zur Infektion und zu ausgedehnter Weichteilnekrose. In der 6. Woche wurde eine Sequestrotomie durchgeführt und eine Antibiotikaknochenzementkette eingelegt. Nach weiteren 2 Wochen entfernten wir die Kette und brachten eine offene autologe Spongiosaplastik ein. Nach 5 Monaten war die Tibia belastungsstabil durchbaut. Die Haut war reizlos verschlossen (Abb. 1).

Tabelle 1. Ausgangssituation und Ergebnisse von 12 offenen Spongiosatransplantationen

Patient, Alter Geschlecht	Unfall	Diagnose	Stabilität primär	Weichteile primär	Operatives Vorgehen	Anzahl der Eingriffe	Stabilität sekundär	Weichteil sekundär
S.T., männlich 28 J.	Arbeitsunfall	Osteitis nach drittgradig offener Unterschenkelfraktur	Knochendefekt Pseudarthrose Fixateur externe	Defekt sezernierend	Kette, offene Spongiosaplastik	2	belastungsstabil	reizlose Narbe
G.O., männlich 45 J.	Sportunfall	Osteitis nach erstgradig offener Unterschenkelfraktur	Platte	Fistel in narbiger Umgebung	Fixateur externe Kette, offene Spongiosaplastik	3	belastungsstabil	reizlose Narbe
H.K., männlich 73 J.	Kriegsverletzung	Osteitis (nach Unterschenkelschußbruch	durchbaut	Fistel in narbiger Umgebung	Kette, offene Spongiosaplastik	3	belastungsstabil	reizlose Narbe
G.H., männlich 53 J.	Verkehrsunfall	chronische Osteitis nach drittgradig offener Unterschenkelfraktur	Pseudarthrose	Fistel in narbiger Umgebung	Fixateur externe offene Spongiosaplastik	2	belastungsstabil	reizlose Narbe
H.C., männlich 63 J.	Straßenunfall	Osteitis nach drittgradig offener Unterschenkelfraktur	durchbaut	Ulkus in Narbe	3 × Kette, offene Spongiosaplastik	4	belastungsstabil	reizlose Narbe
H.M., männlich 33 J.	Straßenunfall	Osteitis nach zweitgradig offener Tibiakopffraktur	durchbaut	Fistel in narbiger Umgebung	2 × Kette, offene Spongiosaplastik Spalthaut	4	belastungsstabil	reizlose Narbe
I.M., männlich 24 J.	Straßenunfall	chronische Osteitis linker Unterschenkel nach drittgradig offener Fraktur	durchbaut	Fistel in narbiger Umgebung	offene Spongiosa Spalthaut	2	belastungsstabil	reizlose Narbe
R.K., männlich 80 J.	Straßenunfall	chronische Osteitis rechter Unterschenkel nach drittgradiger offener Fraktur	Pseudarthrose	Fistel in narbiger Umgebung	Fixateur externe offene Spongiosaplastik	1	belastungsstabil	reizlose Narbe

H. K., männlich 65 J.	Straßenunfall	chronische Osteitis linker proximaler Unterschenkel nach geschlossener Fraktur	Pseudarthrose nach Rush pin-Versorgung	Fistel in narbiger Umgebung	Metallentfernung Kette, offene Spongiosaplastik Spalthaut	3	belastungsstabil reizlose Narbe
B. L., männlich 70 J.	Straßenunfall	Osteitis rechter Unterschenkel nach geschlossener Unterschenkelfraktur	durchbaut	Fistel in narbiger Umgebung	Kette, offene Spongiosaplastik	2	belastungsstabil reizlose Narbe
V. W., männlich 50 J.		Unterschenkelosteomyelitis (hämatogen seit Kindheit)	stabil	Ulkus in narbiger Umgebung	Spüldrainage, Kette, offene Spongiosaplastik	3	belastungsstabil Restulkus
R. H., männlich 40 J.	Straßenunfall	Osteitis nach drittgradig offener Unterschenkelfraktur	Pseudarthrose	Ulkus in narbiger Umgebung	2 × Ketten, offene Spongiosaplastik Fixateur externe	3	belastungsstabil reizlose Narbe

Ergebnisse und Diskussion

Die 12 offenen autologen Spongiosa-Transplantationen erbrachten folgende Ergebnisse: Die 6 infizierten Defektpseudarthrosen konnten zum knöchernen Durchbau gebracht werden. Die osteitischen Resthöhlen der übrigen 6 Patienten wurden verkleinert oder knöchern aufgefüllt. Die primär recht problematischen Weichteilverhältnisse besserten sich in allen Fällen. 8mal kam es zum narbigen, reizlosen Verschluß der Haut, in 3 Fällen transplantierten wir Spalthaut auf den gut granulierten Untergrund und einmal verblieb ein Restulkus (Tabelle 1).
Vergleicht man das beschriebene Vorgehen mit anderen plastischen Methoden, wie Verschiebelappen, Wanderlappen, myokutane Lappen oder freie mikrovaskulär gestielte Lappen, so ergeben sich Nachteile, aber auch klare Vorteile für die offene Spongiosa-Transplantation. Die Anwendung der verschiedenen Lappentechniken erfordert Voraussetzungen, die sowohl die lokalen Wund- und Umgebungsverhältnisse als auch die Kooperationsfähigkeit des Patienten und nicht zuletzt die Möglichkeiten des Operateurs betreffen. Sind diese Bedingungen für das Gelingen einer Lappenplastik nicht gegeben, wenden wir die offene Spongiosatransplantation an. Dabei erweisen sich in einigen Fällen die kosmetisch unbefriedigenden, leicht verletzlichen Narben und die länger bestehenden Hautdefekte als nachteilig. Die Vorteile bestehen gerade im Vergleich zu den Lappenplastiken in der offenen Wundbehandlung des, wenn auch in ein blandes Stadium überführten Knocheninfektes, in der Einfachheit der Methode und in der geringen Versagerquote.

Zusammenfassung

Unter 271 autologen Spongiosatransplantationen fanden sich 12 (4,5%) offene Transplantationen bei infizierten Knochendefekten oder Defektpseudarthrosen mit begleitendem Hautdefekt im Unterschenkelbereich. In 11 Fällen kam es zu narbigem, reizlosem Verschluß der Haut, einmal verblieb ein Restulkus. Nachteilig erscheinen bei dieser Methode die oft kosmetisch unbefriedigenden, leicht verletzlichen Narben. Die Vorteile liegen in der operativen Einfachheit, der offenen Wundbehandlung sowie in der geringen Versagerquote.

Literatur

Burri C, Henkemeyer H, Ruedi T (1971) Chirurgische Behandlung infizierter Knochendefekte. Langenbecks Arch Chir 330: 54
Müller K-H, Witzel U (1981) Die Fixateur externe-Osteosynthese ohne knöcherne Abstützung (externe Distanzosteosynthese) an der unteren Gliedmaße. Arch Orthop Traum Surg 99: 117
Schweiberer L (1970) Experimentelle Untersuchungen von Knochentransplantaten mit unveränderter und denaturierter Knochengrundsubstanz. Hefte Unfallheilkd 103, Springer-Verlag, Berlin Heidelberg New York
Wolter D, Burri C, Spier W (1980) Die autologe Spongiosaplastik als entscheidender therapeutischer Schritt bei infizierten Defektpseudarthrosen und infizierten Defekten. In: Probst J (Hrsg) Plastische und Wiederherstellungschirurgie bei und nach Infekten. Springer Berlin Heidelberg New York, S 77

Osteoplastische Rekonstruktion bei Klavikulapseudarthrosen

H. Kehr

Chirurgische Klinik, Ev. Krankenhaus Lutherhaus, Hellweg 100, 4300 Essen 14

Die primär konservative Behandlung der Klavikulafraktur wird nach einschlägigen Literaturstatistiken in 90–95% der Fälle erfolgreich angewandt, ihr Wert ist nach wie vor unbestritten (Koch, 1971 und Walcher, 1973). Die primär operativen Indikationen sind dagegen selten, jedoch präzisiert und betreffen die offenen Frakturen, die drohende Perforation der Haut durch Anspießung von innen bei disloziertem, nicht reponierbarem Fragment sowie Gefäß- und Nervenbegleitverletzungen.

Komplikationen im Heilungsverlauf und Pseudarthrosen werden seltener nach konservativer, öfter nach operativer Therapie bei falscher Indikation oder ungenügender Technik gesehen (Weber u. Cech, 1973). Die Therapie der Klavikulapseudarthrosen ist ausschließlich operativ. Die Indikation ergibt sich bei lokalem Schmerz, Belastungsinstabilität, Kraftminderung der Gliedmaße oder Einschränkung der Schultergelenkfunktion.

Wegen der spezifischen anatomischen Gestalt des Knochens und seiner funktionellen Beanspruchung innerhalb des Schultergürtels bietet die Osteosynthese an der Klavikula nicht unerhebliche Probleme. Intramedulläre Methoden ergeben wegen mangelnder Rotationsstabilität keine ausreichende Retention, ja Rush-pin-Markdraht oder Küntscher-Nagel fördern eher die Ausbildung oder das Fortbestehen einer Pseudarthrose, da durch partielle Verklemmung der Implantate im Markraum eine Sperrwirkung entstehen kann und so die zur Heilung erforderliche Verkürzung nicht eintritt. Auch einzelne oder multiple Drahtcerclagen vermitteln nur selten die erforderliche dauerhafte Stabilität (Probst, 1970). Lediglich am akromialen Ende kann die Fixation mit Kirschner-Drähten und Drahtzuggurtung erfolgen.

Bei der Plattenosteosynthese ergaben sich im Zuge ihrer Anwendung als Gerade-, Spanngleitloch- oder Halbrohrplatte Schwierigkeiten im Hinblick auf eine ausreichende Anpassung an die physiologische Klavikulakrümmung und Torsion. Zwar erlaubt die Schränkung der Platte eine Angleichung an die Torsion, die S-förmige Hauptkrümmung kann jedoch meist nicht ausreichend nachgeahmt werden. Dies führt zu der bei Osteosynthesen immer unerwünschten Situation, daß der Knochen dem Implantat angepaßt wird und es kann eine mehr oder weniger gewaltsame Begradigung der Klavikula resultieren, was einerseits zur Desintegration im Schultergürtel und andererseits zu vorzeitiger Auslockerung der Platte führen kann.

In dieser Situation haben wir vor 8 Jahren – seinerzeit noch an der Duisburger Unfallklinik – begonnen, die AO-Rekonstruktionsplatte zur Osteosynthese an der Klavikula zu verwenden (Kehr, 1976). Der besondere Vorteil liegt – bei adäquater Dimensionierung und Stabilität der Platte – in der leichten Verformbarkeit, die

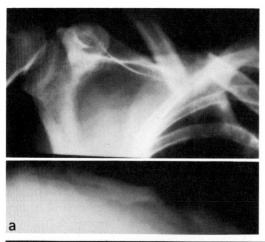

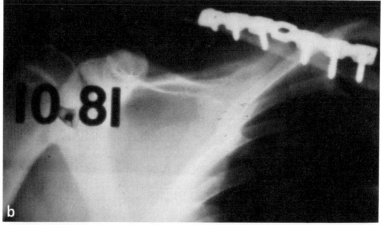

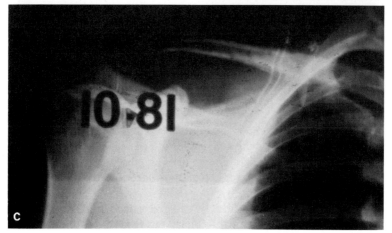

Abb. 1. a Klavikulapseudarthrose mit Verkürzungsdislokation; **b** Spaninterposition mit Rekonstruktionsplattenosteosynthese; **c** nach Metallentfernung

auch eine Anpassung an individuelle anatomische Besonderheiten des Einzelfalles zuläßt.

So gelingt es in der Regel, mit der Spezialzange die Platte auf Anhieb exakt anzumodellieren, ohne das mit anderem Material sonst übliche mühsame Zurechtbiegen unter mehrfachem An- und Abschrauben des Implantates. Die Realisierung des Spanngleitprinzips erlaubt uns immer eine Druckosteosynthese mit der Rekonstruktionsplatte auszuführen (Abb. 1).

Dabei ist grundsätzlich zu beachten, daß am Schlüsselbein nur bei erhaltener knöcherner Substanz und korrekter Länge Kompression ausgeübt werden darf, um die Integrität des Schultergürtels in den Wechselbeziehungen der verschiedenen Gelenke nicht zu kompromittieren. Je nach Vitalität der Fragmente werden entweder lediglich Kalluschips aus der Umgebung oder zusätzlich eine Spongiosaplastik angelegt (Heim u. Pfeiffer, 1981).

Liegt eine Defektverkürzung mit ungünstiger spitzer oder schräger Form der Fragmentenden vor, so werden diese knapp reseziert. Zur Wiederherstellung der Länge wird ein druckfester kortikospongiöser Beckenspan zwischen den Fragmenten eingebracht. Der Span ist entweder als V-förmiger Dübel oder T-förmig gestaltet und wird stabil in die Osteosynthese miteinbezogen. Um die angreifenden Zug-, Druck-, Torsions- und Biegekräfte sicher auszuschalten, ist auf ausreichende Plattenlänge zu achten. Mindestens 3 Schrauben sollten in jedem Fragment verankert sein. Für gute Übersicht im Operationsgebiet bedienen wir uns neuerdings der vereinzelt in der Literatur angegebenen sog. Säbelhiebinzision, einem sagittalen Längsschnitt, der die alternierende Freilegung der lateralen und medialen Fragmente gestattet. Kosmetisch ergeben sich damit in diesem keloidanfälligen Gebiet die besten Resultate.

Die Nachbehandlung ist sehr einfach. Unmittelbar postoperativ wird ein Desault-Verband für 2 Tage angelegt. Anschließend aktive Mobilisierung des Schultergelenkes; Belastung nach ca. 8 Wochen.

Die Metallentfernung sollte nicht vor Ablauf eines Jahres erfolgen.

Zusammenfassend kommen wir aufgrund über 8jähriger Erfahrung mit der Rekonstruktionsplatte zu dem Schluß, diese als Implantat der Wahl bei Pseudarthrosen des Klavikulaschaftes zu empfehlen. Verkürzungen des Schultergürtels durch Substanzdefekte sind nach Aufmaß durch kortikospongiöse Interpositionsplastik auszugleichen.

Literatur

Heim U, Pfeiffer KM (1981) Periphere Osteosynthesen unter Verwendung des Kleinfragmente-Instrumentariums der AO. Springer, Berlin Heidelberg New York
Kehr H (1976) Technik und Ergebnisse der Behandlung von Schlüsselbeinpseudarthrosen. Hefte Unfallheilkd 126: 354
Koch F (1971) Die Clavicula-Pseudarthrose, ihre Entstehung und Behandlung. Monatsschr Unfallheilkd 74: 330
Probst J (1970) Reosteosynthese des Schlüsselbeines. Monatsschr Unfallheilkd 73: 464
Walcher K (1973) Die Therapie der Clavicula-Pseudarthrosen. Hefte Unfallheilkd 114: 187
Weber BG, Cech O (1973) Pseudarthrosen. Huber, Bern

Die Verwendung von künstlichen Knochen bei wiederherstellenden und plastischen Maßnahmen nach Gesichtsverletzungen

W. L. Mang, C. Walter und W. Permanetter

Hals-Nasen-Ohrenklinik und Poliklinik, Klinikum rechts der Isar, Ismaninger Straße 22, 8000 München 80

Einleitung

In den letzten Jahren hat sich das Interesse auf dem Gebiet der Kopf-Hals-Chirurgie an vielen Kliniken den Keramikwerkstoffen zugewandt. Immer schon war es das Ziel zahlreicher Forschungsarbeiten verschiedener Fachgebiete gewesen, gewebeverträgliches Material zu entwickeln welches autologes Material (Knorpel – Knochen) ersetzen kann. Nachdem die Gewebsverträglichkeit von vielen Materialien (Silikon, Silastik, Proplast usw.) nicht immer den gewünschten Erfolg erbrachten, scheint unter den angebotenen Materialien jetzt dem künstlichen Knochen besonders in der plastischen Gesichtschirurgie immer größere Bedeutung zuzukommen. Einmal aufgrund seiner günstigen Biokompatibilität und zum anderen aufgrund der Bioaktivität (Induktion zur Knochenneubildung) (Köster et al 1976). Als bioaktiver Werkstoff ist das Implantat in der Lage, bei gutem Knochenkontakt nach einiger Zeit von körpereigenem Knochen ersetzt zu werden (Jahnke 1980). Die Gewebsverträglichkeit ist optimal, was wir auch in unseren eigenen Tierversuchen in Bestätigung anderer Autoren (Bhaskar et al. 1971; Driskell et al. 1972) nachweisen konnten. Bei keinem Versuchstier (Tierversuche wurden an Ratten durchgeführt im Institut für chirurgische Forschung der Ludwig-Maximilians-Universität München in Zusammenhang mit Herrn Prof. Dr. Hammer) beobachteten wir eine Abstoßungsreaktion oder Infektion des Implantates. Die histologische Aufarbeitung nach 2, 4 bzw. 8 Monaten zeigte in der Umgebung des Implantates ein sehr kollagenfaserreiches fibröses Stroma mit reichlichen Gefäßen. Im unmittelbaren Randbereich des Fremdmaterials waren locker eingestreut Lymphozyten und ein schmaler Saum von histiozytären Zellen, ganz vereinzelt jedoch nur Riesenzellen vom Fremdkörpertyp.

Material und Methodik

Grundstoff des künstlichen Knochens ist Beta-Trikalziumphosphat oder Hydroxylapatit. In die sich zunächst weich darstellende Masse wird eine 10%ige Wasserstoffperoxidlösung eingeblasen, dadurch werden künstlich Poren mit einem Durchmesser von ca. 100 µ erzeugt. Der Brei wird bei 80°C getrocknet und schließlich wird der entstandene Block bei Temperaturen bis zu 1400°C gehärtet.

Da die erfolgreiche Anwendung dieses Implantates entscheidend abhängig ist von der Bearbeitung des Materials, sei auf folgende Kriterien hingewiesen (Walter u. Mang 1982). Die Sterilisation erfolgt im Autoklaven bei 135–142 °C und 1 Bar Druck für 15 min. Aus Sicherheitsgründen unterziehen wir das Material am Operationstisch einer Vakuumextraktion in antibiotischer Lösung. Das Antibiotikum wird in eine große Spritze gefüllt, die ebenfalls das Implantat aufnehmen kann. Durch Zug oder Druck wird die Luft so exprimiert und extrahiert und der Block so gleichzeitig mit dem Antibiotikum durchtränkt. Die Bearbeitung des Materials ist am einfachsten mit den auch sonst benutzten Diamantbohreinheiten und einer kräftigen Rundsäge. Grobkorrekturen können mit der Luer-Zange ausgeführt werden. Bei den Bohreinheiten sollte mit der höchsten Tourenzahl und ohne großen Druck gefräst werden, damit das Material nicht in Einzelteile zerbricht. Bei der Feinkorrektur mit Diamantbohreinheiten vermeidet man durch Spülung die Staubentwicklung während der Operation. Geplant ist in Zusammenarbeit mit der Firma Imnimed in Zukunft vorgefertigte Implantate (Stirn, Orbita, Nase, Kiefer, Kinn) verschiedener Größen zu entwickeln und herzustellen, um die Bearbeitung des Materials zu erleichtern und somit die Operationsdauer zu verkürzen. Der künstliche Knochen sollte subperiostal implantiert werden, um einen festen Kontakt mit dem Wirtgewebe zu erzielen und damit Knochenneubildung zu induzieren. Um eine bessere Fixierung des Implantates zu erreichen empfiehlt es sich, Trikalziumphosphat mit Fibrinkleber (Immuno GmbH Heidelberg) zu implantieren.

Ergebnisse

Die Tabelle 1 zeigt einen Überblick der in den Jahren 1978 bis 1982 an unserer Klinik behandelten Gesichtsschädelverletzungen mit einer Gesamtzahl von über 2000 Patienten. Im oberen Anteil der Abbildungen sind die Weichteilverletzungen ohne knöcherne Beteiligung von Gesicht, Zunge, Lippe, Nase, Ohr und Gaumen eingetragen. Dabei ist zu sehen, daß das männliche Geschlecht mit 64,5% deutlich überwiegt, wobei bei der Altersverteilung ein deutlicher Gipfel bei den jüngeren Pa-

Tabelle 1. Gesichtsschädelverletzungen (n = 2319) 1978–1982

Weichteilverletzungen	Männlich	Weiblich	Gesamt
Gesicht	382	210	592
Zunge	38	22	60
Lippen	34	28	62
Nase	83	40	123
Ohren	56	28	84
Gaumen	37	18	55
	64,5%	35,5%	n = 976
Frakturen	Männlich	Weiblich	Gesamt
Nasenbein	256	176	432
Jochbein	160	54	214
Orbitaboden	118	82	200
Blow out	111	57	168
Frontobasal davon	118	53	171
+ Dura + Fibrinkleber	38	27	65
Unterkiefer	71	22	93
	64,9%	35,1%	n = 1343
Total	64,8%	35,2%	n = 2319

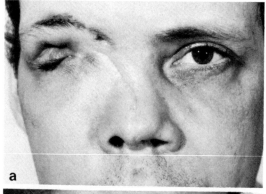
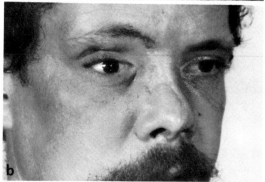

Abb. 1. a 34jähriger Patient Zustand nach Le Fort-III-Fraktur mit Verlust des rechten Auges und Zertrümmerung des gesamten Glabella- und Orbitagebietes rechts. **b** 1 Jahr nach dem Unfall funktionell ästhetische Rekonstruktion der Nase, der Tränenkanäle und der rechten Orbita. Versorgung mit einer Augenprothese in Zusammenarbeit mit der Augenklinik

Tabelle 2. Art und Anzahl der durchgeführten plastischen und wiederherstellenden Maßnahmen nach Gesichtsverletzungen mit künstlichen Knochen (n = 220)

Wangenaufbau	17	7,5%	Jochbeinaufbau	10	4,5%
Kinnaufbau	11	5,0%	Gesichtsaufbau	11	5,0%
Sattelnase	94	42,5%	Oberkieferaufbau	12	5,4%
Orbitarekonstruktion	16	7,0%	Unterkieferaufbau	12	5,4%
Weichteilimplantation	28	2,5%	Tränenkanalrekonstruktion	3	1,3%
Stirnaufbau	8	3,5%	Ohrrekonstruktion	4	1,8%

tienten zwischen dem 20sten und 30sten Lebensjahr zu verzeichnen ist. Im unteren Teil der Abbildung sind Gesichtsschädelverletzungen mit knöcherner Beteiligung dargestellt, wobei auch hier am Patientengut wieder ähnliche prozentuale Verteilungen des männlichen und weiblichen Geschlechtes zu erkennen sind wie bei den Weichteilverletzungen.
Wir haben nunmehr an 212 Patienten (Tabelle 2; n = 165 Klinik Heiden; n = 47 Universitäts-HNO-Klinik München, Klinikum rechts der Isar) bei wiederherstellenden und plastischen Maßnahmen im Gesichtsbereich dieses Material eingesetzt und kaum nennenswerte Komplikationen gesehen. In 12 Fällen kam es zu leichten Infektionen, wobei es jedoch nie zu einem Totalverlust des Implantates kam. In der

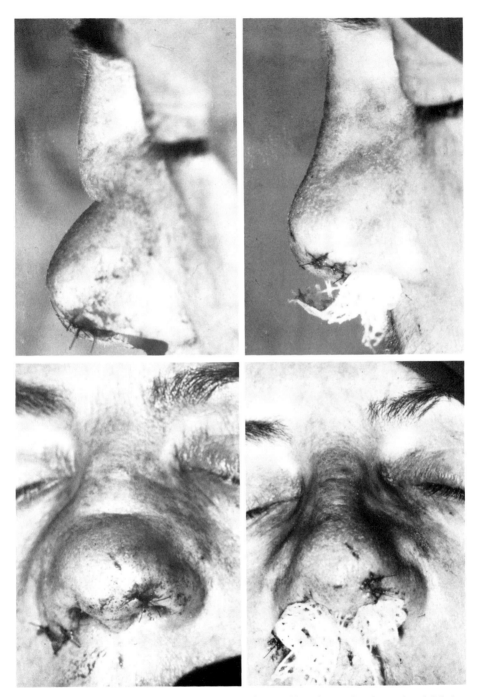

Abb. 2. 36jährige Patientin mit traumatischer knorpeliger und knöcherner Sattelnase. Ausgleich des Nasensattels durch Implantation von Biokeramik

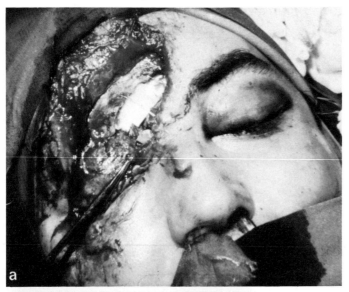
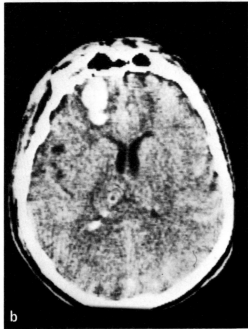

Abb. 3. a 36jährige Patientin, Verkehrsunfall mit offener frontobasaler Fraktur. Die Stirnhöhle ist eröffnet, die Wände sind frakturiert. b Das kraniale Computertomogrammbild zeigt eine Kontusionsblutung links frontal von 4 auf 2 cm Größe mit geringem perifokalem Ödem. Rekonstruktion der Stirnhöhlenvorderwand durch Trikalziumphosphat und Fixierung mit Drahtosteosynthese

überwiegenden Anzahl der Fälle wurde dieses Material für die Spätrekonstruktion nach Unfällen verwendet. Wir haben jedoch auch Trikalziumphosphat bei nunmehr 12 Fällen für die Sofortversorgung bei Gesichtsschädelverletzungen mit Erfolg verwendet, wobei teilweise größere Knochenfragmente erfolgreich ersetzt werden konnten. Die Fixierung des Implantates an den Restknochen erfolgt entweder mit Draht- oder Plattenosteosynthese (Minikompressionsplatten und Schrauben nach Prof. Luhr). Anhand einiger Beispiele sollen die Möglichkeit der Anwendung dieses Materials bei wiederherstellenden und plastischen Maßnahmen nach Gesichtsverletzungen demonstriert werden: Orbitarekonstruktion (Abb. 1), Sattelnasenkorrektur (Abb. 2), Stirnhöhlenvorderwandrekonstruktion (Abb. 3).

Literatur

Bhaskar SN, Brady JM, Getter L, Grower MF, Driskell T (1971) Biodegradable ceramic implants in bone. J Oral surg 32: 336–346

Driskell TD, O'Hara MJ, Sheets HD Jr, Green GW Jr, Natiella J, Armitage J (1972) Development of ceramic and ceramic composite devices for maxillofacial applications. J Biomed Mater Res 2: 345–352

Jahnke K (1980) Zur Rekonstruktion der Frontobasis mit Keramikwerkstoffen. Laryngol Rhinol 59: 111–115

Köster K, Karbe E, Kramer H, Heide H, König R (1976) Experimenteller Knochenersatz durch resorbierbare Calciumphosphat-Keramik. Langenbecks Arch Chir 341: 77–86

Koster K, Heide H, König R (1977) Resorbierbare Calciumphosphatkeramik im Tierexperiment unter Belastung. Langenbecks Arch Chir 343: 173–181

Mang WL (1982) Computerised tomography in reconstruction of facial injury. Kongressband 1982. European Society of Facial Surgery S 36–42

Mang WL (im Druck) Funktionell-ästhetische Nasenplastik Ärztl Prax

Seiferth LB, Wustrow F (1977) Verletzungen im Bereich der Nase, des Mittelgesichts und seiner Nebenhöhlen sowie fronto-basale Verletzungen. In: Berendes J, Link R, Zöllner F (Hrsg) Hals-, Nasen-, Ohrenheilkunde in Praxis u. Klinik, 2. Aufl, Bd I 8.1–8.38 Thieme, Stuttgart

Walter C, Mang WL (1982) Künstlicher Knochen (Trikalziumphosphat) in der Gesichtschirurgie. Laryngol Rhinol Otol (Stuttg) 61: 354–360

Primäre oder sekundäre Osteoplastik bei traumatischen Defekten des Unterkiefers

G. Nissen und H. Scheunemann

Klinik für Mund-, Kiefer- und Gesichtschirurgie der Johannes Gutenberg-Universität, Augustenplatz 2, 6500 Mainz

Einleitung

Ausgedehnte Trümmer- und Defektfrakturen des Unterkiefers finden sich in unserem großen traumatologischen Krankengut mit jährlich etwa 200 Patienten relativ selten. Es erscheint insofern gerechtfertigt, über unsere Erfahrungen, die wir bei der Versorgung solcher Frakturen machen konnten, zu berichten.

Insgesamt überblicken wir Krankheitsverläufe von insgesamt 17 Patienten, die mit derartigen Trümmer- bzw. Defektfrakturen des Unterkiefers in den vergangenen 12 Jahren zu uns in Behandlung kamen.

Analyse des behandelten Krankengutes

Die Unterkiefertrümmer- bzw. Defektfrakturen gingen in 6 Fällen mit Frakturen im Bereich des Mittelgesichtes einher. Als häufigstes Unfallereignis fand sich ein schwerer Verkehrsunfall; dies traf für insgesamt 8 von 17 Fällen zu. Zweithäufigste Unfallursache war eine Schußverletzung, was bei 6 Patienten der Fall war. Die verbleibenden 3 Unterkiefertrümmerfrakturen traten 2 mal nach einem Sturz von etwa 10 m Höhe aus einem Fenster bzw. von einer Brücke und 1 mal anläßlich eines Berufsunfalles auf. 2 der 8 Verkehrsunfälle, 2 der 6 Schußverletzungen sowie die beiden vorgenannten Stürze waren in suizidaler Absicht herbeigeführt worden.

Hinsichtlich der Geschlechterverteilung überwog mit 14 von 17 Patienten deutlich das männliche Geschlecht. Die beiden jüngsten Patienten zählten 16, die älteste Patientin 70 Jahre.

12 der insgesamt 17 Patienten kamen mit frischen, noch unversorgten Weichteilwunden und Knochenverletzungen in unsere Behandlung. Bei den übrigen 5 Patienten waren die Weichteilverletzungen bereits von der überweisenden Klinik ohne Berücksichtigung der bestehenden Gesichtsschädelfrakturen versorgt worden. Bei der Hälfte der insgesamt 12 primär versorgten Patienten handelte es sich um Unterkieferdefektfrakturen, während die andere Hälfte ausgedehnte Unterkiefertrümmerungen zeigte. Von den 5 alieno loco primär versorgten Patienten handelte es sich in 3 Fällen um Unterkieferdefektfrakturen nach Explosivgeschoßverletzungen.

Therapeutisches Vorgehen

Bei den primär versorgten Patienten verwandten wir in 8 Fällen zur Frakturstabilisierung einen konventionellen Drahtschienenverband, teilweise in Kombination mit Osteodrahtsynthesen. Die verbleibenden 4 primär von uns behandelten Patienten wurden einmal mittels zweier Steinmann-Nägel versorgt, worüber Reuther u. Hausamen (1975) berichteten. 2mal verwandten wir die ebenfalls von Reuther u. Hausamen (1977) angegebene Osteosyntheseplatte zur Defektüberbrückung. Primäre Osteoplastiken erfolgten dabei in keinem Fall.

Bei der ältesten von uns behandelten Patientin mußte infolge erheblich reduzierten Allgemeinzustandes bei hochatrophischem und getrümmertem Unterkiefer auf eine Primärversorgung im knöchernen Bereich wegen bestehender akuter Erstickungsgefahr infolge hochgradiger Dorsalverlagerung des Unterkiefers verzichtet werden; hier war als Erstmaßnahme eine Tracheotomie notwendig.

Tabelle 1. Wundheilungsverhalten nach primärer und primär verzögerter Frakturversorgung sowie sekundärer Osteoplastik

Wundheilung	Primäre Frakturversorgung		Sekundäre Osteoplastik	
	p.p.	p.s.	p.p.	p.s.
1 [747/69]	−	+	+[Drahtnaht]	−
2 [400/72]	−	+	+[Drahtnaht]	−
3 [338/73]	−	+	+	−
4 [549/73]	+	−		
5 [847/74]	−	+	+	−
6 [206/75]	+	−	+	−
7 [959/75]	−	+	+	−
8 [284/76]	+	−		
9 [678/76]	+	−		
10 [882/76]	−	+	+	−
11 [798/78]	−	+	+	−
12 [576/79]	−	+	+	−
13 [577/79]	−	+	+	−
14 [1107/79]	−	+	Rekonstruktion steht noch aus	
15 [449/80]	+	−	+[Drahtnaht]	−
16 [691/80]	+	−		
17 [302/82]	+	−		

Behandlungsergebnisse

Während es in insgesamt 7 Fällen postoperativ nach Primärversorgung zu einer Heilung per primam intentionem kam, trat in den übrigen 10 Fällen trotz systemischer Antibiotika- sowie Lokaltherapie eine sekundäre Wundheilung ein (Tabelle 1). Bei all diesen Patienten war später, bei teils primär bestehenden oder aber zwischenzeitlich nach Sequestrotomie eingetretenen Knochendefekten sowie Pseudarthrosenbildung, eine sekundäre definitive Osteoplastik notwendig. Diese heilten alle bis auf geringe lokale Wundheilungsstörungen bei 2 Patienten, die jedoch die Osteoplastik nicht gefährdeten, reizlos primär ein. Die zur Fixation der Osteoplastiken eingebrachten Überbrückungsplatten entfernten wir in der Regel nach einem halben Jahr, um durch eine möglichst frühzeitig einsetzende Transplantatbelastung sekundäre Knochenresorptionen durch mangelnde Funktion zu vermeiden, worauf u.a. Luhr (1978) und vor kurzem wieder Sonnenburg u. Sonnenburg (1982) hingewiesen haben.

Diskussion

Anhand des in den vergangenen 12 Jahren von uns behandelten Krankengutes mit ausgedehnten Trümmer- und Defektfrakturen läßt sich retrospektiv feststellen, daß es nach Primärversorgung postoperativ in fast ⅔ aller Fälle zu Wundheilungsstörungen kam, die sich letztendlich häufig erst nach sekundär durchgeführter Sequestrotomie primär in situ belassener Knochenfragmente beseitigen ließen. Die an unserem Krankengut gemachten Erfahrungen lassen den Versuch bei Unterkiefertrümmerfrakturen kaum weichteilgestielte kleinste Knochenfragmente mittels Osteodrahtsynthesen fixieren zu wollen aufgrund zu befürchtender Wundheilungsstörungen nicht indiziert erscheinen. Die Indikation zur Osteosyntheseplatte bei der primären Versorgung derartig ausgedehnter Unterkiefertrümmerfrakturen stellen wir wie u. a. auch Schilli (1975) zurückhaltend, da dabei häufig ein zusätzliches Denudieren der am Periostschlauch fixierten Knochenfragmente in Kauf genommen werden muß.

Sind Zähne vorhanden, dann bevorzugen wir eine Ruhigstellung mit Hilfe eines konventionellen Drahtschienenverbandes. In Abhängigkeit vom individuellen Fall gehen wir auch kombiniert mit Osteodrahtsynthesen vor, wenn ausreichend große Fragmente vorliegen. Bei Unterkieferdefektfrakturen erscheinen dagegen heute Überbrückungsplatten die Therapie der Wahl zu sein.

Neue Aspekte bei der primären Versorgung von Unterkiefertrümmer- und Defektfrakturen mit ausgedehnter Weichteilbeteiligung haben sich zwischenzeitlich durch Einsatz des Operationsmikroskopes und mit Hilfe mikrovaskulärer Gefäßanastomosen ergeben, worauf Reuther u. Hausamen mit ihrem 1978 veröffentlichten Fallbeispiel aufmerksam machten.

Über negative Ergebnisse nach primär durchgeführter Osteoplastik infolge Infektionen haben u. a. Höltje u. Lentrodt (1976) berichtet.

Aufgrund der von uns gemachten guten Erfahrungen nach sekundär durchgeführter Osteoplastik bei Trümmer- und Defektfrakturen in Kombination mit ausgedehnten Weichteilverletzungen, erscheint uns die sekundäre Osteoplastik empfehlenswert.

Zusammenfassung

Ausgedehnte Trümmer- und Defektfrakturen des Unterkiefers sind in unserem zahlenmäßig großen traumatologischen Krankengut verhältnismäßig selten. 17 Patienten wurden in den vergangenen 12 Jahren wegen ausgedehnten Trümmer- und Defektfrakturen von uns operativ behandelt.

Unfallursache, Geschlechtsverteilung, Lebensalter sowie operatives Vorgehen bei der Primärversorgung werden genannt. In fast ⅔ aller Fälle kam es nach primärer Versorgung der Weichteil- und Knochenverletzungen zu einer sekundären Wundheilung, die häufig sekundäre Sequestrotomien erforderlich machten. Alle infolge eingetretener Knochendefekte sowie Pseudarthrosenbildung durchgeführten sekundären definitiven Osteoplastiken heilten dagegen primär ein. Aufgrund dieser Erfahrungen wird die sekundäre Osteoplastik bei Trümmer- und Defektfrakturen mit ausgedehnten Weichteilverletzungen von den Autoren empfohlen.

Literatur

Höltje WJ, Lentrodt J (1976) Infektionen autologer Knochentransplantate nach Defektrekonstruktion des Unterkiefers. Fortschr Kiefer Gesichtschir 20: 32–35

Luhr HG (1978) Der freie Unterkieferersatz – Berücksichtigung des Transplantatlagers bei der Rekonstruktion. Fortschr Kiefer Gesichtschir 23: 48–58

Reuther J, Hausamen JE (1975) Zur primären und sekundären Versorgung bei Kinndefektfrakturen. Fortschr Kiefer Gesichtschir 19: 215–217

Reuther J, Hausamen JE (1977) System zur alloplastischen Überbrückung von Unterkieferdefekten. Dtsch Zahnarztl Z 334–337

Reuther J, Hausamen JE (1978) Replantation von Ober- und Unterlippe sowie Kinnregion mit mikrochirurgischen Gefäßanastomosen. Fortsch Kiefer Gesichtschir 23: 16–19

Schilli W (1975) Indikation und Technik der stabilen Osteosynthese im Unterkiefer. Fortschr Kiefer Gesichtschir 19: 79–82

Sonnenburg M, Sonnenburg I (1982) Möglichkeiten der Rekonstruktion von Unterkieferdefekten mit Kontinuitätstrennung. Dtsch Zahn Mund Kieferheilkd 70: 24–32

Rekonstruktive Chirurgie bei kriegsbedingten Defekten im Mund-, Kiefer- und Gesichtsbereich

U. Hammer

Bundeswehrkrankenhaus, Abteilung VII B, Mund-, Kiefer- und Gesichtschirurgie, Lesserstraße 180, 2000 Hamburg 70

In der Abteilung für Mund-Kiefer-Gesichtschirurgie des Bundeswehrkrankenhauses Hamburg wurden seit 1975 15 Patienten, die schwere Kriegsverletzungen erlitten hatten, behandelt. Dabei wurden 98 operative Eingriffe zur sekundären Rekonstruktion durchgeführt.

Art der Verwundungen

In den neueren Kriegen werden die Verwundungen zunehmend durch Splitter- und seltener durch Schußeinwirkung verursacht. Die Knochenbeteiligung kann bei beiden Verwundungsarten sehr ausgedehnt sein. Im Vergleich zum Ein- und Ausschuß ist die Splitterverletzung häufiger durch größere und multiple Defekte auch im Bereich der Weichteile gekennzeichnet.

Die Komplexität der Kriegswunde wurde u.a. von Gärtner (1970) (2. Weltkrieg) und Tinder (Vietnam) dargestellt. Wir fanden die Angaben auch in unserem Krankengut bestätigt. Es boten sich multiple und z.T. ausgedehnte Defekte des knöchernen Gesichtsskeletts und der bedeckenden Weichteile (Abb. 1). Die Defekte im Bereich des Unterkiefers waren durch Narben, Kontrakturen bzw. Weichteilverlust verkleinert, was zu einer konsekutiven Fehlstellung der Knochenfragmente und schweren Okklusionsstörungen führte. Bei den Unterkieferdefektfrakturen mit

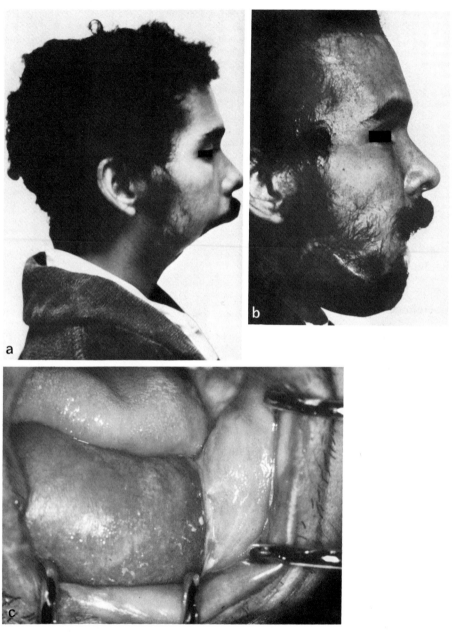

Abb. 1. a Schußverletzung; Verlust des gesamten horizontalen Unterkieferastes einschließlich der bedeckenden Weichteile und des vorderen Mundbodens (präoperativ). **b** Weichteilrekonstruktion mit einem Rundstiellappen; ein Teil des Lappens wurde zur Wiederherstellung des Mundbodens, der andere Teil zur Rekonstruktion der äußeren Unterkieferkinnregion verwandt (postoperativ). **c** Rekonstruierter Mundboden; der Lappen diente als Lager für Knochentransplantate, die funktionsstabil fixiert wurden

Weichteilbeteiligung war es in allen Fällen infolge der mangelnden Beweglichkeit der Unterkieferreststümpfe auch zu sekundären Kontrakturen im Bereich der temporomandibulären Kaumuskulatur gekommen. Als Folge der Knochendefekte und der Weichteilverletzung boten sich z.T. groteske Verziehungen der anatomischen Strukturen, besonders in der Mundboden- und oberen Halsregion. So war z.B. einmal die V. jugularis interna am Unterkieferstumpf adhärent.

Alle Defektfrakturen, bei denen in der Regel der Knochen zur Mundhöhle freilag, waren chronisch mit Problemkeimen infiziert. Ersatzschwaches und infiziertes Lagergewebe bei veralterten Defektbrüchen bot erschwerte Bedingungen für die Einlagerung von Knochentransplantaten. Darüber hinaus fanden wir die Folgen isolierter und multipler Weichteilverletzungen und -defekte, insbesondere im Bereich der natürlichen Orificien, des Mundes, der Nase, der Augenlider und prothesenunfähige Augenlager bei Verlust der Bulbi.

Besonders bei den Patienten aus Portugal, die primär zur Versorgung schwerer Extremitätenverwundungen in der Orthopädischen Abteilung des Bundeswehrkrankenhauses Hamburg behandelt wurden, zeigte sich die ganze Problematik der Polytraumatisierten, auch in der Spätphase nach Verletzung. In einer Gruppe von 5 blinden Ohnhändern konnte z.B. bei einem Patienten mit Verlust beider Bulbi und beider oberen Extremitäten die Infektion im Bereich der Augenhöhlen erst gebessert werden, nachdem die Augenprothesen nur noch von geschultem Klinikpersonal eingesetzt wurden – eine Voraussetzung, die nach Verlassen des Krankenhauses wieder nicht mehr gewährleistet ist.

Behandlung der Verwundungen

Die von den Chirurgen des 2. Weltkrieges angegebenen Prinzipien und Zielsetzungen haben auch heute ihre Gültigkeit. Bei Knochendefekten müssen die verbliebenen Fragmente in ihrer normalen anatomischen Position gehalten werden. Eine Osteoplastik, für die eine ausreichende Weichteildeckung erforderlich und gegebenenfalls zu schaffen ist, soll zum frühestmöglichen Zeitpunkt durchgeführt werden. Kontrakturen sind zu beseitigen, Narben zu brechen. Geändert haben sich operative Verfahren und Techniken sowie gegebenenfalls die zeitliche Terminierung.

Zur Behandlung der infizierten Defektfraktur oder Pseudarthrose hat sich die Kombination von hochwertigem osteogenetischen Material mit funktionsstabiler Fixation – autologes Spongiosablocktransplantat vom Beckenkamm mit Kompressionsosteosynthese – im Kieferbereich bewährt (Luhr 1971; Obwegeser 1968, Obwegeser u. Sailer 1978).

Wir führten zunächst eine intraorale Revision durch: Entnahme der nekrotischen Knochenanteile, plastische Deckung des Defektes, Redondrainage, gezielte antibiotische Therapie nach Resistenztestung. Nach 1 Monat erfolgte dann das obengenannte Verfahren zum Defektverschluß, mit dem auch im Rahmen der sekundären Kriegschirurgie schnelle und sichere Ergebnisse zu erzielen sind (Hammer 1978). Bei 14 Transplantaten dieser Art heilten 13 ohne entzündliche Komplikationen. Bei einem Patienten, bei dem der gesamte horizontale Unterkieferast ersetzt wurde, machte eine Abszedierung die Teilentfernung des mittleren Transplantatanteils erforderlich. Die seitlichen Bezirke waren jedoch gut angeheilt und gut durchblutet. Als vorbereitende Maßnahmen waren nicht selten Eingriffe an den narbig veränderten Weichteilen zur Schaffung eines ausreichenden Transplantatlagers und zur optimalen Positionierung der durch Narbenkontraktur verlagerten Unterkieferstümpfe erforderlich. Zur Beseitigung temporomandibulärer Kontrakturen wurde der Processus muscularis des Unterkiefers beiderseits reseziert und die Mundöffnung durch sofortige postoperative Bißsperrung gesichert. Daher kam für die gleichzeitige Behandlung der Unterkieferdefektfrakturen nur eine stabile Osteosynthese in Frage.

Bei der Fixierung von freien Schleimhauttransplantaten zur Rekonstruktion prothesenunfähiger Augenlager sowie von freien Hauttransplantaten intraoral wurden die alten Fixationsmethoden mit Pelotten und intraoralen Verbänden zunehmend durch die Fibringewebeklebung abgelöst. Die Entfernung multipler explosivgeschoßbedingter kleiner Fremdkörpereinsprengungen in und unter der Gesichtshaut erfolgte durch Rundexisionen mit einem speziellen Trepanbohrer. Die exakt runden Wunden heilen weitgehend ohne sichtbare Narbenbildung ab.

Die Rekonstruktion der Weichteile wurde mit klassischen Nah- und Fernlappen durchgeführt, da hierfür am meisten Erfahrungswerte bestanden. Am aktuellsten erscheint mir aber die Fragestellung, wie weit und wie sicher auch bei kriegsbedingten Defekten der Rundstiellappen durch mikrovaskulär anastomosierte freie Transplantate ersetzt werden kann. Die alte Kriegswunde unterscheidet sich vom operativ gesetzten Defekt oder der frischen Verletzung durch eine häufig starke Veränderung und Verziehung der anatomischen Weichteilstrukturen. Es gibt keinen Operationsbericht, in dem nachzulesen ist, welches Gefäß unterbunden oder vorhanden ist. Diese Schwierigkeit wäre durch defektferne Anastomosierung gegebenenfalls mit Gefäßinterponat zu umgehen. Bei ausgedehnten Defekten sind allerdings mehrere frei anastomosierte Transplantate erforderlich.

Bitter (1980), Bitter u. Danai (1982) sowie Taylor u. Holmes (1982), Taylor u. Watson (1978), Taylor u. Townsend (1979) haben exzellente Ergebnisse bei der Rekonstruktion von Knochen- bzw. Knochen-Weichteildefekten der Unterkieferregion nach Tumorresektion mit Knochen- oder kombinierten Knochen-Weichteil-Transplantaten vom Beckenkamm nach Anastomosierung der A. circumflexa ilium profunda bei je 10 Patienten vorgelegt. Taylor, der dieses Transplantat schon in anderen Regionen angewandt hat, betont aber, daß er dieses Verfahren bisher am Unterkiefer nur bei sorgfältig ausgewählten Fällen für indiziert hält. Wegen der großen Versagensfrequenz ist es nach seiner Auffassung nicht die erste Methode der Wahl. Dennoch dürfte sich hier in der Zukunft eine Möglichkeit ergeben, besonders in Gebieten mit unsicheren Durchblutungsverhältnissen Transplantationsergebnisse zu verbessern.

Literatur

Bitter K (1980) Bone transplants from the iliac crest to the maxillo-facial region by the microsurgical technique. J Maxillofac Surg 8: 210–216
Bitter K, Danai T (1982) Mikrochirurgische Knochentransplantation im Kiefer-Gesichtsbereich. To be published

Gärtner F (1970) Verwundungsursachen und Verletzungsarten bei 2213 kriegsbedingten Kiefer-Gesichts-Verletzungen. Schweiz Z Militarmed 47: 99
Hammer U (1978) Plastisch-rekonstruktive Operationen im Rahmen der Kriegschirurgie. Dtsch Z Mund Kiefer Gesichtschir 2: 49 S–57 S
Luhr H-G (1971) Treatment of mandibular fractures and pseudarthrosis by compressions-osteosynthesis. In: Transactions of the Fifth International Congress of Plastic and Reconstructive Surgery. Butterworths, Melbourne, p 109
Obwegeser H (1968) Primary repair of the mandible by the intraorale route after partial resection in cases with and without preoperative infection. Br J Plast Surg 21: 282
Obwegeser H, Sailer HF (1978) Experiences with intraoral partial resection and simultaneous reconstruction in cases of mandibular osteomyelitis. J Maxillofac Surg 6: 34
Taylor GI, Holmes A (1982) Unterkieferrekonstruktion mit mikrochirurgisch angeschlossenen zusammengesetzten Iliumtransplantaten. To be published
Taylor GI, Watson N (1978) One-stage reapir of compound leg defects with free, revascularized flaps of groin skin and iliac bone. Plast Reconstr Surg 61: 494
Taylor GI, Townsend P, Corlett R (1979) Superiority of the deep circumflex iliac vessels as the supply for free groin flaps. Experimental work. Plast Reconstr Surg 64: 595
Tinder L, Osborn D, Lilly G, Salem J, Cutscher J (1969) Maxillofacial Injuries. Sustained in the Vietnam conflict. Milit Med 134: 668–672

Die Miniplattenosteosynthese von Jochbein, Orbita und Stirnbein

F. Härle, H. Rudert und R. Ewers

Abteilung für Kieferchirurgie, Zentrum ZMK Heilkunde, Christian-Albrecht-Universität, Arnold-Heller-Straße, 2300 Kiel

Einleitung

Die klinische Diagnostik der lateralen Mittelgesichtsfrakturen ist durch die posttraumatische Schwellung erschwert und erfolgt deshalb verzögert. Die späte Revision und Reposition gelingt dann häufig nicht mehr mit konservativen oder halbkonservativen Verfahren. Mit Platten und Schrauben unter Zuhilfenahme von Ballonkathetern und Lyoduratransplantaten lassen sich die Frakturen des „Orbitaringes" einschließlich des Stirnbeines in anatomisch korrekte Position bringen und bis zur knöchernen Konsolidierung stabil halten. Die Wiederherstellung der Nasennebenhöhlenbelüftung, die freie Beweglichkeit der Augenmuskulatur und nicht zuletzt die äußere Form sind die Behandlungsziele und können mit kaum sichtbar abheilenden Schnittführungen erreicht werden.

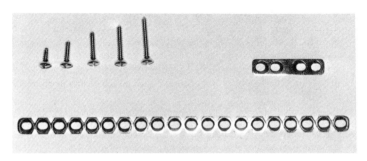

Abb. 1. 2,0-Kortikalisschrauben, Jochbeinminiplatte und „lange Orbitaplatte"

Prinzip der Plattenosteosynthese am Mittelgesicht

Die klassischen Repositionsverfahren für das dislozierte Jochbein sind die perkutane Reposition durch die Wange mit dem scharfen Einzinker, die Reposition von der Temporalregion her mit dem Elevatorium und die Reposition von der Kieferhöhle her. Die Retention des reponierten Jochbeines erfolgt durch Dauerzug an einem Knochenhaken, durch Knochendrahtnähte in den Jochbeinpfeilern und durch Streifen- oder Ballontamponade von der Kieferhöhle her.

Aufbauend auf den Erfahrungen mit der stabilen Plattenosteosynthese am Unterkiefer haben wir für das Mittelgesicht eine Miniaturplatte entwickelt, die eine axiale Druckverschraubung ermöglicht (Härle u. Düker 1975, 1976). Die Bohrungen und die dazu passenden 2,0-Kortikalis-Schrauben entsprechen dem sphärischen Gleitprinzip der Arbeitsgemeinschaft für Osteosynthesefragen (Abb. 1).

Die Platte ermöglicht eine stabile Fixation des Jochbeines bei Applikation von lateral über die Sutura zygomaticofrontalis in allen möglichen Dislokationsrichtungen. Postoperativ ist die Dislokation des Jochbeines nach vorn, nach medial, nach unten und nach hinten unmöglich. Der Dislokation nach lateral wirkt der M. masseter entgegen. In lateraler Richtung ist die Miniplatte nicht stabil. Die Applikation der Miniplatte von lateral über die Sutura zygomaticofrontalis erfolgt an der Zugseite, so daß die Platte teilweise wie eine Zuggurtungsplatte an dieser Stelle wirkt. Gegen Zug- und Scherkräfte nach hinten und vorne ist die Platte über die Kante stabil.

Jede Jochbeinfraktur, die bei der Reposition mit dem Einzinker nicht stabil einrastet, jede alte Jochbeinfraktur und alle Jochbeinmobilisationen stellen eine Indikation für die Miniplatte dar.

Technik der Miniplattenosteosynthese am Mittelgesicht

Von einem Augenbrauenschnitt her wird die Sutura zygomaticofrontalis dargestellt, das Jochbein perkutan mit dem Einzinker reponiert und die Miniplatte appliziert. Zunächst werden die frakturnahen Bohrlöcher exzentrisch gebohrt, mit der Tiefenmeßlehre wird die Bohrkanaltiefe gemessen und dann mit dem Gewindeschneider

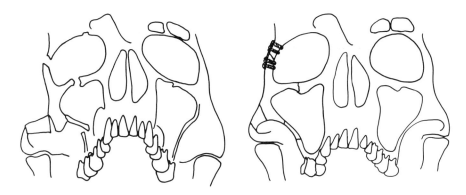

Abb. 2. Jochbeinfraktur *(links)* vor und *(rechts)* nach Miniplattenosteosynthese über der Sutura zygomaticofrontalis

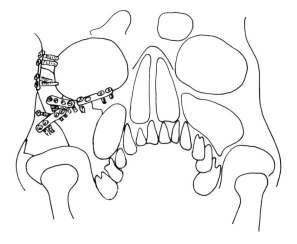

Abb. 3. Orbitaringfraktur nach Osteosynthese mit mehreren Miniplatten und Zugschraubenosteosynthese

das Gewinde geschnitten. In der Länge passende 2,0-Kortikalisschrauben werden eingeschraubt und durch das sphärische Gleitprinzip nähern sich nun die Fragmente aneinander. Feinstkorrekturen der Jochbeinstellung nach lateral sind durch weiteres Ausnutzen des sphärischen Gleitprinzips möglich, wenn gleichzeitig mit dem Einzinker die Reposition des Jochbeines nach vorn oder nach hinten eingestellt wird. Nach Abheben des Unterlides vom Bulbus korrigiert der Operateur die Position der Fragmente am Infraorbitalrand. Bei korrekter Stellung werden die lateralen Schrauben gesetzt und das Jochbein in der eingestellten Position stabil fixiert (Abb. 2).

Schnappt das Jochbein bei der Reposition mit dem Einzinker in korrekter Stellung ein und ist keine Veränderung der Position notwendig, können die Gleitlöcher der Miniplatte auch neutral gebohrt werden. Die Miniplatten werden ein halbes Jahr später in Lokalanästhesie entfernt. Als Komplikation kann bei einer instabil versorgten Jochbeinminiplattenosteosynthese eine Infektion auftreten. Hämatome

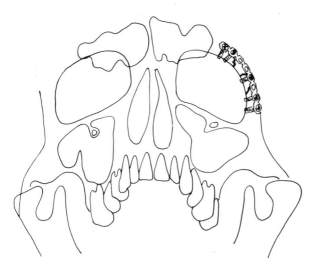

Abb. 4. Laterale Orbitaringtrümmerfraktur nach Osteosynthese mit der „langen Orbitaplatte"

werden abpunktiert, eine Überkorrektur kann nur durch Reoperation und neue Einstellung korrigiert werden.

Der unauffällige operative Zugang, die eindeutige Indikation, die einfache Technik und die sichere Fixation des gebrochenen Jochbeins mit der Miniplatte machen die Methode jeder anderen Technik überlegen. Die Instabilität und die evtl. Notwendigkeit des infraorbitalen operativen Zuganges bei der Drahtnaht wird mit der Miniplatte vermieden. Gegenüber der 2-Loch-Platte von Michelet u. Festal (1972) fixiert die 4-Loch-Mini-DCP-Platte in einer zusätzlichen Ebene stabil. Die Patienten können sofort Vollkost zu sich nehmen und die Entlassung aus der stationären Behandlung kann nach 3 bis 4 Tagen, wenn die Wange abschwillt, erfolgen. Die Patienten sind nach der Nahtentfernung am 7. postoperativen Tag arbeitsfähig.

Mit dem gleichen Prinzip können auch Trümmerfrakturen des Orbitaringes operativ versorgt werden. Allerdings ist dann eine zusätzliche Freilegung des Infraorbitalrandes und operative Einstellung auch in diesem Bereich notwendig. Nur so können Trümmerstücke fixiert und der Form der Orbita gerecht adaptiert werden (Abb. 3). Um bei Orbitatrümmerfrakturen der Situation gerecht zu werden hat Ewers (1977) eine fortlaufende miniaturisierte Platte entwickelt, die in alle Richtungen verformt und angepaßt werden kann. Diese Platte steht in beliebiger Länge zur Verfügung und wird individuell von einem laufenden Stück abgenommen (Abb. 1 und Abb. 4). Im Bereich der Sutura zygomaticofrontalis sind die knöchernen Strukturen so stark, daß das Setzen der Bohrlöcher, Gewindeschneiden und Plazieren der Schrauben keine Probleme bereitet. Die oberen Partien des Orbitaringes sind vom Augenbrauenschnitt her gut zugänglich, die unteren Partien stellen wir von einem 2–3 mm unterhalb der Lidkante geführten Schnitt dar. Unter Schonung des M. orbicularis oculi kann der Infraorbitalrand vom Tränennasengang bis zum lateralen Orbitarand dargestellt werden. Der Wundverschluß des Lides erfolgt mit einer fortlaufenden Hautnaht; in den tiefen Schichten werden keine Nähte gelegt. Der Schnitt im Unterlid hinterläßt kaum sichtbare Narben, ein Unterlidödem tritt nicht auf.

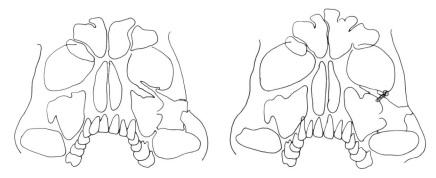

Abb. 5. Orbitabodenfraktur *(links)* vor und *(rechts)* nach Zugschraubenosteosynthese

Zugschraubenosteosynthese

In seltenen Situationen kann die eleganteste Form der Osteosynthese, die Zugschraubenosteosynthese, auch im Bereich des Orbitaringes angebracht werden, wenn Frakturen schräglamellär verlaufen und zulassen, daß mit einer oder mehreren Zugschrauben die Fragmente exakt gestellt und durch Aufbau von interfragmentärem Druck optimal eingestellt werden können (Abb. 5).

Orbitabodentrümmerung

Jochbein- und Orbitatrümmerfrakturen sind häufig mit Orbitabodenfrakturen vergesellschaftet. Die Trümmerung am Orbitaboden wird erst deutlich, wenn nach Reposition der Fragmente und Auslösung eingeklemmter Orbitaweichteile die Verzahnung dislozierter Knochenteile gelöst ist. In diesen Fällen legen wir den Orbitaboden von der Fissura orbitalis inferior bis zum Tränennasengang mit Lyodura aus (Luhr 1969). Nur bei ausgedehntesten Trümmerungen ist die Stützung des Transplantates über die Kieferhöhle mit einem wassergefüllten Ballon notwendig (Anthony 1952).

Der unauffällige operative Zugang, die einfache Technik und die sichere Fixation des getrümmerten Orbitaringes machen die Methode anderen operativen Verfahren überlegen. Grenzen sind gesetzt, wenn kleinste Knochenfragmente nicht mehr mit einer Schraube gefaßt werden können. Für diese Situation haben wir eine fortlaufende lange Orbitarekonstruktionsplatte entwickelt (Ewers 1977), mit der auch kleinste Knochenfragmente gefaßt werden können. Die Forderung der Traumatologie, anatomisch zu reponieren und stabil zu fixieren, wird so erfüllt. Die Sensibilitätsstörungen unserer nachuntersuchten Patienten sind bezogen auf das Ausmaß des Traumas gering. Eventuell zurückbleibende geringe Motilitätsstörungen führen nicht zu Doppelbildern. Die Fusion aus der motorischen Störung bewirkt eine richtige Koppelung beider Augen und damit die Abbildung der Sehobjekte auf korrespondierende Netzhautstellen (Düker et al. 1977).

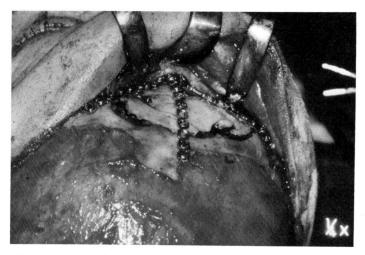

Abb. 6. Dreidimensional formstabil versorgte Stirnbeinfraktur

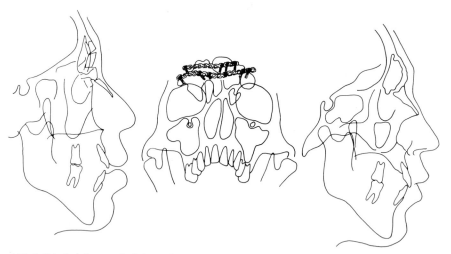

Abb. 7. Stirnbeinkontur *(links)* vor der Versorgung, *(Mitte)* nach der Versorgung, und *(rechts)* nach der Metallentfernung

Osteosynthesen am Stirnbein

Nach den Erfahrungen mit den Miniplatten und Schrauben im Mittelgesicht lag es nahe, die Osteosynthese auf den Nasen-Stirn-Bereich zu erweitern. Die Drahtnaht kann zwar im Mittelgesicht-Stirnbein-Bereich Knochenfragmente ausreichend adaptieren, eine stabile dreidimensionale Fixation ist jedoch nicht möglich (Abb. 6). Nach ersten Erfahrungen (Weerda et al. 1979) sind wir heute in der Lage, bei schweren Stirnbeinimpressionsfrakturen dreidimensional stabile konturkorrekte Rekonstruktionen mit der langen fortlaufenden Platte durchzuführen (Abb. 7). Der operative Zugang erfolgt über einen Ohr-zu-Ohr-Schnitt und die Stirnhöhle wird revidiert und für 4 Wochen zur Nase drainiert.

Literatur

Anthony D (1952) Facial injuries- diagnosis and surgical treatment of fractures of the orbit. Trans Am Acad Ophthalmol Otolaryngol 56: 580

Düker J, Härle F, Olivier D (1977) Drahtnaht oder Miniplatte – Nachuntersuchungen dislozierter Jochbeinfrakturen. Fortschr Kiefer Gesichtschir 22: 49

Ewers R (1977) Die Wiederherstellung des knöchernen Orbitaringes mit einer „langen Orbitaplatte" bei Trümmerfrakturen. Dtsch Zahnarztl Z 32: 763

Härle F, Düker J (1975) Druckplattenosteosynthese bei Jochbeinfrakturen. Dtsch zahnarztl Z 30: 71

Härle F, Düker J (1976) Miniplattenosteosynthese am Jochbein, Dtsch Zahnarztl Z 31: 97

Luhr HG (1969) Lyophilisierte Dura zum Defektersatz des Orbitabodens nach Trauma und Tumorresektion Med Mitt (Melsungen) 43: 233

Michelet FX, Festal F (1972) Ostéosynthèse par plaques vissées dans les fractures de l'étage moyen. Sci Rech Odonto-Stomatol 2: 4

Weerda H, Niederdellmann H, Ewers R (1979) Erfahrungen mit der stabilen Osteosynthese im Gesichtsschädelbereich. HNO 27: 318

Rekonstruktive und gelenkplastische Maßnahmen nach Acetabulumfrakturen

H. Bartsch und M. Weigert

Orthopädische Traumatologische Abteilung, Urban-Krankenhaus, Dieffenbachstraße 1, 1000 Berlin 61

Bei den knöchernen Verletzungen der Hüftgelenkspfanne werden folgende Frakturformen unterschieden:

1. isolierte Hüftpfannenbodenbrüche,
2. hintere Luxationsfrakturen,
3. dorsale Pfeilerbrüche,
4. ventrale Pfeilerbrüche,
5. Querfrakturen,
6. kombinierte Frakturen.

Zur Differenzierung der Pfannenfrakturen, um ggf. daraus die Art des konservativen oder operativen Vorgehens festzulegen, müssen außer den Standardaufnahmen die Ala- und Obturatoraufnahme angefertigt werden.

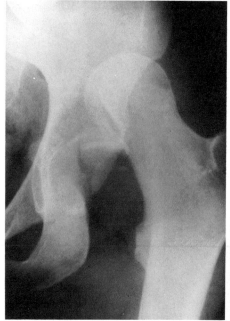 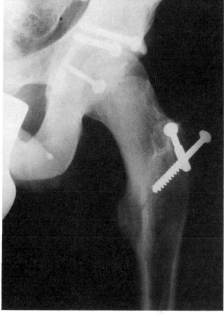

Abb. 1. 22jähriger Mann, hintere Luxationsfraktur nach Motorradunfall

Abb. 2. Schraubenosteosynthese nach Reposition und Trochanterosteotomie

Die isolierten Hüftpfannenbodenbrüche mit zentraler Gelenksluxation, bei denen die tragenden Pfannenteile im wesentlichen erhalten bleiben, werden in der Regel konservativ mit Doppeldrahtextension nach Narkosereposition behandelt.

Die dorsalen Pfannenrandbrüche, die im Obturatorbild am besten beurteilt werden können, sollten nach Möglichkeit operativ fixiert werden, da die Gefahr der Reluxation und damit der Hüftkopfnekrose durch Thrombosierung der gedehnten und verwrungenen Hüftkopfgefäße sehr groß ist.

Die Verschraubung des hinteren Pfannenrandes erfolgt vom Zugang nach Gibson zwischen den kleinen Glutäen und dem M. glutaeus maximus. Nach erfolgter Rekonstruktion des hinteren Pfannenrandes erfolgt die Entlastung des Beines für mindestens 3 Monate (Abb. 1 u. 2).

Die dorsalen Pfeilerbrüche werden am deutlichsten in der Ala-Aufnahme röntgenologisch dargestellt. Das operative Vorgehen erfolgt wie bei der Versorgung eines dorsalen Pfannenrandbruches vom Zugang nach Gibson. Zur besseren Darstellung wird in der Regel die temporäre Trochanterosteotomie durchgeführt. Unter Schutz des N. ischiadicus werden die Fragmente verschraubt und ggf. zusätzlich mit einer Platte stabilisiert.

Bei ausgedehnten Trümmerbrüchen ist jedoch oft eine stabile Osteosynthese nicht zu erzielen. Bei derartigen Fällen kann auch nur eine Kirschner-Draht-Adaptationsosteosynthese durchgeführt werden, wobei zusätzlich eine 6wöchige Becken-Bein-Fuß-Gipsruhigstellung erforderlich ist.

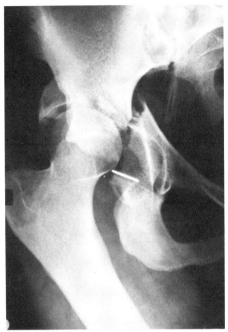 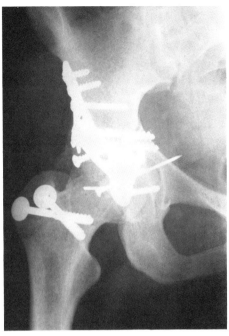

Abb. 3. 30jährige Frau, Kombinationsfraktur Acetabulum mit Hüftkopfluxation

Abb. 4. Stabile Osteosynthese mit Platte am hinteren Pfeiler nach Trochanterosteotomie

Ventrale Pfeilerbrüche sind am sichersten in der Obturatoraufnahme zu beurteilen. Als operativer Weg hat sich der iliokrurale oder ilioinguinale Zugang bewährt. Dabei verläuft der Hautschnitt entlang dem Beckenkamm, biegt dann parallel dem Leistenband nach medial um. Die breiten Bauchmuskeln werden vom Leistenband abgelöst und das Gefäßnervenbündel von medial und lateral her dargestellt sowie der M. iliopsoas durchtrennt. Es gelingt so, das gesamte kleine Becken unterhalb der Linea terminalis zur Darstellung zu bringen, und es kann dann die Osteosynthese, ggf. mit Anbringung einer Platte an der Linea terminalis, durchgeführt werden.

Bei den kombinierten Brüchen muß – je nach Verletzungsart – kombiniert vorgegangen werden, wobei es sich empfiehlt, zunächst die dorsale Rekonstruktion durchzuführen und erst danach zu entscheiden, ob ein zusätzlicher ventraler Zugang erforderlich ist (Abb. 3 u. 4).

Es ist in jedem Fall die Frühestversorgung bei Acetabulumfrakturen anzustreben. Je exakter die Rekonstruktion ist, um so besser ist selbstverständlich das postoperative funktionelle Ergebnis und die Gefahr der Hüftkopfnekrose wird vermindert.

Das rekonstruierte Acetabulum stellt jedoch auch bei der Entwicklung einer posttraumatischen Arthrose oder der Hüftkopfnekrose für den dann durchzuführenden endoprothetischen Ersatz des Hüftgelenkes eine wichtige Voraussetzung dar zur gesicherten Verankerung der Kunststoffpfanne (Abb. 5 u. 6).

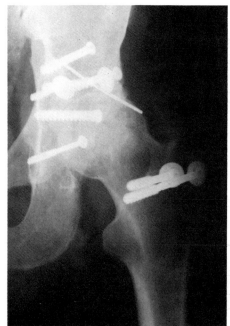 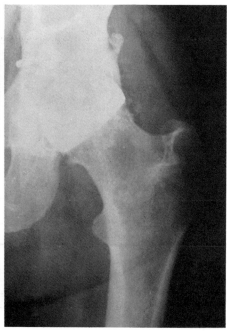

Abb. 5. 45jähriger Mann, sekundäre Arthrose nach rekonstruiertem hinteren Pfeilerbruch

Abb. 6. Alloarthroplastischer Ersatz mit Schalenendoprothese (Doppelcupplastik)

Bei der posttraumatischen Arthrosis deformans führen wir in der Regel bei starker Schmerzhaftigkeit und deutlichem Funktionsverlust die endoprothetische Versorgung bei guter Knochensubstanz mit der Doppelcuparthroplastik durch. Bei der Hüftkopfnekrose verwenden wir die Keramikpfanne nach Mittelmeier, kombiniert mit dem madriporischen Lordschaft.

Ergebnisse

In den letzten 7 Jahren wurden an unserer Klinik 45 Acetabulumfrakturen behandelt.

Bei 24 Fällen handelte es sich um zentrale Hüftgelenkluxationsfrakturen, die konservativ behandelt wurden. Bei 6 Fällen handelte es sich um hintere Pfannenrandabbrüche, bei 6 Fällen um hintere Pfeilerbrüche und bei 4 Fällen um vordere Pfeilerbrüche und bei 5 Fällen um Kombinationsfrakturen.

Neben den reinen zentralen Hüftgelenkluxationsfrakturen wurden weitere 8 Fälle nur konservativ behandelt, da es sich um Mehrfachfrakturen handelte mit erheblicher Zertrümmerung, so daß wenig Aussicht bestand, daß eine stabile Osteosynthese zu erreichen war und unter der konservativen Behandlung eine gute Stellung der Fragmente erzielt werden konnte.

Bei den operativ rekonstruierten Acetabulumfrakturen kam es in 4 Fällen zur Ausbildung einer posttraumatischen Arthrosis deformans oder Hüftkopfnekrose, so daß sich die endoprothetische Versorgung anschließen mußte.

Zusammenfassend kann daher festgestellt werden, daß Abbrüche des hinteren Pfannenrandes sowie Pfeilerbrüche der Hüftpfanne nach Möglichkeit anatomisch rekonstruiert werden sollten. Das rekonstruierte Acetabulum stellt die beste Prophylaxe für die Entwicklung einer posttraumatischen Arthrose oder Hüftkopfnekrose dar.

Aber auch bei einer evtl. notwendig werdenden endoprothetischen Versorgung ist ein rekonstruiertes Acetabulum notwendig zur gesicherten Verankerung des Pfannenteiles.

Zusammenfassung

Abbrüche des hinteren Pfannenrandes bei der traumatischen Hüftgelenksluxation sowie Pfeilerbrüche der Hüftpfanne sollten nach Möglichkeit anatomisch rekonstruiert werden. Wobei Frühestversorgung anzustreben ist um die Gefahr der Hüftkopfnekrose zu vermindern. Je exakter die Rekonstruktion zu erreichen um so besser ist das postoperative funktionelle Ergebnis.

Das rekonstruierte Acetabulum stellt auch bei der Entwicklung einer posttraumatischen Arthrose oder Hüftkopfnekrose für den dann durchzuführenden endoprothetischen Ersatz des Hüftgelenkes eine wichtige Voraussetzung dar, zur gesicherten Verankerung der Kunststoffpfanne.

Bei der posttraumatischen Hüftgelenksarthrose führen wir in der Regel bei starker Schmerzhaftigkeit und deutlichem Funktionsverlust die endoprothetische Versorgung bei guter Knochensubstanz mit der Doppelcuparthroplastik durch. Bei der Hüftkopfnekrose verwenden wir die Keramikpfanne nach Mittelmeyer, kombiniert mit dem madriporischen Lordschaft.

Die Ergebnisse und Komplikationen der Acetabulumfrakturen sowie sich daran anschließende gelenkplastische Maßnahmen werden dargestellt.

Literatur

Weigand H (1980) Kombinationsverletzungen des Hüftgelenkes mit Abscherfrakturen am coxalen Femurende. Aktuel traumatol 10: 1–8
Weigert M, et al (1974) Operative Rekonstruktionen nach Luxationen und Frakturen. Zentralbl Chir 99: 257–266
Weigand H, et al. (1979) Spätergebnisse von 103 operativ behandelten Hüftpfannenbrüchen. Unfallchirurgie 5: 150
Kazar Gy et al. (1979) Indikation der konservativen Behandlung bei den zentralen Luxationen im Hüftgelenk. Aktuel Traumatol 9: 89–96
Mockwitz I (1975) Verrenkung des Hüftgelenkes. Aktuel Traumatol 5: 31–35

Korrekturosteotomien und Reosteosynthesen nach Voroperationen bei traumatischer Schädigung des koxalen Femurendes

M. Faensen, R. Rahmanzadeh und F. Enes-Gaiao

Abteilung für Unfall- und Wiederherstellungschirurgie am Klinikum Steglitz, FU Berlin, Hindenburgdamm 30, 1000 Berlin 45

Den Frakturen am koxalen Femurende kommt aus 2 Gründen besondere klinische Bedeutung zu.

1. Die mit dem Alter zunehmende Häufigkeit und die dringliche Indikation zur operativen Therapie.
2. Die anatomischen und biomechanischen Gegebenheiten, die die Wiederherstellung erschweren. Fehlstellungen führen zu Veränderungen an der Statik des ganzen Beines und können über Funktionsbeeinträchtigungen zur posttraumatischen Arthrose mit weitgehender Gelenkzerstörung führen. Rückwirkungen auf die Wirbelsäule und auf das andere Bein sind möglich.

Die biomechanischen Besonderheiten des koxalen Femurendes begünstigen die Entstehung von Fehlstellungen. Sie resultieren aus insuffizienten Osteosynthesen

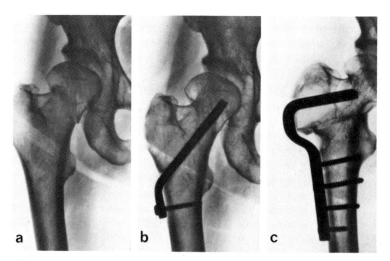

Abb. 1a–c. 40jährige Patientin mit Abduktionsfraktur des rechten Schenkelhalses bei angeborener Coxa valga, Hüftdysplasie und Arthrose des Hüftgelenkes **(a)**. Die Osteosynthese erfolgt mit einer 1-Loch-Winkelplatte. Durch die zusätzliche Valgisierung ist die Kongruenz der Gelenkflächen weiter verschlechtert **(b)**. Nach Ausheilung der Fraktur wird die 130°-Winkelplatte entfernt und eine Varisierung durch intertrochantäre Osteotomie durchgeführt, die eine gute Zentrierung des Kopfes im Acetabulum erreicht. Die Varisierung auf der linken Seite wurde von der Patientin zur Zeit noch nicht gewünscht **(c)**

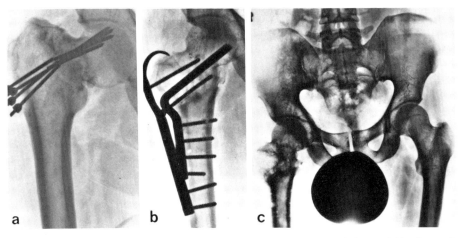

Abb. 2 a–c. 32jähriger Patient mit Schenkelhalsfraktur und Pseudarthrose bei Varusfehlstellung mit gebrochenen Knochennägeln **(a)**. Der ausgeprägte Trochanterhochstand, der über lange Zeit bestand, machte bei der Valgisierung von 50° die zusätzliche Stabilisierung mit einer Hakenplatte erforderlich **(b)**. Nach 3 Monaten resultierte ein belastbares schmerzfreies Hüftgelenk mit mäßiger Bewegungseinschränkung **(c)**

oder aus deren Überlastung bei fehlender Kooperationsfähigkeit des Patienten, oft verbunden mit Inaktivitätsatrophie und Altersosteoporose.

Bezüglich der Behandlungsverfahren, Risiken und Komplikationen lassen sich am koxalen Femurende 2 Gruppen von Frakturen unterscheiden:

1. Die Schenkelhalsfrakturen.
2. Die pertrochantären Frakturen.

Bei den Schenkelhalsfrakturen vom Typ Pauwels I sind unabhängig vom Alter, korrekturbedürftige Fehlstellungen nicht zu erwarten. In seltenen Fällen führt die Valgisierung des Kopfes durch die Abduktionsfraktur bei vorbestehender Coxa valga zu einer vermehrten Gelenkinkongruenz, so daß sekundär eine Varisierung erforderlich wird. (Abb. 1).

Bei den Frakturtypen Pauwels II und III führen fehlende primäre Valgisierungsosteotomie, oder die fehlende Valgisierung bei der Reposition sowie unzureichende Osteosyntheseverfahren oder inadäquate postoperative Belastung zur Varusfehlstellung. Ist der Femurkopf vital, sollte ein endoprothetischer Gelenkersatz vermieden werden.

Das Ziel der Korrekturosteotomie ist es, die biomechanischen Voraussetzungen zu schaffen, die beim Frakturtyp Pauwels I vorliegen. Dazu ist in der Mehrzahl der Fälle eine Valgisierung von 30 bis 50° erforderlich. Die Osteosynthese muß übungsstabil sein, denn die Inaktivitätsatrophie des Knochens und der schädliche Einfluß auf den Gelenkknorpel bei Immobilisation setzen einen Circulus vitiosus in Gang, der schließlich doch noch zum Verlust des Gelenkes führen kann.

Das Osteosyntheseverfahren der Wahl ist die 120°-Umlagerungsplatte, in seltenen Fällen können Platten mit anderen Winkeln erforderlich werden. (Abb. 2 u. 3).

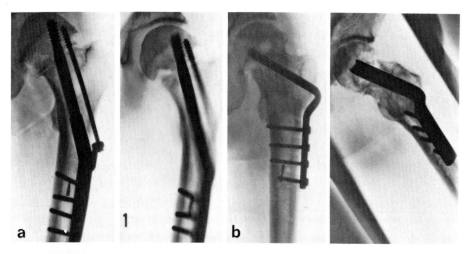

Abb. 3a, b. 30jähriger Patient mit Zustand nach einer Schenkelhalsfraktur vom Typ Pauwels II bis III, die mit einer Pohl-Laschenschraube mit Lage im kranialen Kopfsegment erfolgte (**a**). Eine Valgisierung ist bei der Osteosynthese nicht erreicht. Nach Umlagerungsosteotomie und Stabilisierung mit einer 120°-Umstellungsplatte kam es nach 8 Wochen zum knöchernen Durchbau und zur schmerzfreien Belastbarkeit des Beines (**b**)

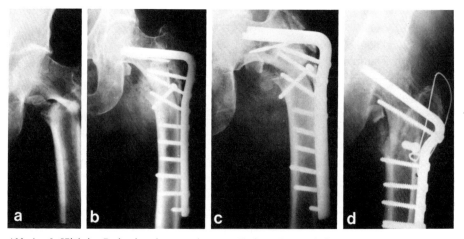

Abb. 4a–d. 57jährige Patientin mit pertrochantärer Fraktur. Der Mehrfragmentbruch erlaubt keine mediale Abstützung (**a**). Nach Osteosynthese bleibt eine deutliche Varusstellung bestehen, die die Ausheilung der Fraktur sehr gefährdet und langfristig ein unbefriedigendes Ergebnis erwarten läßt (**b**). Vor Ausheilung der Fraktur stürzte die Patientin und es kam zur Lockerung der Osteosynthese (**c**). Es wurde nun die Reosteosynthese mit einer Valgisierung verbunden, die Teilbelastbarkeit erlaubte und zur Ausheilung führte (**d**)

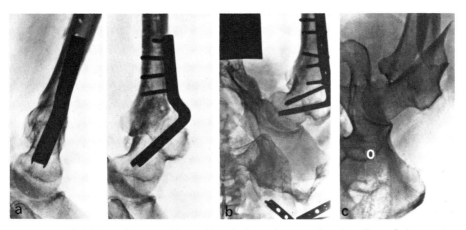

Abb. 5 a–c. 24jähriger polytraumatisierter Dachdecker mit pertrochantärer Femurfraktur rechts, Beckenringfraktur beiderseits und Beckenschaufelfraktur (**a**). Offene Monteggia-Fraktur und distale Radiusfraktur rechts. Wegen Kieferfrakturen wurde der Patient nach Osteosynthese des Femurs zu uns verlegt. Bei erheblich erschwerter Mobilisation wegen der Armverletzung kam es zu einer Varusfehlstellung am rechten koxalen Femurende (**b**). Nach Umlagerungsosteotomie und weiterer Erholung des Patienten resultiert 2 Jahre nach dem Unfall ein schmerzfreies und belastbares Hüftgelenk (**c**)

Bei den pertrochantären Frakturen wird beim jüngeren Patienten die anatomische Wiederherstellung angestrebt. Im Senium, bei mangelnder Kooperation und reduziertem Kräftezustand, stellen die Endernagelung und der Hüftgelenkersatz als Ausnahmeindikation Alternativen dar. Bei gleichzeitiger Koxarthrose ist der totalendoprothetische Hüftgelenksersatz unabhängig vom Alter indiziert.

Varus-Fehlstellungen entstehen überwiegend sekundär bei fehlender medialer Abstützung bei instabilen Frakturen, wenn eine anatomische Reposition und/oder eine Spongiosaplastik nicht durchgeführt wurden.

Beim polytraumatisierten Patienten können sekundäre Fehlstellungen durch Begleitverletzungen verursacht sein, die die Teilbelastung erschweren.

Die Osteosynthese richtet sich nach der Verlaufsrichtung der Frakturlinie. Bei einer Reosteosynthese kann eine 95°-Kondylenplatte eine Kompression durch Spannen der Platte ermöglichen, bei der Umlagerung wird auch hier die 120°-Umlagerungsplatte verwendet. (Abb. 4 und 5).

Es ist eine Erfahrung, daß Umstellungsosteotomien am koxalen Femurende bei posttraumatischen Zuständen technisch schwierig sein können. Im Gegensatz zu den Korrekturosteotomien bei angeborenen Fehlstellungen ist die Anatomie häufig verändert, der Knochen atrophisch und Defekte im Knochen durch vorher eingebrachtes Osteosynthesematerial ermöglichen nicht immer die optimale Plazierung der Plattenklingen. Dennoch ist es in der überwiegenden Mehrzahl der Fälle möglich, ein belastbares Hüftgelenk zu erhalten, wenn auch nach mehreren Eingriffen eine Einschränkung der Beweglichkeit unvermeidbar wird. Der Wiederherstellung werden durch Infektion Grenzen gesetzt. Bei Operationen mit ungenügender Osteosynthesetechnik werden offenbar gehäuft auch die weiteren Prinzipien der operativen Frakturbehandlung nicht ausreichend berücksichtigt. Asepsis und atraumatische Operationstechnik werden nicht genügend beachtet und führen zu einer Infektion, die die Prognose für das Gelenk erheblich verschlechtert. Ruhigstellung und Entlastung des Gelenkes führen zu weiterer Atrophie des Knochens und der Weichteile sowie zu einer irreversiblen Schädigung des Gelenkknorpels. Da diese Patienten häufig erst nach einem längeren Krankheitsverlauf überwiesen werden, ist die weitgehende Nekrose und Resorption des Femurkopfes nicht selten. Aus diesem Grunde sollten Patienten mit Komplikationen nach Osteosynthesen am koxalen Femurende frühzeitig in die Behandlung von Zentren gelangen, wo über entsprechende Erfahrung verfügt wird.

Die supramalleoläre Korrekturosteotomie – Indikation, Technik und Ergebnisse

P. J. Meeder, E. Keller und S. Weller

Berufsgenossenschaftliche Unfallklinik, Rosenauer Weg 95, 7400 Tübingen

Posttraumatische Achsfehlstellungen nach Unterschenkelfrakturen im mittleren und distalen Drittel sollten bei konsequenter Beachtung der von L. Böhler aufgestellten Richtlinien der konservativen Therapie, der von Küntscher angegebenen Technik der Marknagelosteosynthese und der Forderung der Arbeitsgemeinschaft für Osteosynthesefragen (AO) nach anatomischer Reposition nicht mehr auftreten. Aus bekannten Gründen stellt man jedoch immer wieder offensichtliche, den Patienten in seiner Arbeitsfähigkeit und Lebensqualität beeinträchtigende Achsabweichungen fest.

Die Indikation zur Korrektur sollte rechtzeitig gestellt werden, ehe gravierende arthrotische Veränderungen der angrenzenden Gelenke röntgenologisch sichtbar sind.

Varus- und Innenrotationsfehlstellung werden wegen der geringen Pronationsmöglichkeit des Fußes schlechter als Valgus- oder Außenrotationsfehler kompensiert und toleriert. Daher kann für jüngere und und sportlich aktive Patienten bereits bei einer Varusfehlstellung von mehr als 5° oder einem Innendrehfehler von 8–10° die Indikation zu einem operativen Vorgehen bestehen, ebenso bei einem Valgus von 10–12°, einem Außendrehfehler von 10–15° oder einer alleinigen Achsenabweichung in der sagittalen Ebene von mehr als 15–20°.

Eine bereits manifeste Sekundärarthrose bei noch guter Beweglichkeit des oberen Sprunggelenks stellt keine Kontraindikation dar (Hierholzer 1972).

Die supramalleoläre Korrekturosteotomie wird von uns als lineare oder keilförmige Osteotomie im spongiösen, metaphysären Bereich der Tibia mit Hilfe der os-

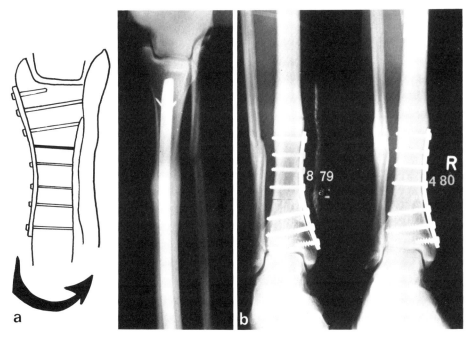

Abb. 1. a Patient P.G., 18 Jahre. Innenrotationsfehler von 20° nach geschlossener Unterschenkelfraktur und Marknagelosteosynthese (rechte Seite), Skizze der geplanten supramalleolären Derotationsosteotomie (linke Seite). **b** Stabilisierung der Osteotomie der Tibia durch eine 7-Loch-Schmale-DC-Platte, die osteotomierte Fibula wurde nicht durch eine Drittelrohrplatte versorgt (rechte Seite), 6 Monate postoperativ sind Fibula und Tibia fest knöchern verheilt

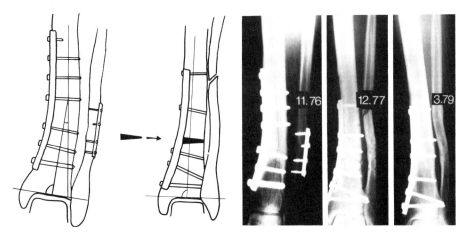

Abb. 2. *Links:* Patient W.B., 33 Jahre. Varusfehlstellung von 10° und Außendrehfehler von 20° nach Plattenosteosynthese einer Unterschenkelfraktur (rechte Seite). Skizze der geplanten additiven, supramalleolären Valgisations- und Derotationsosteotomie bei Verwendung einer schmalen DC-Platte. *Rechts:* Präoperativer röntgenologischer Situs, postoperative Kontrolle und Bild der knöchernen Ausheilung

zillierenden Säge vorgenommen und wurde bis auf wenige Ausnahmen mit einer Plattenosteosynthese kombiniert. Der Zugang und die Lage der Platte richten sich u. a. nach den Weichteilverhältnissen und der Aufgabenstellung des Osteosynthesematerials als Abstützungs- oder Zuggurtungsplatte. Daher sind laterale, mediodorsale, dorsale und ventrale Schnittführungen möglich und notwendig. Sperrt die Fibula bei Beseitigung der Fehlstellung, durchtrennt man sie schrägverlaufend proximal der Osteotomie der Tibia. Um eine möglichst rasch einsetzende und schmerzfreie krankengymnastische Übungsbehandlung zu ermöglichen, stabilisierten wir in den letzten Jahren zunehmend auch die osteotomierte Fibula mit Hilfe von Drittelrohrplatten.

Bei Rotationsfehlstellungen des Unterschenkels wird vor der queren Osteotomie der Drehfehler durch 2 senkrecht zur Unterschenkelschaftachse eingebrachte Kirschner-Drähte simuliert, die nach der Osteotomie durch Derotation der Tibia zur Deckung gebracht werden (Abb. 1).

Varus- und Valgusverbiegungen sollte man bei bestehender Beinlängendiskrepanz zu Ungunsten der betroffenen Extremität nicht subtraktiv wergen der damit verbundenen weiteren Verkürzung korrigieren, sondern additiv durch Einbolzen keilförmig zurecht geschnittener autologer, kortiko-spongiöser Beckenkammspäne. Die Stabilisierung der Tibia erfolgt durch schmale DC-Platten oder T-Platten im Sinne der Abstützung medial bei Varus-, lateral bei Valgusfehlstellung bei additivem Vorgehen.

Bei subtraktiver Korrekturosteomie liegt die Zuggurtungsseite bei einer Varusfehlstellung auf der lateralen Seite der Tibia, bei einer Valguseinstellung medial. Identische Gesichtspunkte gelten für die Korrektur von Ante- und Rekurvationsfehlstellungen. Bei kombinierten Fehlstellungen beseitigt man zunächst den Rotationsfehler und dann erst die übrigen Fehlstellungen (Abb. 2 und 3).

Von 1974 bis 1980 sind an der Berufsgenossenschaftlichen Unfallklinik Tübingen 44 Patienten – 30 Männer, 14 Frauen – im Alter von 16–66 Jahren wegen einer posttraumatischen Fehlstellung supramalleolär korrigiert worden. Das Unfallereignis lag zwischen 4 Monaten und 29 Jahren zurück.

Eine konservative Vorbehandlung war bei 15 Patienten erfolgt, eine operative 29mal: 9 Marknagel – 9 Platten – und 2 Fixateur-externe – Osteosynthesen, 9mal Versorgung mit Rush pins, Schrauben und/oder Cerclagen. Es wurden korrigiert: Varusfehlstellung von 5–30°, Valgusfehlstellung von 8–30°, Außendrehfehler zwischen 10 und 25°, Innendrehfehler von 10–40°, Ante- und Rekurvationsfehlstellungen von 5 bzw. 10° bis 20 bzw. 25°. 27mal lag eine isolierte Achsabweichung vor, 17mal eine kombinierte. Die häufigste Fehlstellung war ein Innendrehfehler (22mal), gefolgt von Varusdeformität (21mal), Valguseinstellung (9mal), Außenrotationsfehler (5mal), Ante- und Rekurvation (5mal bzw. 4mal). Bei 42 der 44 Patienten erfolgte eine stabile Plattenosteosynthese der Tibia, 2mal konnte man bei additivem Vorgehen auf eine zusätzliche Osteosynthese verzichten. Postoperativ war bei 37 Patienten eine komplette Korrektur der Fehlstellung klinisch und röntgenologisch festzustellen, bei 7 Patienten verblieb 3mal eine Antekurvationsfehlstellung zwischen 5 und 10°, 4mal eine Varusfehlstellung (3mal unter 5°, 1mal von 10°).

Bei Abschluß der Behandlung waren alle Korrekturosteotomien fast knöchern verheilt (Abb. 2 u. 3).

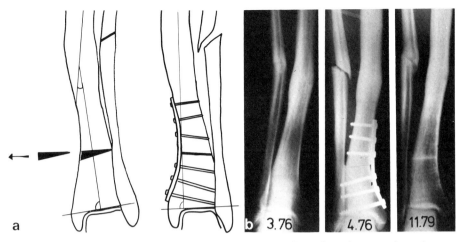

Abb. 3. a Patient B. L., 36 Jahre. Valgusfehlstellung von 14° nach Marknagelosteosynthese einer geschlossenen Unterschenkelfraktur, Skizze der geplanten subtraktiven valgisierenden supramalleolären Osteotomie **b** Präoperativer röntgenologischer Situs, postoperative Kontrolle und Bild der knöchernen Ausheilung nach Entfernung des Osteosynthesematerials

Eine weitere ambulante Untersuchung von 34 der 44 Patienten 1,5–8 Jahre postoperativ, im Mittel nach 4 Jahren, zeigte, daß Spätfolgen bei rechtzeitiger, technisch einwandfreier Korrekturosteotomie nicht festzustellen waren. Bei bereits vorhandener Arthrose zum Zeitpunkt der Korrektur mußte man zwar eine gewisse Zunahme der klinischen und röntgenologischen Symptome feststellen, eine gelenkversteifende Operation erschien jedoch bei keinem Patienten angezeigt und wurde auch von ihnen, als ihrem Beschwerdebild nicht angemessen, abgelehnt.

Literatur

Allgöwer M, Huggler A, Segmüller G (1966) Innere Fixation bei Achsenkorrekturen am Tibiaende. 52. Jahresversammlung der Schweizerischen Gesellschaft für Unfallmedizin und Berufskrankheiten gemeinsam mit der Schweizerischen Gesellschaft für Orthopädie 3./4. Juni, 1966 in Genf.

Hierholzer G (1972) Operative Eingriffe zur Prophylaxe und Therapie der Arthrose bei Fehlstellungen nach Frakturen. Hefte Unfallheilkd. 110: 155–157

Janssen G (1973) Die supramalleoläre Korrektur-Osteotomie nach Unterschenkelfraktur. Hefte Unfallheilkd 114: 318–321

Rehn J, Schramm W, Hierholzer G (1968) Zur Indikation und Technik der Umstellungsosteotomien wegen Fehlstellung nach Frakturen der unteren Gliedmaßen. Arch Orthop Unfallchir 63: 9–18

Walcher K (1972) Die operative Behandlung der posttraumatischen Gelenkfehlstellung. Monatsschr Unfallheilkd 75: 156–167

Zenker K (1972) Zur Indikation und Technik korrigierender Osteotomien im Schaftbereich langer Röhrenknochen. Arch Orthop Unfallchir 74: 205–223

Die Schwenkosteotomie des in Fehlstellung verheilten Orbitabodens und lateralen Orbitarandes

R. Ewers und F. Härle

Abteilung für Kieferchirurgie, Zentrum ZMK Heilkunde, Christian-Albrecht-Universität, Arnold-Heller-Straße, 2300 Kiel

Einleitung

Die primäre und verzögerte operative Therapie der Orbitaringfrakturen, wie sie von Michelet u. Festal (1971), Härle u. Düker (1975), Weerda et al. (1979) und Luhr (1979) empfohlen wurde, ist oft nicht möglich oder nur teilweise durchführbar.

In Fehlstellung verheilte laterale und kaudale Orbitarand- und Orbitabodenareale müssen, wie schon Kazanjian u. Converse (1959), Converse et al. (1961, 1967), Dingmann u. Natvig (1964), Smith (1964), Schultz (1970, Crikelair et al. (1972) und Rankow u. Mignogna (1975) gefordert haben, sekundär operativ behandelt werden.

Nicht nur der kosmetische Effekt und die permanente Schieflage der Bipupillarebene, sondern die persistierende Diplopie (Beirue 1981, Wessberg 1981) stellt die Indikation zur operativen Intervention.

Für Smith (1964) ist bei den Orbitabodenfrakturen schon der positive Traktionstest Grund zur chirurgischen Intervention, um den eingeklemmten M. rectus inferior zu lösen. In Fehlstellung verheilte isolierte Orbitabodenfrakturen beobachten wir selten, oft ist der kaudale und laterale Orbitarand mit beteiligt und in kaudodorsaler Fehlstellung verheilt (Kriens 1982). Nur in seltenen Fällen beobachten wir bei einem abgesunkenen Bulbus das von Lang (1889) beschriebene Phänomen des ungestörten Visus.

Bei der operativen Intervention versuchen wir die ausgedehnten Eingriffe zu umgehen, wie sie von Mustardé (1966), Tajima et al. (1974), Rončević u. Malinger (1981) und Kawamoto (1982) mit Osteotomie und anschließender Anhebung des gesamten mobilisierten Jochbeinmassives angegeben werden. Knorpelunterfütterungen (Esser 1920, McCoy et al. 1962) sowie Chrom-, Kobalt- und Goldimplantaten (Kummoona 1976) stehen wir kritisch gegenüber.

Methode

Anhand von Röntgenbildern, Durchzeichnungen und Konstruktionsschemata möchten wir unsere Osteotomiemethode mit Anhebung des Orbitabodens und Orbitarandes veranschaulichen.

Die Röntgenbilder von einem 53jährigen Patienten zeigen den abgesunkenen Orbitaboden und lateralen Orbitarandbereich mit ausgeprägter Infraorbitalstufe.

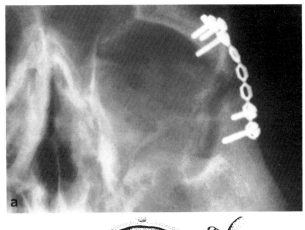

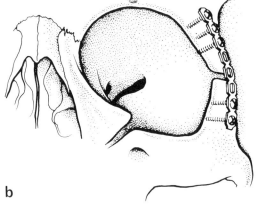

Abb. 1. a Röntgen-Bild (okzipitomentale Projektion) und **b** Durchzeichnung des in Fehlstellung verheilten Orbitaringes und -bodens

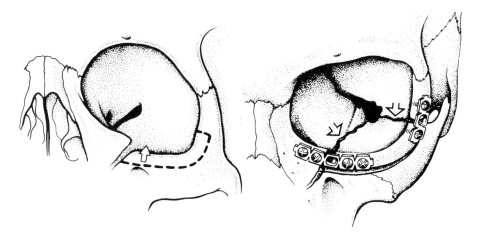

Abb. 2 *(Links).* Konstruktionszeichnung der Osteotomielinien *(Pfeil)* der Osteotomie des lateralen und kaudalen Orbitaringes

Abb. 3 *(Rechts).* Konstruktionszeichnung der Bruchlinien im Orbitaboden *(Pfeile)*

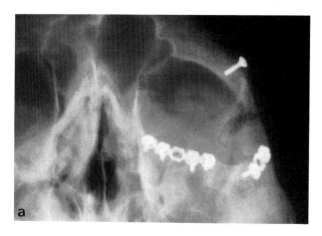

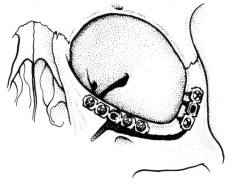

Abb. 4. a Röntgenbild und **b** Konstruktionszeichnung der mit AO-Multiminilochplatten versorgten Osteotomie

Bei diesem Patienten wurde primär keine operative Versorgung des Orbitabodens durchgeführt (Abb. 1).

Ausgeprägte linkslaterale Doppelbilder und eine kosmetisch stark störende abgesunkene Orbita waren Indikation zum operativen Eingriff.

Nach Durchtrennung des Knochens – ca. 6 mm vom lateralen und kaudalen Orbitarand entfernt (Abb. 2) – wird mit kleinen Meißeln der osteotomierte Knochen eleviert, so daß Anteile des kaudal in Fehlstellung verheilten Orbitabodens mit angehoben werden (Abb. 3).

Mit den kleinen AO-Multiminilochplatten (Ewers 1977) wird der elevierte Knochen an der kranialen und kaudalen Osteotomiestelle fixiert (Abb. 4). Ist die Elevation des Orbitabodens nicht ausreichend, kann zusätzlich noch eine Auffüllung im Orbitabodenbereich mit Lyodura (Luhr 1969), mit Ohrknorpel (Constantian 1982) oder mit Polyglaktin (Höltje 1983) erfolgen. Zur zusätzlichen Unterstützung dieser Konstruktionen, insbesondere im dorsalen Bereich, wird von uns ein Ballonkatheter, wie 1952 von Anthony empfohlen, verwendet.

In der Abb. 5 ist der intraoperative Situs mit angehobenem kaudalen Orbitrand und der dadurch entstandene Knochenspalt, die Miniplatte und eine eingelegte Lyodura (Pfeil) dargestellt.

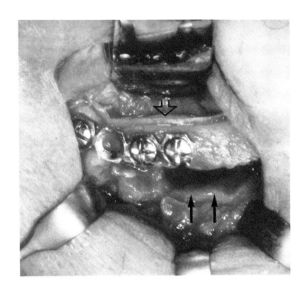

Abb. 5. Operationssitus mit Platte und Lyodura (⇦); durch Elevation des osteotomierten caudalen Orbitaringes entstandene Diastase (←)

Diskussion

Die Schwenkosteotomie des lateralen und kaudalen Orbitrandes mit Anhebung des Orbitabodens vermeidet die ausgedehnten Osteotomien des gesamten Jochbeinmassives und verhindert dadurch Muskeleinklemmungen, Weichteil- und Fettinterponate, verkleinert den Orbitaraum und hebt den Bulbus in wünschenswerter Weise.

Zusammenfassung

In Fehlstellung verheilte laterale und kaudale Orbitarand- und Orbitabodenareale müssen mit Hilfe von Osteotomien und Elevation der betroffenen Knochenareale operativ behandelt werden. Um ausgedehnte Jochbeinmassivosteotomien und Elevationen zu vermeiden, wird eine Osteotomie im lateralen und kaudalen Orbitaring- und -bodenbereich beschrieben. Diese Methode ermöglicht die Elevation des in kaudaler Fehlstellung verheilten Orbitabodens. Mit Hilfe von Multilochminiplatten können die osteotomierten Knochenanteile stabil fixiert werden. Diese Schwenkosteotomie vermeidet Muskeleinklemmungen, Weichteil- und Fettinterponate und verkleinert den Orbitaraum mit gleichzeitiger Anhebung des Bulbus in wünschenswerter Weise.

Literatur

Anthony D (1952) Facial injuries – diagnosis and surgical treatment of fractures of the orbit. Trans Am Acad Ophthal mol Otolaryngol 56:580

Beirue OR (1981) Unusual ocular complications in fractures involving the orbit. Int J Oral Surg 10: 12

Constantian MB (1982) Use of auricular cartilage in orbital floor reconstruction. Plast Reconstructr Surg 69:951

Converse JM, Cole G, Smith B (1961) Late treatment of blow-out fracture of the floor of the orbit. Plast Reconstructr Surg 28:183

Converse JM, Smith B, Obear MF, Wood-Smith D (1967) Orbital blow-out fractures: A ten-year survey. Plast Reconstructr Surg 39:20

Crikelair GF, Rein, JM, Potter GD, Cosman B (1972) A critical look at the blow-out fracture. Plast Reconstructr Surg 49:374

Dingmann RO, Natvig P (1964) Surgery of facial fractures. Saunders, Philadelphia, P 211

Ewers R (1977) Die Wiederherstellung des knöchernen Orbitaringes mit einer „langen Orbitaplatte" bei Trümmerfrakturen. Dtsch Zahnarztl Z 32:763

Esser JFS (1920) Unterstützung und Hebung des Bulbus durch freie Transplantation von Rippenknorpel. Zentralbl Chir 46:1392

Härle F, Düker J (1975) Druckplattenosteosynthese bei Jochbeinfrakturen. Dtsch Zahnarztl Z 30: 71

Höltje WJ (1983) Die Wiederherstellung von Orbitabodendefekten mit Polyglaktin – eine tierexperimentelle Studie. Fortschr Kiefer Gesichtschir 28

Kawamoto HK (1982) Late posttraumatic enophthalmos: A correctable deformity? Plast Reconstructr Surg 69:423

Kazanjian VH, Converse JM (1959) Surgical treatment of facial injuries. Williams & Wilkins, Baltimore p 245

Kriens O (1982) Klassifikation der „blow-out"-Frakturen. In: Pfeifer G (Hrsg) Die Rundstiellappenplastik und weitere Fortschritte der Mund-Kiefer-Gesichtschirurgie. Thieme, Stuttgart New York, S 44

Kummoona R (1976) Chrome cobalt and gold implant for the reconstruction of the traumatized orbital floor. Oral Surg 41:293

Lang W (1889) Traumatic enophthalmos with retention of perfect acuity of vision. Trans Ophtalmol Soc UK 9:41

Luhr HG (1969) Lyophilisierte Dura zum Defektersatz des Orbitabodens nach Trauma und Tumorresektion. Med Mitt (Melsungen) 43:233

Luhr HG (1979) Stabile Fixation von Oberkiefer-Mittelgesichtsfrakturen durch Minikompressionsplatten Dtsch Zahnarztl Z 34:851

McCoy FJ, Chandler RA, Magnan Jr CG, Moore JR, Siemsen G (1962) An analysis of facial fractures and their complications. Plast Reconstructr Surg 29:381

Michelet FX, Festal F (1972) Ontéosynthèse par plaques vissées dans les fractures de l'étage moyen. Sci Rech Odontostomatol 2:4

Mustardé JC (1966/1980) Repair and reconstruction in the orbital region – a practical guide. Churchill Livingstone, Edinburgh London New York, p 273

Rankow RM, Mignogna FV (1975) The surgery of orbital floor fractures. Fortschr Kiefer Gesichtschir 19:169

Roncević R, Malinger B (1981) Experience with various procedures in the treatment of orbital floor fractures. J Maxillofac Surg 9:81

Schultz RC (1970) Facial injuries. Year Book Medical Publisher, Chicago, p 148

Smith B (1964) In: Converse JM (ed) Reconstructive plastic surgery. Saunders, Philadelphia, p 550

Tajima S, Sugimoto C, Tanino R, Ohshiro T, Harashina T (1974) Surgical treatment of malunited fracture of zygoma with diplopia and with comments on blow-out fracture. J Maxillofac Surg 2: 201

Weerda H, Niederdellmann H, Ewers R (1979) Erfahrungen mit der stabilen Osteosynthese im Gesichtsschädelbereich. HNO 27:318

Wessberg GA (1981) Ophthalmologic consideration in maxillo-facial trauma. Int J Oral Surg 10: 236

IV. Rekonstruktive Maßnahmen an den Gelenken

Die Bedeutung der Arthroskopie für die Verfahrenswahl bei Korrektureingriffen am Kniegelenk

H. Rudolph

Chirurgische Abteilung des Diakoniekrankenhauses, 2130 Rotenburg/Wümme

So wenig übersichtlich die zahlreichen Untersuchungsmethoden beim Kniebinnenschaden, so groß ist auch die Diskrepanz in Wertigkeit und Aussagekraft der verschiedenen Methoden in Theorie und Praxis.

Auch im Zeitalter der Arthroskopie hat vor einer jeden technischen Untersuchung die gründliche Anamneseerhebung und entsprechende klinische Untersuchung durch einen erfahrenen Untersucher zu stehen.

Bei allem Respekt vor Gründlichkeit, Sorgfalt und diagnostischen Erfolgen eines erfahrenen Untersuchers sind die zahlreichen klinischen Funktionsprüfungen des Kniegelenkes als indirekte Untersuchungsmethode leider recht ungenau. Denken wir an den jahrelangen Streit, ob eine klinische Funktionsprüfung des Kniegelenkes ohne Narkose von ausreichender Aussagekraft ist. Dies ist im positiven Falle sicher zu bejahen, ein negatives Untersuchungsergebnis hat jedoch, wie die Erfahrungen besonders der letzten Jahre gezeigt haben, nur einen geringen Aussagewert.

Unerläßlich vor jeder speziellen Kniegelenksuntersuchung sind auch heute noch die Standardaufnahmen, ggf. zusätzliche Zielaufnahmen.

Die Computertomographie des Kniegelenkes ist von geringem diagnostischen Wert, zudem kostspielig und aufwendig.

Die Arthrographie hat wegen ihrer methodisch bedingten Ungenauigkeit an Bedeutung verloren.

Die Arthroskopie erlaubt einen so guten Einblick in das Gelenk, besonders auch bei der Beurteilung der dorsalen Hälfte des Kniegelenkes, der bei der Arthrotomie in diesem Ausmaß nicht erreicht wird.

Wir sollten unsere jahrelangen Pflichtübungen bei der Diskussion einstellen, die Arthroskopie als eine „Auch-Methode" hinter der klinischen Diagnostik zu bezeichnen.

Nicht ohne Grund hat die Kniegelenkchirurgie seit Einführung der Arthroskopie einen großen Aufschwung erlebt und die diagnostischen und therapeutischen Resultate entscheidend verbessern helfen können.

An eine *optimale* Untersuchungsmethode des Kniebinnenraumes müssen folgende Anforderungen gestellt werden:

1. Sichtkontrolle aller Weichteilstrukturen,
2. Möglichkeit der Funktionsprüfung unter Sicht des Auges,
3. geringe Komplikationsrate,
4. Reproduzierbarkeit,
5. Dokumentation des Untersuchungsergebnisses,
6. einfache Durchführbarkeit,
7. geringer technischer Aufwand.

Die Bedingungen 1 bis 5 werden in hervorragender Weise durch die Arthroskopie erfüllt. Sie ist jedoch keinesfalls einfach durchführbar und verlangt, wie alle endoskopischen Verfahren, eine erhebliche Erfahrung des Untersuchers.

Technisch ist die Arthroskopie, auch in Lokalanästhesie, das aufwendigste Verfahren.

Die Anforderungen an die Asepsis können nicht streng genug sein, der Respekt vor dem Gelenkeingriff muß gewahrt bleiben.

Bei der Untersuchung des Kniebinnenraumes sollte eine gewisse Reihenfolge strikt eingehalten werden, um sich vor Fehldiagnosen, übersehenen Schäden und damit unangenehmen Überraschungen, besonders während, aber auch nach dem therapeutischen Eingriff zu schützen.

Bei uns geht jeder Arthroskopie, die wir grundsätzlich in Allgemeinnarkose und Blutleere durchführen, eine Funktionsprüfung in gleicher Narkose voraus.

Damit haben wir die Chance, unter standardisierten Bedingungen am schlafenden Patienten Funktionsprüfung und Arthroskopieergebnis zu korrelieren und uns ständig zu kontrollieren.

Bei putridem Erguß brechen wir nach Entnahme bakteriologischen Untersuchungsgurtes und gründlicher Spülung die Arthroskopie ab und führen selbstverständlich den vorgesehenen Planeingriff nicht durch.

Bei bekanntem Gelenkempyem wird nicht arthroskopiert, sondern sofort synoviektomiert, ggf. mit gleichzeitiger Arthrodese.

Ebenfalls gründlich zu inspizieren sind Gelenkknorpel mit Synovia und Synovialis.

Schwere Chondropathien, in vielen Fällen röntgenologisch stumm und selten mit klinisch relevanten Beschwerden verbunden, lassen mit längerer Immobilisierung verbundene Eingriffe nicht geraten erscheinen.

Auf die Beurteilung der Menisken mit ihren Konsequenzen muß hier nicht eingegangen werden.

Ganz besondere Bedeutung hat die Arthroskopie für die Beurteilung der Kreuzbänder erlangt. Der Betrachter sieht allerdings in der Regel nur das vordere Kreuzband. Das hintere Kreuzband wird mit einer Sonde funktionell auf Intaktheit überprüft und nur im Ausnahmefall einmal gesehen.

Gelenkkörper werden meist exakt geortet, was mit den Röntgenverfahren nur selten gelingt.

Der vergrößerte Hoffa-Fettkörper ist meist ein Hinweis auf eine abgelaufene oder bestehende Reizung des Kniegelenkes.

Ein am freien Rand aufgefaserter Meniskus sollte heute nicht mehr entfernt werden.

Wir haben derartige Befunde kontrolliert und während mehrerer Jahre keine Veränderungen des arthroskopischen Erstbefundes diagnostizieren können.

Selbstverständlich spielen für die Indikation zur Kontrollarthroskopie Beschwerdebild und besonders das Auftreten eines Ergusses eine wesentliche Rolle. Gleichzeitig muß dabei auch immer der Zustand des korrespondierenden Gelenkknorpels kritisch überprüft werden.

Bei der schweren *frischen* Tibiakopffraktur ist die Arthroskopie sinnlos.

Die Betrachtung ist wegen der ständigen Nachblutung schwierig oder unmöglich.

Eine Indikation zur Arthroskopie ist vor einer Spätversorgung derartiger Verletzungen gegeben.

Auch bei der Beurteilung von Veränderungen des Gelenkknorpels hat sich die vorausgehende Arthroskopie außerordentlich bewährt, da klinische und Röntgendiagnostik in den meisten Fällen ungenau sind und keine präzise Planung des therapeutischen Eingriffes erlauben.

Die Beurteilung der isoliert verletzten Seitenbänder ist in der Regel, da extraartikulär gelegen, nicht möglich.

Verwachsungsstränge nach vorangegangenen Eingriffen oder entzündlichen Erkrankungen können die Betrachtung zuweilen erheblich erschweren.

Eine Einblutung nach Distorsion im Bereich der synovialen Umscheidung des intakten vorderen Kreuzbandes kann und muß durch eine sorgfältige Untersuchung mit der Manipulationssonde von einer vollständigen oder teilweisen Ruptur des vorderen Kreuzbandes mit und ohne Erhaltung der Synovialisscheide einwandfrei differenziert werden.

Häufig findet sich bei sehr muskelstarken jungen Patienten, bei denen lediglich bei der Funktionsprüfung in Narkose ein geringer Hinweis auf eine vordere Kreuzbandläsion besteht, ein überdehntes und elongiertes vorderes Kreuzband. Meist wird erst nach eindringlicher Befragung ein Trauma, das bereits mehrere Jahre zurückliegt angegeben. Gleiches gilt auch für komplette alte Zerreißungen des vorderen Kreuzbandes bei derartigen Patienten. Bei einem nur scheinbar intakten vorderen Kreuzband zeigt erst der Gebrauch der Manipulationssonde, daß lediglich die Synovialumschneidung erhalten, das Kreuzband selbst jedoch völlig zerrissen ist.

Bei mehrzeitig teilrupturierten vorderen Kreuzbändern kann der noch bestehende Rest sich bei der Funktionsprüfung mit der Sonde um 90° Beugung anspannen und volle Funktionsfähigkeit vortäuschen.

Wir sehen diese isolierten mehrzeitigen Kreuzbandzerreißungen besonders häufig bei Rangierarbeitern mit erheblicher Belastung ihrer Kniegelenke durch das fortwährende Auf- und Abspringen von den zu rangierenden Waggons. Noch vor wenigen Jahren wurde die isolierte vordere Kreuzbandruptur, besonders bei der gutachterlichen Beurteilung negiert. Heute ist sie bereits alleiniges Tagungsthema, ein Verdienst der Arthroskopie und nicht der klinischen Funktionsprüfungen.

Bei Patienten mit einer derartigen Verletzung handelt es sich häufig um Landwirte, die nach dem vergleichsweise schweren Trauma weder die Arbeit einstellen noch einen Arzt aufsuchen. Die Diagnose einer entsprechenden Verletzung ist dann meist Zufallsbefund bei der Untersuchung wegen anderweitiger Erkrankungen.

Besonders die isolierte alte Kreuzbandruptur finden wir, wie viele andere Untersucher, auch nach negativer klinischer Funktionsprüfung immer wieder durch die präoperative Arthroskopie, und werden dann zu einer Änderung des geplanten Eingriffes gezwungen.

Bei der postoperativen Kontrolle von Kreuzbandplastiken hat sich die Kontrollarthroskopie zur Beurteilung des Operationsergebnisses und insbesondere für die Prognose bezüglich beruflicher und sportlicher Tätigkeit hervorragend bewährt.

Vor der Implantation von Prothesen bei der Arthrodese sowie bei schweren offenen Frakturen und Luxationen des Kniegelenkes halten wir eine Arthroskopie für nicht erforderlich, da sie für die Durchführung der vorgesehenen Eingriffe ohne Bedeutung ist.

Nach unserer Auffassung hat die Arthroskopie von allen Methoden unzweifelhaft die höchste Aussagekraft in der Beurteilung von Kniebinnenstrukturen.

Sie erlaubt uns, selbstverständlich zusammen mit den anderen vorhin erwähnten Untersuchungsmethoden, die Ausdehnung des vorgesehenen Korrektureingriffes vorher zu übersehen, Schnittführung und Zugangswege, ohne später erweitern zu müssen, exakt festzulegen, sowie die Operationsdauer zu beurteilen.

Sie erleichtert uns weiterhin die Entscheidung, Mobilisierung ja oder nein, postoperative Belastung ja oder nein sowie die Beurteilung von Erfolgschance und Zweckmäßigkeit des vorgesehenen Eingriffes.

Literatur

Appel H (1970) Late results after meniscectomy in the knee joint. Acta orthop scand, Suppl 133
O'Donoghue DH (1955) An analysis of end results of surgical treatment of major injuries to the ligaments of the knee. J Bone Jt Surg 37-A 1
Fischer V, Bruns H, Matzen K (1974) Belastbarkeit nach medialer und lateraler Meniskektomie. Wehrmed Mschr 18 370
Jones KG (1970) Reconstruction of the anterior cruciate ligament using the central one-third of the patellar ligament. J Bone Jt Surg 52-A (1970) 1302
Burri C (1980) Kniebandersatz d. Kohlenstoff. Unfallheilkunde 83, 208
Nicholas JA (1973) The five-one reconstructions for anteromedial instability of the knee. J Bone Joint Surg [Am] 55:899–922
O'Donoghue DH (1950) Surgical treatment of fresh injuries to the major ligaments of the knee. J Bone Joint Surg [Am] 32:721
Slocum DB, Larson RL, Janes SL (1974) Late reconstruction of ligamentous injuries of the medial compartment of the knee. Clin Orthop 100:23–25
Trillat A, Ficat P (1972) Laxites posttraumatique de genou. Rev Chir Orthop (Suppl.) 58:132

Spätschäden nach Kniebandverletzungen – Indikation, Technik und Ergebnisse vorderer Kreuzbandplastiken

W. Noack und G. Schleicher

Orthopädische Klinik und Poliklinik der FU Berlin im Oskar-Helene-Heim, Clayallee 229, 1000 Berlin 33

Die Spätschäden veralteter Kapselbandverletzungen des Kniegelenks bestehen, durch Ausfall der passiven Kniestabilisatoren, in chronischer Instabilität des Gelenks. Objektiv resultieren daraus Knorpelschäden, Synovitis und Gelenkschwellung, subjektiv verspüren die Patienten Schmerz und Unsicherheit bei Belastung.

Für die Entwicklung dieser pathomorphologischen Veränderungen sowie ihr Ausmaß haben die Schwere des ursprünglichen Traumas sowie der Zeitraum des Bestehens der chronischen Instabilität wesentliche Bedeutung.

Spätschäden sollen vermieden oder zumindest gering gehalten werden können, wenn durch plastische Operationen am geschädigten Bandapparat des Kniegelenks die Stabilität zu einem möglichst frühen Zeitpunkt wieder hergestellt werden kann.

Von besonderer Problematik ist dabei die Wiederherstellung des vorderen Kreuzbandes, das in unserem Krankengut in ca. 80% aller Kapselbandverletzungen des Kniegelenks mitbetroffen war.

Um den Wert einzelner Operationsverfahren beurteilen zu können, haben wir unser eigenes Krankengut der Jahre 1970 bis 1979 nachuntersucht. Der Zeitraum zwischen Operation und Nachuntersuchung betrug mindestens 2 Jahre, im Mittel 6,3 Jahre. Insgesamt konnten Untersuchungen von 51 Patienten ausgewertet werden. 29 Patienten hatten isolierte Verletzungen des vorderen Kreuzbandes, bei 22 Patienten lagen kombinierte Bandverletzungen vor. 42 Patienten waren männlichen, 9 Patienten weiblichen Geschlechts. Das Alter betrug im Mittel 35 Jahre. 56% der Verletzungen waren beim Sport entstanden, zumeist beim Fußball.

Die Beurteilung der Ergebnisse wurde in Anlehnung an das Schema von O'Donoghue vorgenommen.

Die subjektiven und objektiven Ergebnisse sowie die Operationsmethode sind in den Tabellen 1 und 2 wiedergegeben.

Die Beurteilung der Gonarthrose erfolgte nach dem Schema von Fischer et al. Die Befunde sind in der Tabelle 3 aufgeführt.

Tabelle 1. Ergebnisse operativ versorgter alter Kreuzbandverletzungen (n = 29)

	Sehr gut	Gut	Befriedigend	Mäßig
Ausziehnaht		1	2	
Jones-Plastik	1	7	4	
Pes-Aserinus-Sehnen		6	3	
Innenmeniskus			2	3

Tabelle 2. Subjektive Beurteilung des operativen Ergebnisses (Kreuzbandläsionen 1970–1979, n = 29)

Zufrieden	15
Nicht zufrieden	6
Unentschieden	8
	N = 29

Tabelle 3. Graduelle Einstufung der Gonarthrose nach Fischer et al. (1974) und Appel (1970) (n = 29)

Grad	0	–
Grad	I	10
Grad	II	14
Grad	III	5
Grad	IV	–

Tabelle 4. Ergebnisse operativ versorgter, kombinierter Bandverletzungen (1970–1979) (n = 20) (Schema O'Donoghue 1955, 1963)

Methode	Sehr gut	Gut	Befriedigend	Unbefriedigend
Slocum		3	7	2
Nicolas		1	5	
Trillat		1	1	

Auffällig war, daß alle Gelenke Zeichen einer Gonarthrose aufwiesen. Gründe dafür können sein:

1. die bestehende Instabilität zwischen Unfall und Zeitpunkt der Bandoperation,
2. die primäre Traumatisierung des Gelenkknorpels schon während des Unfalls, und
3. die neuentstandene Instabilität nach fehlgeschlagener Operation.

Die 22 Patienten mit kombinierten Bandinstabilitäten wiesen in 18 Fällen eine anteromediale Rotationsinstabilität, in 2 Fällen eine posterolaterale Rotationsinstabilität und in 2 Fällen plane Instabilitäten (komplette Schubladen) auf. Diese Patienten wurden im Zeitraum von 1976 bis 1979 mit sog. dynamischen extraartikulären Operationsmethoden versorgt, bei denen das verletzte vordere Kreuzband nicht ersetzt wird.

Für die anteromediale Rotationsinstabilität verwendeten wir das Verfahren von Slocum et al. (1974) und Nicolas (1973). Die posterolaterale Rotationsinstabilität wurde mit der von Trillat angegebenen Operationsmethode versorgt.

Die Ergebnisse, die ebenfalls nach dem Schema von O'Donoghue bewertet wurden, sind in der Tabelle 4 wiedergegeben.

Aufgrund der nicht völlig zufriedenstellenden Ergebnisse, insbesondere was die postoperative Wiederherstellung der Sportfähigkeit anbetrifft, haben wir das Ope-

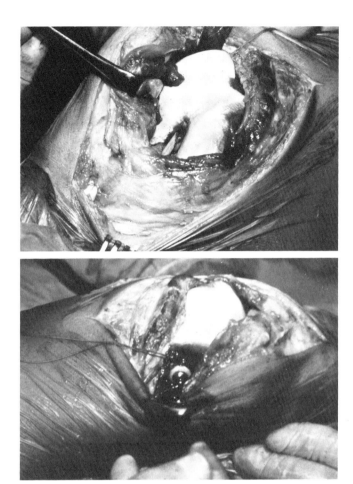

Abb. 1 *(Oben)*. Vordere Kreuzbandplastik mit Semitendinosussehne

Abb. 2 *(Unten)*. Verankerung der Sehne extraartikulär am lateralen Femurkondylus mit Spongiosaschraube und Plastikunterlagscheibe

rationsverfahren zum Ersatz des vorderen Kreuzbandes seit 1979 in unserer Klinik standardisiert.

Die extraartikuläre Stabilisierung, ohne Ersatz des vorderen Kreuzbandes, führen wir nicht mehr durch.

Auch wenn im Folgenden nicht näher darauf eingegangen wird, ist es selbstverständlich, daß bei kombinierten Kapselbandverletzungen des Kniegelenks sämtliche geschädigten Strukturen sorgfältig versorgt werden, d.h. der mediale und laterale Kapselbandapparat wird zumeist durch knöcherne Bandversetzung stabilisiert, die hintere Kapsel wird gestrafft, gelegentlich werden Muskelansätze (M. semimembranosus, Pes anserinus) versetzt. Für den Ersatz des vorderen Kreuzbandes

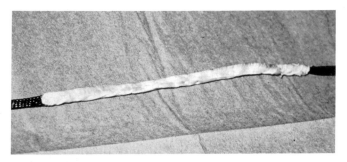

Abb. 3. Umscheidung der Kohlefaser mit einem Fascia-lata-Streifen

verwenden wir in 2 Patientenkollektiven für die 1. Gruppe die Sehne des M. semitendinosus und für die 2. Gruppe eine mit Fascia lata umscheidete Kohlenstoffaser.

Gruppe 1. Ersatz durch Semitendinosussehne
In der Regel garantiert die Sehne des M. semitendinosus eine ausreichende Länge des Transplantats bei genügender Dicke sowie eine wünschenswerte Eigenelastizität.

Eine Schwächung der Knieinnenrotatoren wird dadurch vermieden, daß nach proximaler Abtrennung der Sehne der Muskel auf die Sehne des M. gracilis aufgenäht wird. Nach exakter Einpassung des Transplantats (mit Hilfe des Zielgeräts) wird die Sehne zunächst proximal mit einer Schraube und Plastikunterlagscheibe verankert. Dazu muß die Synovialis vorher gespalten und anschließend mit dünnen Fäden über der Schraube wieder verschlossen werden. Dadurch ist garantiert, daß die Verankerung extraartikulär liegt. Bei ungenügender Spannung des Transplantats kann anschließend die Sehne durch „Nachspannen" auch noch distal mit einer Schraube und Unterlagscheibe fixiert werden (Abb. 1 u. 2).

Gruppe 2. Ersatz durch Kohlenstoffaser
Der Vorteil dieser Methode liegt theoretisch darin, daß physiologische Strukturen (Patellarsehne, Pes anserinus) durch operative Maßnahmen nicht zusätzlich geschädigt werden. Darüber hinaus, glaubt man den Aussagen von Burri, wird eine bessere Ausgangsstabilität durch die nicht dehnbare Kohlefaser garantiert. Nachteile des Verfahrens sind die größere Operationswunde, die großflächige Faszienentnahme aus dem Oberschenkel und möglicherweise die Verwendung von Fremdmaterial (Abb. 3–5).

Nach Umscheidung der Kohlefaser mit Fascia lata wird die Plastik durch die zuvor gesetzten Bohrlöcher durch die Condylen durchgezogen und proximal extraartikulär sowie distal mit Schrauben und Unterlagscheibe fixiert. Die endgültige Fixierung erfolgt grundsätzlich am Schluß, nachdem alle übrigen betroffenen Kniegelenkstrukturen wiederhergestellt worden sind.

Die Nachbehandlung für beide Verfahren ist identisch. Sie besteht in 6wöchiger Gipsruhigstellung, 2 Wochen in 30°–40° Beugestellung, die restlichen 4 Wochen in 20° Beugestellung.

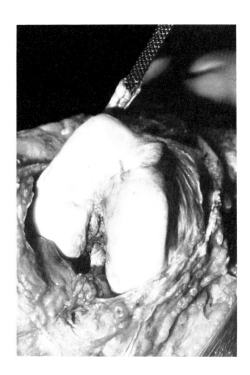

Abb. 4. Einziehen der umscheideten Kohlefaser in die vorbereiteten Bohrkanäle am Tibiaplateau und Femurkondylus

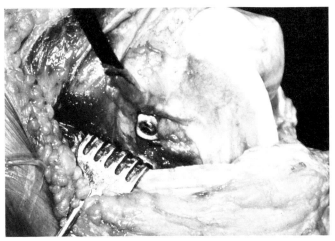

Abb. 5. Verankerung der Plastik mit Spongiosaschraube und Unterlagscheibe

Bewegungsgipse verwenden wir nicht mehr, weil die Festlegung der genauen Bewegungsachse am Gelenk zu unsicher erscheint.

Über vergleichende Ergebnisse kann an dieser Stelle noch nicht berichtet werden, weil die Patientenzahl mit einer Plastik aus Kohlefaser noch zu gering und der Zeitraum zu kurz ist.

Die Kurzzeitergebnisse (mindestens 2 Jahre postoperativ) bei 27 Patienten, die nach der oben beschriebenen Methode mit der Semitendinosusplastik operiert wurden, sind ermutigend. Bis auf einen Patienten gehen alle ihrem zuvor ausgeübten Beruf nach, Sport wird wieder betrieben. 5 Patienten, die früher Fußball gespielt haben, spielen auch weiterhin Fußball, 2 Patienten, die Squash spielten, betreiben auch diese Sportart heute wieder leistungsmäßig.

Eine Indikation zum plastischen Ersatz des vorderen Kreuzbandes stellen wir:

1. bei der anteromedialen Rotationsinstabilität,
2. bei planen Instabilitäten nach ventral (komplette vordere Schublade) und
3. auch bei frischen Kreuzbandrupturen, wenn die Verletzung im ungünstigen mittleren Drittel des Bandes liegt, oder ein ausgerissenes Band nicht mehr sicher reinseriert werden kann.

Entscheidend für die Durchführung der Operation ist aber nicht allein der objektive Untersuchungsbefund der Instabilität, sondern v. a. die subjektiven Beschwerden des Patienten. Außerdem muß eine intensive konservative Behandlung vorausgegangen sein.

Eine Einschränkung kann diese Indikationsstellung erfahren:
1. von seiten des Lokalbefundes des Gelenkes (wünschenswert ist also immer die präoperative Arthroskopie) und
2. durch die „Person des Patienten".

ad 1: (Lokalbefund des Gelenks)
Bereits vorhandene, ausgedehnte Knorpelschäden und sekundär degenerative Veränderungen am Gelenk zwingen zu größter Zurückhaltung bei der Operation. Gründe dafür sind

a) die Eigenständigkeit des Degenerationsprozesses im Knorpel, der auch nach Ausschaltung des Störfaktors „Instabilität" nicht mehr zur Ruhe kommt (bei der Arthroskopie Progression des Knorpelschadens, im Röntgenbild Zunahme der Arthrose) und
b) die postoperativ notwendige Ruhigstellung des Gelenks.

Durch Verlust von Glukosaminoglykanen (GAGs) und Proteoglykanen (PGs) wird der initiale Knorpelschaden vergrößert.

ad 2: (Person des Patienten)
Zu berücksichtigen sind
a) das Alter des Patienten (biologisch wichtiger als kalendarisch),
b) die Aktivitätswünsche des Patienten (Beruf, Sport), und
c) die zu erwartende Kooperation bei der langwierigen Nachbehandlung.

Abschließend kann gesagt werden, daß nach unserer Erfahrung der Erfolg einer Kreuzbandplastik im wesentlichen von folgenden Faktoren abhängt:

1. von einer exakten Führung des Bandes, da sonst eine *Sofortverlockerung* noch intraoperativ zustande kommt,

2. einer sicheren Verankerung des Transplantats, um die Gefahr einer *Frühlockerung* in der Gipsnachbehandlung zu vermeiden, und 3. vom biologischen Einbau mit Vaskularisierung und bindegewebiger, bandartiger Umstrukturierung unter physiologischer Funktion. Beim Ausbleiben der biologischen Adaptation kommt es zur *Spätlockerung*.Bei exakter Operationstechnik spielt das verwendete Material (autolog, alloplastisch) nur eine untergeordnete Bedeutung.

Literatur

Nicholas JA (1973) The five-one reconstructions for anteromedial instability of the knee. J Bone Joint Surg [Am] 55:899–922
O'Donoghue DH (1950) Surgical treatment of fresh injuries to the major ligaments of the knee. J Bone Joint Surg [Am] 32:721
Slocum DB, Larson RL, Janes SL (1974) Late reconstruction of ligamentous injuries of the medial compartment of the knee. Clin Orthop 100:23–55
Trillat A, Ficat P (1972) Laxites posttraumatique de genou. Rev Chir Orthop (Suppl.) 58:132

Die Stabilisation des chronisch bandinsuffizienten Kniegelenkes

H. Wissing

Abteilung für Unfallchirurgie an der Chirurgischen Klinik, Universitätsklinikum der Gesamthochschule, Hufelandstraße 55, 4300 Essen 1

Die Langzeitresultate bei der Versorgung chronisch instabiler Kniegelenke sind bei einer Erfolgsquote von ca. 30% guter Ergebnisse nicht zufriedenstellend.

Verbesserungen sind nur zu erwarten, wenn die für den Erfolg gleich bedeutsamen Faktoren *Indikationsstellung, Diagnostik, Operationstechnik und Nachbehandlung* überprüft und optimiert werden.

Indikation

Ist ein Patient durch ein deutliche Instabilität eines Kniegelenkes behindert, sind Kooperationsbereitschaft und Gesundungswille des Patienten unabdingbare Voraussetzung für die Indikation zum rekonstruktiven Eingriff. Biologisches Alter sowie Intelligenzgrad des Patienten beschränken deshalb den operablen Personenkreis. Ein erfolgreich absolviertes, präoperatives Übungsprogramm, das gleichzeitig die aktiven Stabilisatoren des Kniegelenkes trainiert, kann als Nachweis der Ko-

Tabelle 1. Voraussetzung zur Bandplastik

Instabilität + + bis + + +
Biologisch „jung"
Gesundungswille
Physiotherapie
Gelenk erhalten

Tabelle 2. Diagnostik

Analyse der Instabilität
   Einfach – komplex – kombiniert
Röntgen
   Übersichtsaufnahmen – Defilée – Beinachse
Arthroskopie
   Knorpel – Menisken

operationswilligkeit in der Nachbehandlungsphase gelten. Der Erhaltungszustand des Gelenkknorpels muß weiterhin eine schmerzfreie, postoperative Beweglichkeit in Aussicht stellen (Tabelle 1).

Diagnostik

Die chronische Bandinsuffizienz betrifft nur selten eine Gelenkebene. Die unphysiologische Belastung ursprünglich intakt gebliebener Bandsysteme führt zur Überlastungsinsuffizienz und damit zu kombinierten Komplexinstabilitäten. Aus der Analyse des Instabilitätsmusters bei der klinischen Untersuchung muß auf die geschädigten Bandstrukturen rückgeschlossen werden. Über den knöchernen Gelenkzustand geben neben Übersichtsaufnahmen, Defileeaufnahmen des Gleitlagers und ggf. Beinachsenaufnahmen zur Traglinienbestimmung Auskunft. Schäden an Knorpel, Menisken und vorderem Kreuzband sind durch präoperative Arthroskopie besser zu beurteilen, als durch Arthrotomie (Tabelle 2).

Operationsverfahren

Von der Vielzahl der bisher angegebenen Stabilisierungsverfahren können nur solche überzeugen, die eine weitestgehende anatomische Wiederherstellung anstreben. Extraanatomische Bandplastiken sind der chronischen Überlastung selten gewachsen. Bei Defekten des Kreuzbandapparates können wir uns eine dauerhafte Gelenkstabilisation nur durch eine suffiziente Wiederherstellung des Bandapparates vorstellen. Die Beachtung des anatomischen Bandverlaufes ist für den Erfolg noch wichtiger als die Wahl des geeigneten Transplantates.

    Wir verwenden zum autologen Ersatz des vorderen Kreuzbandes das distal gestielte mediale Drittel des Lig. patellae. In Abwandlung des auf Brückner u. Jones

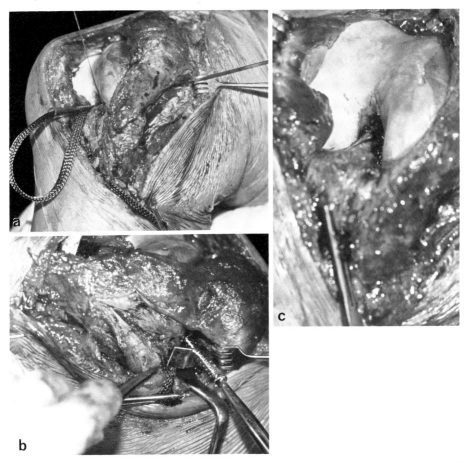

Abb. 1 a–c. Kniebandplastik mit Karbonfasern. **a** Das hintere Kreuzband wird durch einen geflochtenen Karbonfaserstrang ersetzt. Um ein Festhaken und Aufspleißen des Faserstranges im Knochenkanal zu verhindern, wird ein konischer Kunststoffschlauch über den Bandanfang gestülpt. **b** Fixation des Bandes auf dem Periost mit einem gezähnten Plättchen und Pfahlschrauben am Femurkondylus. **c** Die eingezogenen Faserstränge sind weitgehend von Resten des ortsständigen Kreuzbandgewebes bedeckt

zurückgehenden Verfahrens, verwenden wir die bei Müller (1982) beschriebene Variante des Durchzugs durch die Fossa intercondylica „over the top" nach Macintosh und fixieren das Transplantat mit gezähnten Plättchen am Femur. Die knöcherne Lamelle des Transplantates findet so Anschluß am originären femoralen Ansatzpunkt des vorderen Kreuzbandes.

Die plastische Rekonstruktion des hinteren Kreuzbandes durch gestielte Plastiken ist operationstechnisch noch aufwendiger, aber bezüglich der Dauerfestigkeit unbefriedigender als beim vorderen Kreuzbandersatz. Seit 1,5 Jahren verwenden wir bei dieser Indikation mit guten Anfangserfolgen nur noch geflochtene Karbonfaserbänder, die sich ohne Schwierigkeiten durch Bohrkanäle in die Verlaufsrich-

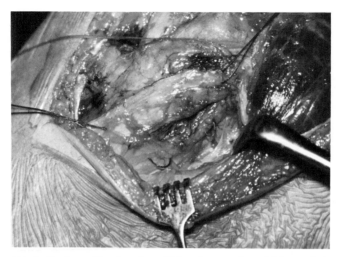

Abb. 2. Hughston-Plastik: schräg U-förmig gestochene Nähte zwischen Kollateralband und hinterem Schrägband raffen und straffen die dorsomedialen Kapselbänder zur Beseitigung von Rotationsinstabilitäten

tungen des ehemaligen Bandes bringen lassen und fixieren sie mit gezähnten Platten am Periost (Burri u. Neugebauer 1981; Jenkins 1978).

Steht das patellare Sehnenband nicht zum vorderen Kreuzbandersatz zur Verfügung, verwenden wir ein Kohleband in analoger Weise (Abb. 1).

Nach der vorrangigen Rekonstruktion der primären Stabilisatoren (der Kreuzbänder) müssen auch die Synergisten (Kollateralbänder und Kapselschalen) refixiert und gerafft werden. Hier läßt sich durch Verwendung ortsständigen Materials fast immer ausreichende Stabilität erzielen.

Desinserierte, aber erhaltenswerte Menisken werden nicht reseziert, sondern an der Kapsel fixiert. Die in der von Hughston u. Eilers (1973) angegebenen Technik angelegten, raffenden Nähte zwischen Kollateral- und hinterem Kapselband stabilisieren ausreichend anteromediale bzw. anterolaterale Rotationsschubladen (Abb. 2).

Ist dagegen der Meniskus zerstört, straffen wir auf der Medialseite den Bandapperat nach O'Donoghue (1973) durch Distalisierung und Ventralisierung des tibialen Ansatzes der dorsomedialen und medialen Kapselanteile.

Auf der Außenseite leistet bei der seltenen, posterolateralen Rotationsinstabilität die Verlagerung des femuralen Bandansatzes einschließlich des Gastrocnemiuskopfes nach kranial-ventral – wie von Hughston (1980) angegeben – ähnliches.

Knorpelschäden am Kniescheibengleitlager müssen durch Glättung, Pridiebohrung, bei lokalisierten Schäden evtl. auch durch Knorpeltransplantation, beseitigt werden.

Bei bereits ausgeprägter Panarthrose ist durch bandplastische Maßnahmen die Gebrauchstüchtigkeit des Gelenkes nicht zu steigern. Bei jüngeren Leuten ist in diesen Fällen die frühzeitige Arthrodese angezeigt, im höheren Lebensalter – und be-

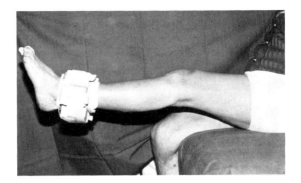

Abb. 3. Fesselmanschette zum prä- und postoperativen Muskelaufbautraining. Um eine gute Anpassung an die vorhandene Muskelkraft zu ermöglichen, ist die Gewichtsbestückung variabel

Tabelle 3. Nachbehandlung

6 Wochen Gipstutor 60°
6 Wochen dorsale Schale 45°
> 12 Wochen Schwimmen, freies Gehen
> 1 Jahr Laufen, Springen u. a.

sonders bei Behinderung auf der kontralateralen Seite – ist die Stabilisierung und Mobilisierung durch eine Totalendoprothese zu erwägen.

Nachbehandlung

Für den Enderfolg der Plastik ist die Nachbehandlung von gleichgroßer Wichtigkeit wie der operative Eingriff selbst (Tabelle 3).
Zur Entlastung und Verhinderung von rotatorischer Beanspruchung der ersetzten Bänder stellen wir für 6 Wochen nach der Operation in einer gepolsterten Gipshülse in 60° Beugung ruhig. In dieser Phase werden isometrische Muskelübungen durchgeführt. Für weiter 6 Wochen wird dann eine dorsale Schiene mit einer Beugung von 45° angepaßt, aus der unter Anleitung Extensions- und Flexionsübungen gemacht werden. Eine mit variablen Gewichten bestückbare Fesselmanschette fördert den Muskelaufbau (Abb. 3).

Erst nach 3 Monaten erlauben wir hilfsmittelfreies Gehen und therapeutisches Schwimmen.

Eine eigentliche, sportliche Betätigung mit Laufübungen, Springen und ähnlichem kann erst nach Ablauf eines Jahres aufgenommen werden, da erst zu diesem Zeitpunkt die Plastiken ihre definitve Festigkeit erreichen. Frühestens nach dieser Zeitspanne kann ein endgültiges Urteil über Erfolg und Mißerfolg der Bandplastik gefällt werden.

Tabelle 4. Ergebnisse Bandplastiken (1975– 1981)

32	gut, zufriedenstellend
14	unbefriedigend
10	schlecht
56	

Ergebnisse

Auch an unserer Klinik sind wir noch weit davon entfernt, optimale Ergebnisse der Bandplastiken vorlegen zu können. Die Heterogenität des Krankengutes erlaubt nur beschränkte Aussagen über den Erfolg unserer Behandlung.

Von insgesamt 56 in den vergangenen 6 Jahren durchgeführten Plastiken unterschiedlicher Schwierigkeitsgrade gelang es uns, bei 32 Patienten ein subjektiv voll zufriedenstellendes Ergebnis zu erzielen. Subjektiv und objektiv schlecht blieben die Stabilisierungsbemühungen bei 10 Patienten (Tabelle 4).

Eine den Zustand des ungeschädigten Kniegelenkes wiederherstellende Bandplastik dürfte auch mit den vorgestellten Methoden nur selten zu erreichen sein.

Bei konsequenter Beachtung aller den Enderfolg beeinflussenden Faktoren muß es aber möglich sein, die hohe Anzahl unbefriedigender und schlechter Ergebnisse zu reduzieren.

Literatur

Brückner H (1966) Eine neue Methode der Kreuzbandplastik. Chirurg 37:413
Burri C, Neugebauer R (1981) Technik des alloplastischen Bandersatzes mit Kohlefasern. Unfallchirurgie 7:289
Hughston JC, Norwood LA (1980) The posterio lateral drawer test and external rotational recurvatum test for postero-lateral rotatory instability of the knee. Clin Orthop 147:82
Hughston JC, Eilers AF (1973) The role of the posterior oblique ligament in repairs of acute medial (collateral) ligament tears of the knee. J Bone Joint Surg [Am] 55:923
Jenkins PHR (1978) The repair of cruciate ligaments with flexible carbonfibre. J Bone Joint Surg [Br] 60:520
Jones KG (1963) Reconstruction of the anterior cruciate ligament. J Bone Joint Surg [Am] 45:925
Mc Intosh DL, Tregonning RJA (1977) A follow up study and evaluation of „over the top" repair of acute tears of the anterior cruciate ligament. J Bone Joint Surg [Br] 59:511
Müller W (1982) Das Knie. Form, Funktion und ligamentäre Wiederherstellungschirurgie. Springer, Berlin Heidelberg New York
O'Donoghue DH (1973) Reconstruction for medial instability of the knee. J Bone Joint Surg [Am] 55:941

Kreuzbandplastiken bei frischen und veralteten Kapselbandverletzungen am Kniegelenk

K. Gretenkord, E. Ludolph und G. Hierholzer

Berufsgenossenschaftliche Unfallklinik Duisburg/Buchholz, Großenbaumer Allee 250, 4100 Duisburg 28

In der Diagnostik und Therapie von Bandverletzungen des Kniegelenkes hat sich in den letzten Jahren ein entscheidender Wandel vollzogen. Im Lehrbuch der Chirurgie von Hellner et al. aus dem Jahre 1967 wird noch die Auffassung vertreten, nur solche Verletzungen der Kreuzbänder einer operativen Therapie zuzuführen, die nach längerer Ruhigstellung nicht ausgeheilt sind. Demgegenüber besteht heute kein Zweifel mehr, daß die suffiziente Primärversorgung einer Kapselbandverletzung mit Stabilitätsverlust der konservativen Therapie überlegen ist (Burri u. Rüter 1978; Müller u. Gächter 1979). Dies gilt auch für Verletzungen des vorderen Kreuzbandes, welche wegen Besonderheiten in der Blutversorgung jedoch posttraumatisch Probleme aufgeben (Scapinelli 1968). Zur Wiederherstellung eines möglichst vollwertig funktionierenden Kniegelenkes ist die weitgehend anatomische und suffiziente Rekonstruktion der verletzten Kreuzbänder anzustreben, da sie das zentrale Führungselement des Kniegelenkes darstellen.

Bei der *frischen* Verletzung ist die operative Technik abhängig von der Lokalisation der Kreuzbandschädigung. Sehr häufig sind knöcherne Ausrisse am tibialen Bandansatz, insbesondere bei Jugendlichen. Zur Metallfixierung der ausgerissenen Fragmente verwenden wir Kleinfragmentspongiosaschrauben mit Unterlegscheiben. Abrisse am Ansatzpunkt werden mittels Durchflechtungsnaht gefaßt und transossär fixiert. Bei interligamentären Rissen oder bei stark aufgefaserten Bandresten führen wir die primäre Ersatzplastik durch.

Zum plastischen Ersatz *veralteter* Kreuzbandinstabilitäten werden in der Literatur zahlreiche sehr unterschiedliche Materialien angegeben (Jäger u. Wirth 1979; Neugebauer und Burri 1981). Eine Übersicht der verwendeten Materialien zeigt die Tabelle 1.

Tabelle 1. Plastischer Bandersatz am Kniegelenk

Homolog und Heterolog	Alloplastisch	Autolog
a) Haut	a) Seide	a) Sehne
b) Sehne	b) Kunststoffe (Dacron, Teflon, Nylon)	b) Faszie
c) Faszie	c) Kohlenstoffasern	c) Kutis
d) Knochen		d) Meniskus
e) Knorpel		
f) Dura		

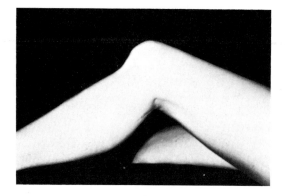

Abb. 1. Deutliche hintere Schublade bei veralteter Verletzung des linken hinteren Kreuzbandes

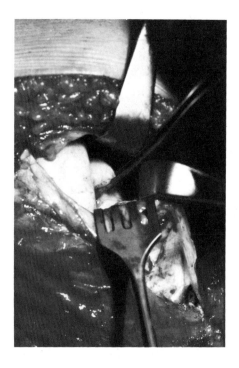

Abb. 2. Femoraler Stumpf des hinteren Kreuzbandes (mit der Pinzette gefaßt). Linkes Kniegelenk

Seit 1973 werden an unserer Klinik veraltete Bandinstabilitäten nach einem weitgehend einheitlichen Verfahren operiert. Zum direkten, anatomisch-statischen Ersatz der Kreuzbänder verwenden wir autologe gestielte Sehnen des Pes anserinus. Das operative Vorgehen soll an Hand der Abbildungen 2 bis 5 verdeutlicht werden. Es handelt sich um eine 19jährige Patientin, bei der wir das hintere Kreuzband des linken Kniegelenkes durch die Sehne des M. semitendinosus ersetzten. Präoperativ zeigte sich eine deutliche hintere Schublade (Abb. 1). Intraoperativ fand sich das hintere Kreuzband zerrissen. Es war bis auf einen kurzen Stumpf atrophiert (Abb. 2). Die Sehne des M. semitendinosus wird dargestellt und möglichst

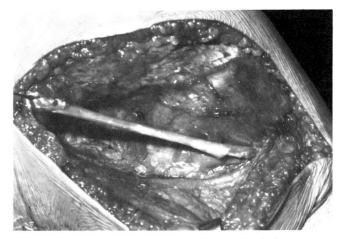

Abb. 3. Isolierung der Sehne des M. semitendinosus (distal gestielt). Linkes Kniegelenk

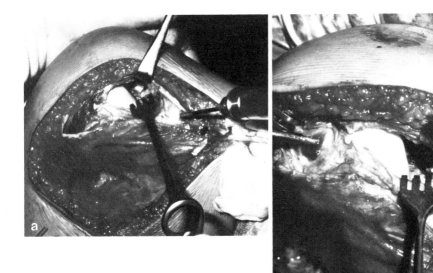

Abb. 4a, b. Anlegen der transossären Bohrkanäle durch den Schienbeinkopf und die mediale Femurkondyle

weit proximal am Muskelbauch abgesetzt (Abb. 3). Der Muskelbauch wird an den Nachbarmuskel fixiert. Von der medialen vorderen Schienbeinkopffläche wird mit dem 6,5-mm-Bohrer ein Kanal zum Ansatz des hinteren Kreuzbandes gebohrt (Abb. 4). Ein 2. Kanal wird von der medialen Femurkondyle zum Ursprung des hinteren Kreuzbandes angelegt (Abb. 5). Die Sehne wird nun durch die beiden Kanäle hindurchgezogen und mit einer Schraube und Plastikunterlegscheibe an der media-

Tabelle 2. Primäre Kreuzbandplastiken (ursächliches Trauma). (n = 11)

Sport	n = 7
Verkehr	n = 3
Arbeit	n = 1

Tabelle 3. Primäre Kreuzbandplastiken (verletzte Strukturen). (n = 11)

Vorderes Kreuzband und mediales Seitenband	n = 7
Typische Unhappy triad	n = 1
Vorderes Kreuzband und laterales Seitenband	n = 2
Hinteres Kreuzband und Kapsel	n = 1

Tabelle 4. Bewertungskriterien bei der Nachuntersuchung. (n = 56)

Bewertung	Kriterien
Sehr gut	Subjektiv beschwerdefrei, Sport und Beruf wie früher, objektiv wie unverletzte Seite,
Gut	Subjektiv beschwerdefrei, Sport und Beruf wie früher, objektiv leichte Lockerung (+)
Befriedigend	Subjektiv Restbeschwerden Sport nur noch eingeschränkt objektiv leicht Bewegungseinschränkung und Lockerung (+ +)
Unbefriedigend	Subjektiv und objektiv schlecht (+ + +/+ + + +)

len Oberschenkelrolle fixiert. Entsprechend ist das Vorgehen beim plastischen Ersatz des vorderen Kreuzbandes und bei der primären Kreuzbandersatzplastik.

Im Zeitraum von 1975 bis 1980 wurden in der Berufsgenossenschaftlichen Unfallklinik Duisburg-Buchholz 94 Patienten wegen einer *frischen* Kapselbandverletzung operiert. Die Verletzungen des anteromedialen Kapselbandapparates standen dabei zahlenmäßig weit im Vordergrund. 56mal war das vordere Kreuzband betroffen und 11mal das hintere. Bei 11 Patienten führten wir eine primäre Kreuzbandplastik durch. Es handelte sich hierbei um 8 Männer und 3 Frauen. Das Alter lag zwischen 21 und 54 Jahren. Als Verletzungsursache stand der Sport im Vordergrund (Tabelle 2).

Die Auflistung der verletzten Strukturen ist in Tabelle 3 dargestellt.

Alle 11 mit einer primären Kreuzbandplastik versorgten Patienten konnten von uns nachuntersucht werden. Zum Zeitpunkt der Nachuntersuchung lag die Operation 8–53 Monate zurück. Die Bewertung der Ergebnisse erfolgte nach dem klinischen Befund und nach den subjektiven Angaben. Die in Tabelle 4 zusammengefaßten Bewertungskriterien lagen der Beurteilung des Gesamtresultates zugrunde.

Ein sehr gutes Ergebnis konnte in 4 Fällen erreicht werden. 6mal war das Ergebnis gut und 1mal befriedigend. Weiterhin professionell Sport betrieben 2 Patienten,

Tabelle 5. Nachuntersuchungsergebnisse bei veralteten Kapselbandverletzungen. (n = 44)

Gut	21
Befriedigend	13
Unbefriedigend	6

6 Patienten übten Freizeitsport wie vor dem Unfall aus. 3 Patienten betätigten sich nach, wie auch vor dem Unfall, nicht sportlich.

Im Gegensatz zu den frischen Verletzungen stellen wir die Indikation zur Operation bei *veralteten* Kapselbandinstabilitäten am Kniegelenk sehr streng. Neben dem klinischen Befund und der Vorbehandlung sind die Ansprüche des Patienten an sein Kniegelenk mitausschlaggebend. Die operative Technik des plastischen Kreuzbandersatzes wie auch die postoperative Behandlung entspricht im wesentlichen den Richtlinien bei der frischen Verletzung.

Im Zeitraum von 1973 bis 1979 haben wir an unserer Klinik 102 Patienten mit veralteten Instabilitäten am Kniegelenk operiert. Das ursprüngliche Trauma lag zum Operationszeitpunkt 4 Monate bis maximal 4 Jahre zurück. In 61 Fällen war der plastische Kreuzbandersatz erforderlich. Von diesen 61 Patienten konnten 44 nachuntersucht werden. Zum Nachuntersuchungszeitpunkt lag die Operation 15 Monate bis 8 Jahre zurück. Das Ergebnis der Nachuntersuchung zeigt Tabelle 5.

Insgesamt konnte somit in etwa der Hälfte der Fälle ein gutes Resultat erreicht werden.

Literatur

Burri C, Rüter A (Hrsg) (1978) Bandverletzungen am Knie. Springer, Berlin Heidelberg New York
Hellner H, Nissen R, Vossschulte K (1967) Lehrbuch der Chirurgie. Thieme, Stuttgart
Jäger M, Wirth CJ (1978) Kapselbandläsionen. Thieme, Stuttgart
Müller W, Gächter A (1979) Das posttraumatisch instabile Kniegelenk. Chirurg 50: 605
Neugebauer R, Burri C (1981) Ergebnisse nach alloplastischem Bandersatz mit Kohlenstoffasern. Unfallchirurgie 7: 298
Scapinelli R (1968) Studies of the vasculature of the human knee joint. Acta Anat (Basel) 70: 305

Behandlung der anteromedialen Rotationsinstabilität mit der Plastik nach O'Donoghue

L. Zichner und R. Reinig

Orthopädische Universität-Klinik Friedrichsheim, Marienburgstraße 2, 6000 Frankfurt 71

Einleitung

Frische Kniebandverletzungen können in der Regel durch Naht oder Reinsertion erfolgreich behandelt werden. Die Rekonstruktion chronischer Bandinstabilitäten dagegen ist operationstechnisch diffiziler und im Ausgang unsicherer (Zichner 1980).

Die anteromediale Rotationsinstabilität ist die häufigste Kniebandinstabilität. Sie ist 20mal häufiger als alle anderen Rotationsinstabilitäten. Zahlreiche operative Einzel- und Kombinationsverfahren sind bekannt, um die anteromediale Rotationsinstabilität des Kniegelenkes zu stabilisieren. Schlagen diese Eingriffe jedoch fehl oder ist der mediale Kapselbandapparat so komplex geschädigt, daß ein Ersatz einzelner Schichten und Strukturen keine Festigkeit erwarten läßt, kann die Versorgung nach O'Donoghue (1973) durchgeführt werden.

Voraussetzung ist, daß der Patient durch seine Instabilität im täglichen Leben, wie bei der Sportausübung stark beeinträchtigt ist, daß noch keine ausgeprägte Arthrose vorliegt und Kooperation des Patienten zu erwarten ist. Diese Mitarbeit ist Voraussetzung für jede Bandplastik.

Ziel der Bandplastik ist es, Kniestabilität zu erzielen, Belastbarkeit im täglichen Leben und beim Sport zu erreichen und einer fortschreitenden Arthrose vorzubeugen.

Operationsmethode

Die Operationstechnik nach O'Donoghue besteht – global ausgedrückt – in der Distalisation des mediodorsalen Kapselbandapparates. Einzelne Bandstrukturen werden nicht gesondert angegangen oder ersetzt. Es wird vielmehr die Kapselbandschale nach medialer parapatellarer Gelenkeröffnung von der Tibiafacette rund 3 cm distal des Gelenkspaltes von ventral beginnend nach dorsal bis in die Mitte der Kniekehle scharf abgetrennt und distalisiert.

Die Operation führen wir in Rückenlage am hängenden Unterschenkel durch. Der Hautschnitt verläuft von der Höhe des Ansatzes des Pes anserinus nach proximal und biegt nach dorsal am oberen Patellapol um. Der Hautlappen wird nach dorsal abpräpariert. Die Kapselbandschale wird am Tibiaansatz abgetragen, wobei der distale Seitenbandansatz mit durchtrennt wird. Die Abtragung erfolgt bis auf das Periost. Der Kapselbandlappen enthält die Faszie, das Seitenband, die medialen und dorsalen Kapselanteile. Der Meniskus fehlt in der Regel durch vorausgegangene Operation oder ist zerrissen, so daß er entfernt wird. Dies ist eine Conditio sine qua non. Mit dem Rasparatorium wird die Tibiafacette deperiostet, so daß der refixierte Lappen gut anheilen kann.

Zu seiner Fixation werden von ventral nach dorsal etwa 2 cm unterhalb des Gelenkspaltes horizontal 4 Bohrkanäle durch den Tibiakopf mit dem 2-mm-Bohrer gelegt. Durch die Kanäle werden – median beginnend – Fäden gezogen, diese durch die ehemalige feste Ansatzstelle des Meniskus verankert und durch das nächste mediale Loch zurückgeführt. Auf der medialen Facette des Tibiakopfes werden Bohrlöcher in die Spongiosa gebohrt, mit der Periostnadel Fäden durchgezogen und durch den Kapselbandlappen nach außen geführt. Unter Innenrotation, Adduktion und leichtem Druck in die hintere Schublade werden dann die Fäden zuerst vorne und dann seitlich verknotet. Hierbei wird der Lappen nach distal und ventral gezogen, so daß die vordere Begrenzung den medialen Patellarsehnenrand erreicht. Wir sichern den distalen Seitenbandansatz zusätzlich mit einer Schraube und Unterlegscheibe. Der distale Lappenrand wird am Periost vernäht, ggf. ein Pes anserinus-Transfer abschließend vorgenommen.

Die Ruhigstellung im Gipsverband bis zur Wundheilung erfolgt bei einer Kniebeugung von 45°, danach legen wir einen Bewegungsgips für 4–6 Wochen an. Anschließend erfolgt die krankengymnastische Übungsbehandlung.

Patientengut

Wir haben seit 1978 27 Patienten in dieser Weise operiert. Sie wiesen alle eine ausgeprägte, anteromediale Rotationsinstabilität mit medialer Seitenbandlaxität auf. Von 22 Patienten, bei denen die Operation länger als 1 Jahr zurücklag, konnten wir 21 nach einem Zeitraum von 1–4,5 Jahren nachuntersuchen (Tabelle 1 und 2).

Es handelte sich um 5 Frauen und 17 (16) Männer, die zum Zeitpunkt der Operation zwischen 17 und 52 Jahre alt waren. Die Instabilität bestand seit durchschnittlich 8,8 Jahren. Ursache waren 14mal Sportverletzungen und 8mal Verkehrs-

Tabelle 1. Patientengut (n = 22, ♂ 17, ♀ 5)

	Alter	Durchschnittsalter
Alter bei Unfall	10–48	23,2
Alter bei Operation	17–52	32
Intervall Unfall/Operation	1–42	8,8

Tabelle 2. Nachuntersuchung (n = 21, ♂ 16, ♀ 5)

Alter bei Nachuntersuchung	20–56
Durchschnittsalter	34,2
Intervall	1– 4,5
Operation/Nachuntersuchung im Durchschnitt	2,7

Tabelle 3. Sportart

Fußball	9
Skilaufen	2
Rennrodeln	2
Leichtathletik	1

Tabelle 4. Unfallart

Motorrad	3
Fahrrad	2
Auto	1
Leitersturz	1
Tanzen	1

Tabelle 5. Vorbehandlung bei 22 Operationen

Konservativ	5 (9)
Meniskusentfernung	16
Kreuzbandplastik	9
Seitenbandplastik	7
Pes-anserinus-Transfer	3
Osteotomie	2
Knorpelfragmententfernung	1

Tabelle 6. Verbesserung der Stabilität

Um 2 + +	12
Um 1 +	7
Um 0	2

unfälle (Tabelle 3 und 4). Voroperationen, bis zu 3 an der Zahl, waren bei rund 180% erfolgt (Tabelle 5).

Bei einer Ausgangsinstabilität von durchschnittlich 2 bis 3 + betrug sie nach einem Intervall von im Durchschnitt 2,7 Jahren zum Zeitpunkt der Nachuntersuchung im Durchschnitt 1 (+). Die Verbesserung betrug demnach im Durchschnitt 1,5 + (Tabelle 6). Sport betrieben wieder 13 Patienten, davon 9 ihre alte sportliche Betätigung (Tabelle 7). Subjektiv zufrieden waren 17 Patienten (Tabelle 8). Objektiv war das Operationsergebnis in 15 Fällen zufriedenstellend (Tabelle 9). An pathologischen Restbefunden fanden wir 6mal eine Kapselschwellung, bei noch 16 Patienten ein wenn auch oft nur geringes Muskelminus und in 5 Fällen eine Zunahme der Arthrose (bei allen Patienten, die vor 4 Jahren oder länger operiert wurden) (Abb. 1 und 2). An postoperativen Komplikationen traten auf: Hämatome 2mal und Wundheilungsstörungen 3mal. Reoperationen wegen verbliebener und nicht akzeptierter Instabilität waren 2mal notwendig.

Tabelle 7. Sportarten zum Zeitpunkt der Nachuntersuchung

Fußball	6
Tennis	2
Tischtennis	2
Ski	1
Schwimmen	1
Sportkegeln	1
Waldlauf	1
Radfahren	1
Animateur	1
Kein Sport	8 (2)

Tabelle 8. Subjektive Einschätzung

Sehr zufrieden	3
Zufrieden	14
Ausreichend	2
Nicht Zufrieden	2

Tabelle 9. Objektiver Befund

Stabil		10
Weitgehend stabil	(+)	5
Teilweise instabil	+	4
Instabil	++	2

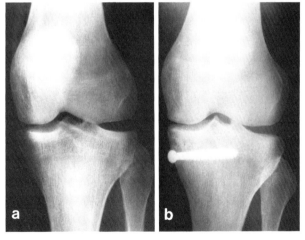

Abb. 1a, b. Röntgenbild **a** vor und **b** 1,5 Jahre nach Operation nach O'Donoghue. Keine nennenswerte Arthrosezunahme (♀, 43 a)

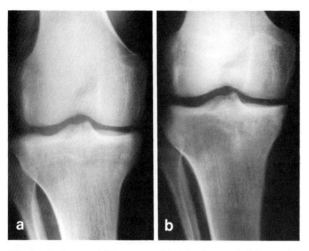

Abb. 2a, b. Röntgenbild **a** vor und **b** 4,5 Jahre nach O'Donoghue-Bandplastik. Entwicklung einer medialen Arthrose (♂, 26a)

Diskussion

Das operative Vorgehen, wie es O'Donoghue (1973) seit 1960 in 60 Fällen durchführte, ist eine Möglichkeit, wenn andere operative Eingriffe fehlgeschlagen sind, weiterhin Knieinstabilität besteht und eine fortschreitende Arthrose droht. Sie kann auch angewendet werden, wenn eine nur unzureichend konservativ vorbehandelte, anteromediale Komplexinstabilität besteht, die nach O'Donoghue in die Stadien 2 und 3 eingeteilt wird. Dieses Verfahren strafft die dorsomediale Kapselbandschale und stabilisiert damit auch weitgehend das vordere Schubladenzeichen. Eine Instabilität im Stadium 4 kann durch diesen Eingriff nicht kompensiert werden. Hierzu ist zusätzlich der Ersatz des vorderen Kreuzbandes notwendig.

Die Ergebnisse dieser Operationsmethode können nicht so gut sein wie nach frischer Bandnaht oder gelungener erster Bandplastik. Sie sind aber akzeptabel und erlauben es, einen Weg zu gehen, um noch mit eigenem biologischen Material Stabilitätszuwachs zu erreichen. Wichtig ist die postoperative Führung des Patienten, zudem ist nur eine Patientenauswahl für solche Eingriffe geeignet.

Zusammenfassung

Es wurden 21 Patienten 1 bis 4,5 Jahre nach medialer Kapselbandplastik nach O'Donoghue nachuntersucht. Bei einer anteromedialen komplexen Bandinstabilität von 2 bis 3+ ist dieses Operationsverfahren geeignet, weitgehend Außenrotationsstabilität zu gewährleisten. 17 Patienten waren subjektiv zufrieden, bei 15 waren die Knie objektiv stabil (0 bis (+)). Zusätzliche stabilisierende Maßnahmen können weitere Stabilität erbringen.

Literatur

O'Donoghue DH (1973) Reconstruction for medial instability of the knee. J Bone Joint Surg [Am] 55: 941-955

Zichner L (1980) Behandlung frischer und veralteter Bandverletzungen am Kniegelenk. In: Nowacki PE, Böhmer D (Hrsg) Sportmedizin. Thieme, Stuttgart New York, S 381-386

Ergebnisse nach Periostzügelplastik am oberen Sprunggelenk

H. L. Lindenmaier und E. H. Kuner

Abteilung für Unfallchirurgie, Albert-Ludwigs-Universität, Hugstetter Straße 55, 7800 Freiburg

Die laterale Bandinstabilität am oberen Sprunggelenk tritt häufig als Folge wiederholter Supinationstraumen auf. Oft ist die Erstverletzung eine sog. Sprunggelenksdistorsion mit fibularer Bandruptur, die bagtellisiert und deswegen unzulänglich behandelt wird.

Diese posttraumatische Außenbandinsuffizienz wird gegenüber der konstitutionellen Bandschwäche abgegrenzt. Diese ist meist nicht allein auf das obere Sprunggelenk beschränkt und meistens symmetrisch nachweisbar. Lokale Reizerscheinungen sind hier im Gegensatz zur posttraumatischen Außenbandinsuffizienz selten.

Das Beschwerdebild der chronischen, fibularen Instabilität ist gekennzeichnet durch chronische, schmerzhafte, habituelle Subluxationen im oberen Sprunggelenk.

Bei der klinischen Untersuchung findet sich eine laterale Aufklappbarkeit, die im Gegensatz zur frischen Außenbandruptur nur gering schmerzhaft ist. Bei einer raschen Pronationsbewegung kann häufig ein „Anschlagen" des Talus provoziert werden.

Oft ist auch ein vorderes Schubladenphänomen nachweisbar.

Bei der Röntgenuntersuchung sind zusätzlich zu den Standardaufnahmen vergleichende, gehaltene Aufnahmen erforderlich. Eine vermehrte seitliche Aufklappbarkeit informiert über das Ausmaß der Insuffizienz des Lig. fibulocalcaneare.

Eine vordere Schublade informiert über die Insuffizienz des Lig. fibulotalare anterius, welches in etwa 70% der Fälle die laterale Bandinsuffizienz verursacht.

Als pathologisch gelten eine eindeutige vordere Schublade im Seitbild sowie eine laterale Aufklappbarkeit von mehr als 10 Winkelgraden.

Die Indikation zur fibularen Bandplastik ergibt sich also aus der typischen Anamnese, dem typischen Beschwerdebild, dem positiven klinischen Befund sowie dem positiven Röntgenbefund (Tabelle 1).

Die gebräuchlichsten Operationsmethoden bei der Behandlung der chronischen fibularen Instabilität sind:

Tabelle 1. Indikation zur Periostzügelplastik am OSG

Posttraumatisch/konstitutionelle Außenbandinsuffizienz		
Anamnese	habituelle Subluxation	
Klinisch	laterale Aufklappbarkeit	
	vordere Schublade	
Röntgen	laterale Aufklappbarkeit	$>10°$
	vordere Schublade	++

- direkte Bandplastiken mit autologer Plantaris longus-Sehne,
- Achillessehne, Fascia lata oder lyophilisierter Dura,
- indirekte Bandplastiken mit Faszienstreifen oder Kutis,
- Tenodesen mit Peronaeus brevis oder Peronaeus longus-Sehne in ihren
- verschiedenen Modifikationen,
- die muskelaktivierte dynamische Seitenbandersatzplastik mit Peronaeus,
- brevis-Sehne.

Es soll hier über ein Verfahren der fibularen Bandplastik berichtet werden, welches wir bereits in zahlreichen Fällen erfolgreich anwenden konnten und das sich durch seine technisch einfache Durchführung und die sehr guten Ergebnisse außerordentlich bewährt hat (Kuner, 1978).

Das Prinzip beruht auf dem Ersatz des Lig. fibulotalare anterius und des Lig. fibulocalcaneare durch einen aus der lateralen Fibulafläche gewonnenen distal gestielten Periostzügel.

Die Operationsmethode sei hier kurz geschildert: Nach einem Hautschnitt nach Kocher können die distale Fibula sowie der Außenbandkomplex präpariert und das Restgewebe dargestellt werden.

An der Fibula werden 2 parallel verlaufende Inzisionen mit Abstand von etwa 12 mm in das Periost gelegt. Dieses wird proximal durch eine quere Inzision abgelöst und nach distal abpräpariert. 2 transossäre Nähte verhindern ein Ausreißen an der Fibulaspitze. Der Periostreifen wird nun längsgespalten, so daß man mit dem vorderen Teil das Lig. fibulotalare anterius und mit dem anderen das Lig. fibulocalcaneare anatomisch ersetzen kann. Die Verankerung erfolgt an typischer Stelle am Talus bzw. am Kalkaneus entweder durch Fixation mit einer 2,7-mm-Schraube und Unterlagscheibe nach Anfrischen des Knochens oder durch Fixation des Periostzügels in einem Bohrloch mit einem Knochenspan aus der Fibula.

Postoperativ erfolgt Ruhigstellung im Unterschenkelliegegips für 3 Wochen, im Unterschenkelgehgips für weitere 3 Wochen. Die Patienten sind dann im allgemeinen nach weiteren 2–3 Wochen wieder voll arbeitsfähig und nach 4 Monaten wieder voll sportfähig.

Die früher beschriebene Methode, mit dem langen Periostfaszienzügel, wurde in der oben beschriebenen Weise modifiziert und vereinfacht (Kuner, 1978).

Die lückenlose Nachuntersuchung der ersten 21 Patienten erfolgte durchschnittlich 1 Jahr nach der Operation. Das Durchschnittsalter lag bei 29 Jahren, die älteste Patientin war 68 Jahre alt (Tabelle 2).

Tabelle 2. Periostzügelplastik OSG (n = 21)

Durchschnittsalter	28,6 Jahre
Altersverteilung	16–68 Jahre
Männliche Patienten	13
Weibliche Patienten	8

Tabelle 3. Periostzügelplastik OSG (n = 21)

Ursachen der Bandinstabilität	
Habituell	6
Posttraumatisch	15
Nach Sportschäden	10

Tabelle 4. Peristzügelplastik OSG (n = 21)

Ersatz	Lig. fibulotalare anterius + Lig. fibulocalcaneare	16
Ersatz	Lig. fibulotalare anterius	2
Ersatz	Lig. fibulocalcaneare	3

Tabelle 5. Periostzügelplastik OSG (n = 21)

Subjektive Beschwerden	0
Volle Belastungsfähigkeit	21
Beweglichkeit OSG frei	21
Beweglichkeit USG frei	21
Röntgen: Verknöcherung/Verkalkung Aufklappbarkeit/Schublade	0

15mal wurde wegen einer posttraumatischen Bandinstabilität, davon 10mal nach Sportunfällen operiert, 6mal bei habitueller Außenbandinsuffizienz (Tabelle 3).

16mal wurde der gesamte Außenbandkomplex durch Perioststreifen ersetzt (Tabelle 4). Bei der Nachuntersuchung waren alle Patienten beschwerdefrei, die Beweglichkeit der Sprunggelenke war in jedem Falle bei der vergleichenden Untersuchung frei. In allen Fällen bestand eine volle fibulare Bandstabilität (Tabelle 5). Die vergleichenden gehaltenen Röntgenaufnahmen zeigten weder ein Verknöcherung oder Verkalkung noch eine Aufklappbarkeit oder vordere Schublade. Lediglich im Bereich der Bohrkanäle am Kalkaneus war in 3 Fällen eine kleine knöcherne Ausziehung erkennbar.

Insbesondere imponiert, daß auch Leistungssportler ihre sportliche Tätigkeit wieder voll aufnehmen konnten und bei voller Leistungsfähigkeit wieder wettkampffähig waren (Abb. 1).

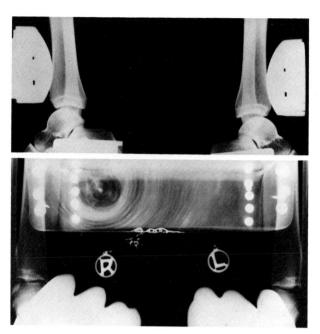

Abb. 1. Posttraumatische Außenbandinsuffizienz links bei 20jähriger Leistungssportlerin

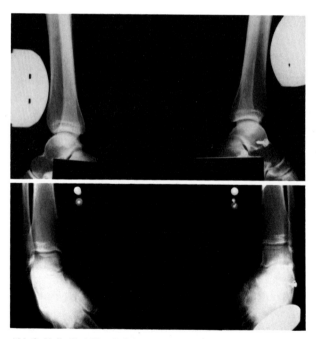

Abb. 2. Volle Stabilität bei der Kontrolle 7 Monate nach Periostzügelplastik und voller sportlicher Belastung

Hier ein typisches Röntgenbild bei der Nachkontrolle 7 Monate nach der Operation bei einer Leistungssportlerin mit voller Stabilität bei den gehaltenen Aufnahmen (Abb. 2).

Ein wesentlicher Vorteil dieses Verfahrens besteht unseres Erachtens darin, daß nur die insuffizienten Außenbandanteile plastisch ersetzt werden, wobei der anatomische Verlauf der insuffizienten Bandanteile nachvollzogen wird (Weber u. Hupfauer 1969). Eine zusätzliche Fesselung der angrenzenden Gelenke oder ein weiterer Eingriff in intakte Sehnenfunktionen wie bei Tenodesen der Peronaealsehnen entfällt (Huggler, 1978, Weber u. Hupfauer, 1979, Wirth, 1978). Von Vorteil ist auch, daß eine zusätzliche Gewebeentnahme an anderer Stelle, die den Eingriff doch erheblich vergrößern kann, entfällt.

Literatur

Huggler AH (1978) Die Peronaeus brevis-Plastik als muskelaktivierte dynamische Bandplastik. Hefte Unfallheilkd 133: 158
Kuner EH (1978) Der gestielte Periostzügel als Möglichkeit des Außenbandersatzes. Hefte Unfallheilkd 133: 191
Weber BG, Hupfauer W (1969) Zur Behandlung der frischen fibularen Bandruptur und der chronischen fibularen Bandinsuffizienz. Arch Orthop Unfallchir 65: 251
Wirth CJ (1978) Biochemische Aspekte der fibularen Bandplastik. Hefte Unfallheilkd 133: 148, 191

Spätrekonstruktion bei Akromioklavikulagelenksprengungen

H. Zilch, G. Friedebold und H. G. Steuer

Orthopädische Klinik und Poliklinik der FU Berlin im Oskar-Helene-Heim, Clayallee 229, 1000 Berlin 33

Das Schultereckgelenk wird durch die beiden Ligg. acromioclavicularia und insbesondere durch das Lig. coracoclaviculare stabilisiert. Das letztere wird mit seinen beiden Anteilen (Pars conoidea und Pars trapezoidea) rein auf Zug beansprucht, so daß der Zug des Armes über diese Bänder auf den Schultergürtel übertragen wird.

Trotz des guten Gelenkschlusses infolge dieser straffen Bänder sind Bewegungen in der Frontal-, Sagittal- und Horizontalebene möglich, so daß am Akromioklavikagelenk (AC-Gelenk) ein komplexer Bewegungsablauf erfolgen kann. Viele Bewegungen, die scheinbar im Schulterhauptgelenk durchgeführt werden, finden in den Nebengelenken, insbesondere dem AC-Gelenk, statt.

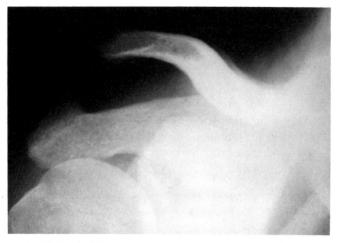

Abb. 1. 2 Jahre alte Akromioklavikulagelenksverrenkung bei einem 25jährigen Patienten

Eine unfallbedingte Schädigung des Bandapparates des AC-Gelenkes wird entsprechend den beteiligten Bändern nach Tossy et al. in 3 Schweregrade eingeteilt:

Tossy I: Zerrung des Lig. acromioclaviculare und/oder Lig. coracoclaviculare.
Tossy II: Ruptur der Ligg. acromioclavicularia.
Tossy III: Ruptur der Ligg. acromioclavicularia und coracoclavicularia.

Schweregrad III beinhaltet eine Instabilität des AC-Gelenkes mit Hochstand der Klavikula und positivem Klaviertastenphänomen (Abb. 1). Der Klavikulahochstand kann gelegentlich erst unter Belastung auftreten. Diese für die Funktion des Gelenkes an und für sich schwerste Beeinträchtigung wird an der Schulter als einem nicht belasteten Gelenk durch die Gesamtfunktion des Schultergürtels weitgehend kompensiert, so daß zunächst die funktionellen Einbußen gering sind. Da aber die Belastbarkeit des Schultergürtels - z. B. schon das Tragen mittelschwerer Lasten - herabgesetzt ist, wird heute bei einer frischen Verletzung und bei Patienten im arbeitsfähigen Alter der operativen Wiederherstellung der Vorzug gegeben. Konservative Behandlungsverfahren können wegen der enormen Zugbelastung das Repositionsergebnis nicht halten und können daher nicht befriedigen. Bei veralteten Luxationen ist die Entscheidung abhängig vom Alter des Patienten und dessen beruflicher Disposition. Kosmetische Indikationen scheiden in der Regel aus.

Während bei der frischen Verletzung die Naht der zerrissenen Bänder im Vordergrund steht, ist bei einer veralteten Verletzung infolge Retraktion der Bandstümpfe nur noch deren plastischer Ersatz möglich. In beiden Fällen dienen metallische Fixationen zwischen Coracoid-Klavikula und/oder Akromion-Klavikula lediglich der Sicherung der Bandnaht bzw. -plastik. Zur Rekonstruktion der Bänder stehen uns verschiedene Materialien zur Verfügung:

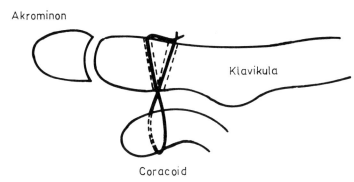

Abb. 2. Der Verlauf des auf Zug beanspruchten Lig. coracoclaviculare wird bei dessen plastischem Ersatz in Form einer Achtertour um das Coracoid und die Klavikula nachgeahmt

1. Autologe Bandplastiken — Faszienstreifen (Fascia lata; Kutis)
Sehne (z. B. Palmarislongus)

2. Heterologe Plastiken — Cialitsehne
lyophylisierte Dura

3. Alloplastischer Bandersatz — nicht resorbierbare Fäden
Kohlenstoffasern

Allen Verfahren ist gemeinsam, daß zunächst der Verlauf des Lig. coracoclaviculare durch eine Achtertour um das Coracoid in der Frontalebene und um die Klavikula in der Sagittalebene nachgeahmt wird (Abb. 2), während das Lig. acromioclaviculare nicht immer ersetzt werden muß.

Krankengut

In den Jahren 1970 bis 1981 wurden an der Orthopädischen Universitätsklinik Berlin 130 AC-Gelenksprengungen III. Grades operativ behandelt. Hiervon waren 29 Spätversorgungen, die zwischen 6–28 Monaten nach der Verletzung zur Aufnahme gelangten. Die zur Bandplastik verwendeten Materialien waren:

2mal autologe Sehne,
2mal heterologe Sehne,
19mal lyophylisierte Dura,
4mal Fascia lata und
2mal Kohlenstoffasern.

Zur Sicherung der Bandplastik wurde in allen Fällen das AC-Gelenk durch einen transartikulären Kirschner-Draht und eine zusätzliche Spongiosazugschraube durch die Klavikula in das Coracoid stabilisiert (Abb. 3). Der Kirschner-Draht wurde nach 4 Wochen entfernt, die Schraube nach 6–10 Wochen.

Von den 29 spätversorgten AC-Gelenksprengungen konnten 21 durchschnittlich 5,6 Jahre nach der Operation nachuntersucht werden. Diese Patienten hatten ein Durchschnittsalter von 30,4 Jahren.

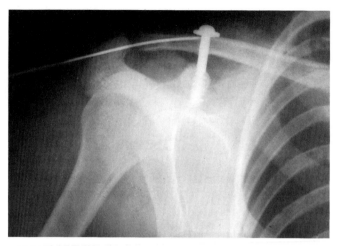

Abb. 3. Operative Fixierung mit Kirschner-Draht und Schraube nach Bosworth nach Bandplastik

Das *Ergebnis* wurde nach einer Punktetabelle errechnet und die folgenden Parameter mit einbezogen: Beweglichkeit, Schmerzen, Arthrose im AC-Gelenk und Bandverkalkungen (s. Tabelle 1 und 2). Es zeigte sich, daß durchweg gute bis sehr gute Ergebnisse betreffs der Beweglichkeit und Stabilität nachweisbar waren. Die Minuspunkte gehen zu Lasten festgestellter Arthrosen (17 von 21) oder Bandverkalkungen (15mal). Letztere haben auf das funktionelle Ergebnis keinen Einfluß.

Diskussion

Auch später als 6 Monate nach dem Unfall läßt sich durch einen plastischen Bandersatz die Stabilität des Schultergürtels bei freier Beweglichkeit wiederherstellen. Es fallen in unserem Krankengut jedoch gehäufte Arthrosen im Akromioklavikulagelenk durchschnittlich 5,6 Jahre nach der Operation auf, deren Ursache diskutiert werden muß.

Die Dislokation bestand zwischen 6 und 28 Monaten. Nach dieser Zeit gelingt eine Reposition zumeist erst nach Ausschneiden von interponiertem Narben- und Knorpelgewebe, so daß eine Art Arthroplastik erfolgen muß. Auch kann nach Reposition ein erhöhter Druck auf beide Gelenkflächen bestehen, der eine vorzeitige Arthrose begünstigt. Eine weitere Ursache der Arthrose kann darin liegen, daß trotz bestehender Stabilität u. U. beide Gelenkpartner – laterales Klavikulaende und Akromion – nicht mehr exakt gegenüberstehen, u. U. steht das Klavikulaende um etwa 1 mm höher. Damit laufen die Kraftvektoren aus den angreifenden Muskeln nicht mehr exakt senkrecht auf die Gelenkfläche zu. Die Kräfte treffen nicht mehr senkrecht die Gelenkfläche, so daß Belastungsspitzen an den Gelenkrändern auftreten, die eine vorzeitige Arthrose begünstigen.

Ein statistischer Vergleich der einzelnen zur Stabilisierung verwendeten Materialien kann aus Gründen der kleinen Zahl nicht verwirklicht werden.

Tabelle 1. Ergebnisse wurden nach folgendem Punktesystem beurteilt:

	Pkt.	Beschreibung
Stabilität	0	instabil
	2	instabil bei Belastung
	4	stabil
Beweglichkeit	0	schlecht beweglich, [Rot. u. Abd.]
	2	leichte Einschränkung
	4	freie Beweglichkeit
Arthrose im Akromioklavikulargelenk	0	schwere
	1	leichte
	2	keine
Verkalkungen d. Ligg. acromioclaviculare u. coracoclaviculare	0	schwere
	1	leichte
	2	keine

sehr gut ≥ 10 Pkt.   gut ≥ 8 Pkt.   befriedig. ≥ 6 Pkt.   schlecht < 6 Pkt.

Tabelle 2. Ergebnisse der nachuntersuchten Patienten (n = 21) mit veralteter Akromioklavikulagelenksprengung

Ergebnis	Fascia lata	autologe Sehne	lyophylisierte Dura	Kohlenstoffaser
Sehr gut	–	–	1	1
Gut	2	1	13	1
Befriedigend	–	2	–	–
Schlecht	–	–	–	–

Zusammenfassung

Von 130 operativ versorgten Akromioklavikulargelenksprengungen III. Grades waren 29 spätversorgte (6–28 Monate nach dem Unfallereignis). Hiervon konnten 21 nachuntersucht werden. Als Bandersatzplastik kamen autologe und heterologe Sehnen, Fascia lata, Lyodura und Kohlenstoffasern zur Anwendung. Die Ergebnisse, durchschnittlich 5,6 Jahre nach der Operation, sind durchweg sehr zufriedenstellend, jedoch kommen gehäuft Arthrosen im Akromioklavikulagelenk vor, über deren Ursache diskutiert wird.

Literatur

Finkbeiner GF, Mentzel M, Harms J (1979) Ergebnisse operativ behandelter Acromioclaviculargelenks-Verletzungen. Aktuel Traumatol 9: 75

Fritschy D (1975) Ergebnisse verschiedener Behandlungsmethoden der Acromioclavicular-Luxation. Hefte Unfallheilkd 126: 147

Kehr G, Hierholzer G (1975) Indikation und operative Technik bei Schultereckgelenkverletzungen. Schriftenr Unfallmed Tag Landesverb Gewerbl Berufsgenossenschaften 24: 119

Stock H, Frisee H (1980) Schultergelenksverrenkungen. Operative Behandlung und Ergebnisse bei 88 Fällen. Unfallheilkunde 83: 586

Talke M, Klems H (1975) Die Therapie der AC-Luxation mit und ohne Claviculafraktur. Hefte Unfallheilkd 126: 140

V. Wiederherstellende Eingriffe an der Hand

Indikation, Technik und Ergebnisse einer neuen, übungsstabilen Sehnennaht

H. Towfigh

Abteilung für Unfallchirurgie, Universitätsklinikum der Gesamthochschule, Hufelandstraße 55, 4300 Essen 1

Die Wiederherstellung der Beugefunktion der Finger nach traumatischer Durchtrennung der Sehne, auch im Sehnenscheidenbereich im sog. Niemandsland, ist eines der differenziertesten Probleme in der Wiederherstellungschirurgie der Hand.

Rekonstruktion und Dauer der Behandlung sind oft abhängig von der Lokalisation der Durchtrennung und den Begleitverletzungen anderer Strukturen und der Durchblutung der Sehne. Eine entscheidende Rolle spielen außerdem das Zeitintervall zwischen Unfall und Wiederherstellungsoperation, die Operationstechnik und die von beiden abhängige Tendenz zur Verwachsung der Sehne mit dem Gleitlager.

Das Verfahren der frühsekundären Beugesehnenplastik bei der Versorgung durchtrennter Sehnen, das Jahrzehnte als Methode der Wahl galt, kann aufgrund neuerer Erkenntnisse über Pathophysiologie der Sehnenheilung und durch die Entwicklung besserer Techniken nicht mehr befriedigen.

Obwohl die heute bekannte Technik der Beugesehnenversorgung, die Kleinert et al. 1973 entwickelt haben (2), günstigere Ergebnisse gegenüber anderen Methoden und insbesondere gegenüber der sekundären Beugesehenenplastik aufweist, werden die Komplikationen wie Überwerfung der Sehne beim Knoten, Verwachsungstendenz sowie Nahtruptur mit insgesamt etwa 20% angegeben.

Die besondere Anatomie der Blutversorgung, die durch die Sehnendurchtrennung unterbrochen wird, ist das Kernproblem der rekonstruktiven Sehnenchirurgie. Die Vincula selbst erhalten ihre Blutversorgung aus den volaren Gefäßen, die durch kleinere, dicht über dem Periost verlaufende Seitenäste miteinander anastomosieren. Im Sehnenscheidentunnel, wo die Vincula für die Ernährung der Sehne verantwortlich sind, ist die Sehnenheilung entscheidend davon abhängig, ob diese Gefäßverbindungen erhalten sind oder ob bei unterbrochener Blutversorgung die nekrotischen Sehnenstümpfe durch die reparativen Heilungsvorgänge aus dem Paratenon revaskularisiert werden müssen.

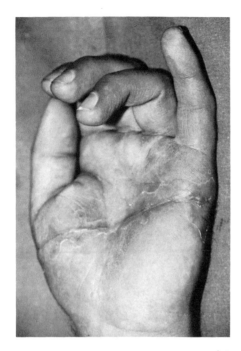

Abb. 1. Tiefe Schnittverletzung der Hohlhand mit Durchtrennung beider Beugesehnen des V. Fingers

Einschnürende und strangulierende Sehnennähte in dem traumatisierten und minder durchbluteten Anteil führen unweigerlich zur primären oder sekundären Sehnenruptur oder Verwachsungen in diesem Bereich.

Als Ursache der Verwachsungen und Funktionseinschränkungen der versorgten Sehne wird eine umschriebene, avaskuläre Nekrose des degenerativ veränderten Sehnengewebes mit dessen eingeschränkter Durchblutung angesehen (1, 3), die infolge von Quetschung und Strangulation durch Nahttechniken hervorgerufen werden.

Neben der atraumatischen Technik und der Festigkeit der Sehnennaht bei reduzierter entzündlicher Reizreaktion darf die Gefäßversorgung der Sehne sowohl im Peritendineum als auch im Endotendineum nicht gestört werden.

Unter Berücksichtigung der bekannten pathophysiologischen Verhältnisse der Sehnenheilung sowie Kriterien für die Wiederherstellung der Sehne wurde daher in eigenen Untersuchungen eine übungsstabile Sehnennaht und Technik entwickelt, die einerseits das Sehnengewebe nicht stranguliert und andererseits eine exakte Verankerung aufweist und die Anforderung einer „primären Sehnenheilung" erfüllt. Sie erlaubt die sofortigen postoperativen Bewegungsübungen ohne starre Verbände.

Es handelt sich um einen dünnen polyfilen Stahldraht, der in den Querschnitt der Sehne eingeführt und an den beiden Enden jeweils an der Oberfläche der Sehne, nach Adaptation der Sehnenenden, mit einem im Profil leicht gebogenen Haken befestigt wird. Postoperativ ist eine Ruhigstellung nicht erforderlich. Nach Abklingen des Wundschmerzes kann sofort mit aktiven Bewegungsübungen begonnen werden.

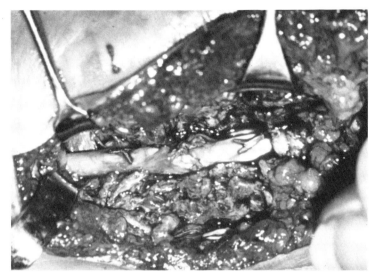

Abb. 2. Übungsstabile Sehnennaht der oberflächlichen Sehne

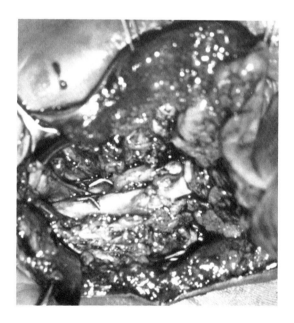

Abb. 3. Übungsstabile Sehnennaht der beiden Sehnen

Die Indikation zur Sehnenversorgung in dieser Technik besteht nicht nur bei der primären Sehnennaht, sondern sie ist auch für die sekundäre Vereinigung der mobilisierten und angefrischten Sehnenenden geeignet. Ebenso können die Strecksehnen, soweit sie den Handrücken und den Unterarm betreffen, in dieser Technik versorgt werden.

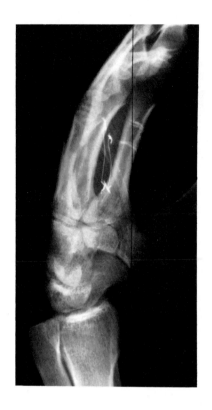

Abb. 4. Röntgenologische Darstellung der Naht

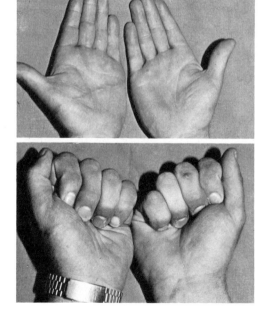

Abb. 5. Funktion der Hand

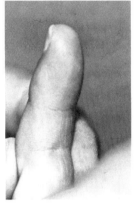
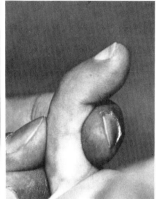

Abb. 6. Funktion des V. Fingers

Die Vorteile dieser Methode entsprechen den Anforderungen, die an eine Sehnennaht gestellt werden. Sie besteht in einer atraumatischen, indifferenten Seilnaht, die die exakte Adaptation der Sehnenenden ohne Einschnürung oder Quetschung erlaubt und die direkte postoperative Bewegungsübungen ohne Anlegen eines starren Verbandes zuläßt. Die Versorgung der Sehnen in dieser Technik kann sowohl primär als auch sekundär erfolgen, wobei eine frühe Wiederherstellung der Sehnenfunktion erreicht werden kann.

Im folgenden werden 2 Beispiele demonstriert:

Fall 1. Es handelt sich um einen 31jährigen Patienten, der sich im Ausland eine tiefe Schnittverletzung im Bereich der Hohlhand mit Durchtrennung beider Beugesehnen des V. Fingers zugezogen hatte. Nach primärer Wundversorgung stellte sich der Patient 6 Wochen nach dem Unfall bei uns vor. Bei der Untersuchung war die Wunde reizlos abgeheilt. Es bestand eine Beugehemmung im Bereich des V. Fingers (Abb. 1). Intraoperativ wurde die Diagnose gesichert und die übungsstabile Sehnennaht an beiden Beugesehnen durchgeführt (Abb. 2). Röntgenologisch konnte die Beweglichkeit der Sehnen zusätzlich kontrolliert werden (Abb. 3). Nach 4 Wochen war volle Beweglichkeit, sowohl in Streckung als auch in Beugung erreicht (Abb. 4–6). Der Patient war nach 6 Wochen wieder als Maurer arbeitsfähig.

Fall 2. Es handelt sich um einen 28jährigen Gärtner, der sich während der Arbeit eine tiefe Schnittverletzung mit Durchtrennung der Strecksehne bzw. Strecksehnenhaube über dem Köpfchen des 2. Mittelhandknochens zugezogen hatte. Hier wurde eine Strecksehnennaht mit übungsstabiler Methode durchgeführt. Postoperativ nach Abklingen der Wundschmerzen wurde sofort mit krankengymnastischen Übungen begonnen. Der Patient war bereits nach 3 Wochen wieder arbeitsfähig.

Literatur

Buck-Gramcko D (1977) Erstbehandlung von Beugesehnendurchtrennungen an der Hand. Unfallheilkunde 80: 57–60

Kleinert H, Katz JE, Atasay E, Stormo A (1973) Primary Repair of Flexor Tendons. Orthop Clin North Am 4: 865–876

Zellner PR, Lazaridis C (1977) Ergebnisse der Beugesehnenrekonstruktion. Plast Chir 1: 26–36

Möglichkeiten des Daumenersatzes mittels mikrochirurgischer Technik

W. F. Altherr, L. Zwank, C. Josten

Abteilung für Unfallchirurgie, Chirurgische Universitätsklinik, 6655 Homburg/Saar

Der Verlust des Daumens stellt eine schwere Beeinträchtigung der Gebrauchsfähigkeit der menschlichen Hand dar und führt nicht nur bei Verletzten, die eine handwerkliche Tätigkeit ausüben, zu schweren Funktionsstörungen und mitunter zu der Notwendigkeit einer sehr kostenintensiven Umschulung. Neben der beruflichen Beeinträchtigung bestehen naturgemäß auch Behinderungen im täglichen Leben sowie v. a. bei gewissen Sportarten.

Die überragende Stellung, die dem Daumen als Gegenspieler der Langfinger zukommt, veranlaßte schon vor mehr als 100 Jahren die Chirurgen nach Möglichkeiten eines brauchbaren Daumenersatzes zu suchen. Aus vielen Methoden hat sich die von Hilgenfeldt 1950 inaugurierte Pollizisation des Mittelfingers zur Standardmethode entwickelt; sie bringt gute funktionelle und kosmetische Ergebnisse in all den Fällen, in denen es sich um eine isolierte Daumenverletzung bzw. Daumenamputation gehandelt hat. Lagen jedoch schwere Verletzungsmuster vor, die neben dem Daumen auch die Langfinger betrafen, so war man genötigt, auf andere Methoden, wie z. B. die osteoplastischen Methoden, auszuweichen.

Mit der Entwicklung der mikrochirurgischen Replantationstechnik wurde zum einen die Möglichkeit der primären Replantation des traumatisch amputierten Daumens gegeben, zum anderen wurden die Möglichkeiten eines adäquaten Daumenersatzes mittels dieser Technik entscheidend verbessert (Tabelle 1-3).

Nach dem Buncke et al. (1966) mittels Mikrogefäß- und Mikronervennähten 1965 im Tierexperiment die erstmals von Nicoladoni 1900 durchgeführte Zehentransposition erfolgreich erprobt hatte, konnte Cobbett (1969) 1968 über die erste erfolgreiche Großzehentransplantation beim Menschen berichten.

Tabelle 1. Daumenamputationen im Zeitraum 1977–1982

	n = 91	Männlich n = 85
		Weiblich n = 6
Davon isolierte	n = 54	
Mit Begleitverletzungen	n = 37	

Tabelle 2. Verletzungsart

Schnitt	n = 47
Quetschung	n = 27
Ausriß	n = 7
Explosion	n = 8
Skelettierung	n = 2

Heute wird bevorzugt die 2. Zehe als Daumenersatz transplantiert (Biemer 1981), da sie insbesondere bei Frauen den ästhetischen Gesichtspunkten mehr Rechnung trägt und zudem die Entnahme der 2. Zehe den Abrollvorgang des Fußes kaum beeinträchtigt. Voraussetzung für die Zehentransplantation ist ein intaktes Sattelgelenk (Buck-Gramcko 1981), die Schaftlänge des ersten Mittelhandknochens ist weniger von Bedeutung (Tabelle 4).

Neben der Möglichkeit der mikrochirurgischen Zehentransplantation können auch Langfinger transplantiert werden; diese Methode soll jedoch solchen Fällen vorbehalten bleiben, in denen der zur Transplantation vorgesehene Finger in seiner Funktion als Langfinger geschädigt ist, jedoch als Daumenersatz noch brauchbar erscheint.

Als Alternative zum Insellappen bietet sich die Übertragung eines mikrovaskulären Pulpalappens bei Sensibilitätsstörungen bzw. bei Defekten im Bereich der Daumenkuppe an. Bewährt hat sich hier der Großzehenpulpalappen, der nach der Transplantation eine bessere 2-Punkte-Diskriminierung aufweist, als er zuvor am Fuß hatte.

Ich möchte Ihnen nunmehr einige exemplarische Fälle von Daumenersatzmöglichkeiten mittels der mikrochirurgischen Technik demonstrieren.

Fall Nr. 1. Ersatz einer tangential amputierten Daumenkuppe mittels eines Großzehenpulpalappens.

Der 20jährige Patient zeigte nach 6 Monaten einen guten Spitzgriff und einen guten Grobgriff; die 2-Punkte-Diskriminierung betrug 4 mm.

Fall Nr. 2. Daumenersatz durch Transplantation einer 2. Zehe. Ein 13jähriger Schüler erlitt eine Explosionsverletzung der rechten Hand mit völliger Zerstörung des Daumens. Eine primäre Defektdeckung war durch eine Verschiebelappenplastik erreicht worden. Als sekundäre Wiederherstellungsmaßnahme wurde eine Transplantation der 2. Zehe durchgeführt. Nach 6 Monaten zeigte der Schüler einen guten Spitzgriff und einen guten Grobgriff; die 2-Punkte-Diskriminierung betrug 8 mm.

Fall Nr. 3. Daumenersatz durch Transplantation eines in seiner Funktion geschädigten Zeigefingers.

Ein 40 Jahre alter Bergmann hatte 1966 bei einem Arbeitsunfall den linken Daumen verloren. 1977 kam es bei einem neuerlichen Arbeitsunfall zu einer Amputation des linken Zeigefingers pro-

Tabelle 3. Einheilungsrate

Primäre Replantationen	n = 85
Keine Replantationen möglich	n = 6
Sekundäre Amputationen	n = 6
Einheilungsrate 79 von 85 (= 93%)	

Tabelle 4. Möglichkeiten des Daumenersatzes mittels mikrochirurgischer Technik

Pulpalappen
Transplantation
    der Großzehe
    der 2. Zehe
    eines Langfingers
    osteoplastische Methoden

Tabelle 5. Angewandte Methoden beim mikrochirurgischen Daumenersatz

Pulpalappen	n = 2
2. Zehe	n = 3
Großzehe	n = 1
Langfinger	n = 4

ximal des PIP-Gelenkes. Es erfolgte die primäre Replantation. Das Replantationsergebnis jedoch war nicht befriedigend, der replantierte Zeigefinger zeigte eine ulnare Fehlstellung sowie eine starke Funktionseinschränkung. Deshalb entschlossen wir uns, den in seiner Funktion stark geschädigten Zeigefinger als Daumenersatz auf den ersten Handstrahl zu transplantieren. Nach 6 Monaten fand sich ein guter Spitz- und Grobgriff. Die 2-Punkte-Diskriminierung betrug 10 mm. Der Patient war wieder als Bergmann tätig (Tabelle 5).

Die mikrochirurgische Technik hat die Möglichkeiten des Daumenerhaltes bzw. seines adäquaten Ersatzes beträchtlich erweitert und bietet dem mit dieser Technik vertrauten Handchirurgen vielfältige Möglichkeiten eines individuellen Daumenersatzes.

Literatur

Biemer E (1981) Daumenersatz durch Transplantation der zweiten Zehe. Handchirurgie 13: 31–35
Buck-Gramcko D (1981) Daumenrekonstruktion nach Amputationsverletzungen. Handchirurgie 13: 14–27
Buncke HJ, Buncke CM, Schulz WP (1966) Immediate Nicoladoni procedure in the Rhesus monkey, or hallux-to-hand transplantation, utilising microminiature vascular anastomoses. Brit J Plast Surg 19: 332
Cobbett JR (1969) Free digital transfer. J Bone Joint Surg [B] 551: 677
Hilgenfeldt O (1950) Operativer Daumenersatz. Enke, Stuttgart
Nicoladoni C (1900) Daumenplastik und organischer Ersatz der Fingerspitze. Arch Klin Chir 61: 606

Opponensplastik unter Verwendung der Sehne des Extensor pollicis longus

A. K. Martini

Orthopädische Klinik und Poliklinik der Universität Heidelberg, Schlierbacher Landstraße 200a, 6900 Heidelberg

Die Greiffunktion der Hand ist in hohem Maße von der Oppositionsfähigkeit des Daumens abhängig. Kann der Daumen nicht mehr aktiv den Langfingern gegenübergestellt werden, so leiden v. a. der Präzisions- und der Grobgriff darunter.

Zur Wiederherstellung der Daumenopposition stehen uns zahlreiche Operationsverfahren zur Verfügung. Für die Auswahl der Operationsmethode sind folgende Faktoren entscheidend:

1. Art und Lokalisation der Nervenläsion und Ausmaß der Lähmung.
2. Die funktionelle Situation der zur Verfügung stehenden Kraftspender.

Bei der Operationsplanung ist es außerordentlich wichtig, eine ökonomisch genau abgewogene Kraftverteilung anzustreben, um ein neues funktionstüchtiges Muskelgleichgewicht zu erreichen.

Voraussetzung für jede motorische Ersatzoperation an der Hand ist zum ersten das Vorhandensein einer ausreichenden Sensibilität und zum zweiten die freie Beweglichkeit der betroffenen Gelenke. Ist eine dieser Bedingungen nicht erfüllt, so verbietet sich aus funktionellen Gründen die Ersatzplastik.

Bei einer reinen Medianuslähmung wird der Spitzgriff zwischen Daumen und Zeigefinger durch Adduktion und Beugung des Daumens vorgenommen, so daß die Oppositionseinschränkung kompensiert werden kann. Liegt aber eine kombinierte Medianus- und Ulnarislähmung vor, so ist die Beeinträchtigung der Greiffunktion doch erheblich.

Wenn die Medianusläsion im distalen Anteil vorliegt, so ist die Opponensplastik durch die Verlagerung der oberflächlichen Beugesehne des 4. Fingers nach Bunnell (1964) das gängige Verfahren. Steht die Beugesehne nicht zur Verfügung, so bringt die Operation nach Huber-Nicolaysen-Littler, wobei der M. abductor digiti minimi verlagert wird, gute Ergebnisse. Problematisch bleiben die Fälle, wo die Nervenschädigung im proximalen Abschnitt liegt und v. a. in Kombination mit der Ulnarisparese. Die Zahl der zur Verfügung stehenden Kraftspender ist begrenzt, außerdem sind weitere wichtige Funktionen, wie die Beugefähigkeit der ersten 3 Finger, verloren. Zur Wiederherstellung der Daumenopposition in derartig gelagerten Fällen empfiehlt Bunnell (1964) die Verwendung des Flexor carpi ulnaris als Motor, dessen Sehne mit der umgelagerten Sehne des Extensor pollicis brevis verbunden wird. Burckhalter et al. (1973) verwenden die Sehne des Extensor indicis proprius, die sie um das Handgelenk nach volar-radial verlagern. Riley et al. berichteten 1980 über 11 Fälle, bei denen sie den Extensor pollicis longus zur Opponensplastik mit Erfolg verlagert haben. Diese Methode hat gegenüber den obengenannten folgende Vorteile:

1. Da bei der hohen Medianusläsion eine Arthrodese des Daumengrund- bzw. -endgelenkes erforderlich ist, wird in diesem Falle ein überflüssig gewordener Muskel als Motor verwendet.
2. Die Sehne des Extensor pollicis ist lang genug, so daß eine Anastomose mit anderen Sehnen bzw. Verlängerung durch Transplantat nicht erforderlich ist. Der Extensor pollicis longus hat die richtige Kraft, um die Daumenopposition zu bewerkstelligen.
3. Der Extensor pollicis longus bewirkt bei Lähmung der kurzen Handmuskeln die Adduktion und Retropulsion des Daumens, so daß dadurch die Daumenfehlstellung verstärkt wird. Seine Tenotomie wirkt also in diesem Sinne eher korrigierend.

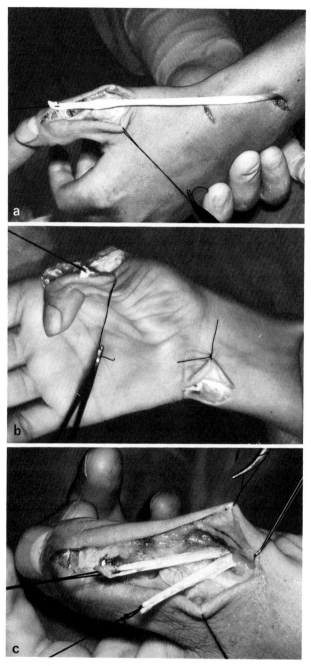

Abb. 1 a–c. Operationstechnik: **a** Mobilisation der Sehne des Extensor pollicis longus und Schraubenarthrodese des Daumenendgelenkes. **b** Die Sehne ist um die ulnare Handgelenkskante und nach palmar verlagert. **c** Das Sehnenende ist längsgespalten zur interossären Fixation

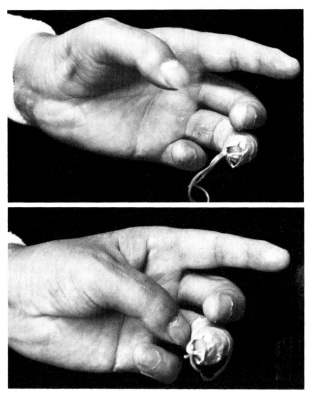

Abb. 2. Zustand 6 Monate nach der Opponensplastik, die Sehne spannt sich unter der Haut des Daumenballens deutlich an. Zustand nach Tendolyse am 4. Finger

Operationstechnik

Aus einem Längsschnitt auf der Daumenstreckseite wird die Sehne des Extensor pollicis longus von der Ansatzstelle an der Basis der Endphalanx abgelöst und nach proximal mobilisiert bis zum Sehnenspiegel. Die Sehne wird dann subkutan ulnarwärts um das Handgelenk nahe des Os pisiforme nach volar verlagert. Von da aus wird ein subkutaner Tunnel quer über die Beugeseite des Handgelenkes bis zum Daumengrundgelenk vorbereitet, in den die Sehne eingeführt wird. Nun erfolgt die Arthrodese des Interphalangeal- bzw. Metakarpophalangealgelenkes. Die Sehne wird dann um das Daumengrundgelenk intraossär nach Brand fixiert. (Abb. 1) Die richtige Wahl der Insertionsstelle ist sehr wichtig (Wintsch 1980). Wird die verlagerte Sehne im Bereich der Grundphalanx angesetzt, so kann sie v. a. die Daumenabduktion bewirken und eine radiale Subluxation des MP-Gelenks könnte entstehen. Erfolgt die Fixation des Kraftspenders am Mittelhandknochen, so kann er v. a. die Beugung im Daumensattelgelenk verstärken und zur Überstreckung des Daumengrundgelenkes führen. Die ideale Fixation erfolgt nach Spaltung des Sehnenendes, wobei ein Sehnenzügel in die Basis des Grundgliedes und der andere im Mittel-

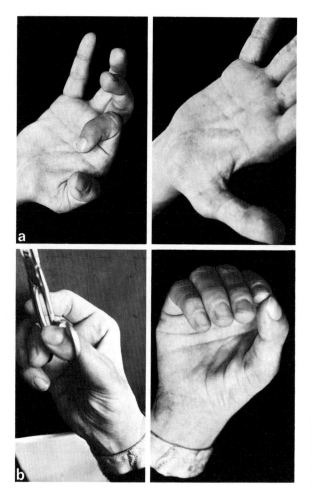

Abb. 3. a Zustand nach Poliomyelitis, deutliche Atrophie der kurzen Handmuskulatur und Verlust der Oppositionsfähigkeit. b Zustand nach Oppositionsplastik

handköpfchen intraossär angeheftet wird. Postoperativ ist eine Ruhigstellung in einem Unterarmgips für 4 Wochen erforderlich. Der Daumen steht in Oppositionsstellung und das Handgelenk ist leicht gebeugt.

Wir haben diese Operationstechnik bei 2 Patienten angewandt und wir konnten uns von den Vorteilen dieser Methode überzeugen.

1. *Patient M. C.* Der 34jährige Mann erlitt vor 12 Jahren einen Autounfall und zog sich dabei eine Verletzung des Gefäßnervenbündels im Bereich des linken Oberarmes zu. Es schlossen sich ca. 10 Operationen an, unter anderem Gefäß- und Nerventransplantationen. Zurückgeblieben ist eine Krallhand. Die Beweglichkeit des Handgelenkes ist endgradig eingeschränkt, die Beugefähigkeit des Daumens und Zeigefingers ist aktiv aufgehoben. Die Sensibilität ist herabgesetzt. Wegen der Berührungsempfindlichkeit im Narbenbereich am Oberarm haben wir eine Neurolyse durchgeführt. Zur Korrektur der Krallenfinger haben wir die oberflächlichen Beugesehnen nach proximal nach Mattev verlagert und das Ringfingerendgelenk versteift. Die Opponensplastik führten wir in der eben beschriebenen Technik durch. Das Ergebnis war, wie die Abb. 2 zeigt, zufriedenstellend.

2. *Patientin I. H.* Bei der 29jährigen Patientin handelt es sich um einen Zustand nach Poliomyelitis mit Rumpf- und Extremitätenlähmung. An der rechten Hand fanden sich Zeichen einer Teilparese des Medianus und Ulnaris mit Atrophie der kurzen Handmuskulatur und fehlender Opposition des Daumens.

Die Sensibilität war intakt. Im September letzten Jahres haben wir bei ihr die Opponensplastik in der oben beschriebenen Technik vorgenommen. Die Nachbehandlung gestaltete sich relativ schwierig. Durch krankengymnastische Übungen konnte die Opposition nicht erreicht werden. In diesem Falle ist eine Funktion wiederhergestellt worden, die im Körperschema praktisch nicht mehr vorhanden war. Die Patientin hat die Oppositionsfähigkeit im Frühkindesalter verloren und zwar auf beiden Seiten und müßte jetzt eine vollkommen neue Bewegungsart lernen und dazu noch mit einem fremden Muskel.

Tierversuche von Perry zeigen, daß hochentwickelte Tiere ein größeres Anpassungsvermögen an neue Situationen zeigen. Weitere Untersuchungen von Blodgett bestätigen, daß der Mensch in der Lage ist, den richtigen reflexartigen Gebrauch transferierter Muskeln auch in antagonistischer Funktion zu erlernen. Nach Wintsch (1980) läuft der Umlernprozeß so ab:

Am Anfang steht das Überraschungserlebnis. Wenn der Patient den transferierten Muskel betätigt, entsteht eine andere Bewegung als erwartet. Der Patient versucht, die neue Situation zu studieren und die neue Bewegung zu begreifen, und schließlich entsteht durch Einübung die Automation und Spontanität.

Bei unserer Patientin geschah die Überraschung und das Begreifen der neuen Bewegung erst durch die direkte elektrische Stimulation des Extensor pollicis longus (Abb. 3).

Die vorgestellte Operationsmethode hat sich bei unseren Patienten bewährt. Der Kraftspender, der an der Entstehung der Deformität beteiligt ist, hat eine ausreichende Länge und Kraft. Der Verlauf der verlagerten Sehne entspricht der Forderung von Bunnell (1964) und zieht den Daumen vom Grundgelenk zum Os pisiforme hin. Diese Operationsmethode soll nur als Ergänzung und Erweiterung der bekannten Operationstechnik verstanden werden und ist v. a. bei kombinierter Lähmung indiziert.

Literatur

Blodgett WH, Houtz SJ (1960) Clinical and electromyographic evolutions of patients with anterior transposition of peroneal tendons. J Bone Joint Surg 42 A: 59

Bunnell (1964) Surgery of the hand, 4th edn. Lippincott, Philadelphia

Burckhalter W, Christensen RC, Brown P (1973) Extensor indicis proprius opponens plasty. J Bone Joint Surg [Am] 55: 725

Merle D'Aubigné R, Benossy J, Rammadier JO (1956) Chirurgie orthopédique des paralysies. Masson, Paris

Nicolaysen J (1922) Transplantation des M. abductor digitis V bei fehlender Oppositionsfähigkeit des Daumens. Dtsch Z Chir 168: 133–135

Riley WB, Mann RJ, Burckhalter WE (1980) Extensor pollicis longus opponensplasty. J Hand Surg 5: 217–220

Wintsch K (1980) Ersatzoperationen für Motorik und Sensibilität der Hand. Enke, Stuttgart (Bücherei des Orthopäden, Bd 27)

Zur Arthrodese der Fingergelenke

S. Pechlaner

Universitätsklinik für Unfallchirurgie, Arnichstraße 35, A-6020 Innsbruck

Einleitung

Die operative Versteifung von Fingergelenken in funktioneller Stellung kann wesentlich zur Verbesserung der Gebrauchsfähigkeit einer geschädigten Hand beitragen.

An erster Stelle der Wertigkeit der Fingerfunktionen steht die Sensibilität, gefolgt von der Stabilität und an dritter Stelle dem Bewegungsausmaß. Es kann daher bei intakter Sensibilität auf die Mobilität einzelner Fingergelenke verzichtet werden, wenn nicht behebbare Gelenkschäden die Fingerfunktion beeinträchtigen.

Indikation

Bei ausreichender Weichteildeckung und Sehnenfunktion wird bei weniger belasteten Gelenken und entsprechender Einstellung des Patienten die prothetische Versorgung oder Arthroplastik im Vordergrund stehen. Häufig ergibt sich jedoch durch irreparable Störung der Fingerfunktion bei Gelenkdefekten mit schmerzgestörter Beweglichkeit oder Fehlstellung, bei Gelenkinstabilität, bei Ausfall von Sehnenfunktionen und bei behindernden Kontrakturen die Notwendigkeit zur Arthrodese.

Ursachen dieser Funktionsstörungen sind traumatische Veränderungen, einschließlich posttraumatischer Infekte, Erkrankungen mit chronisch entzündlichen bzw. degenerativen Gelenkveränderungen, Kontrakturen verschiedener Genese und angeborene Fehlbildungen.

Planung und Methodik

Die funktionell günstigsten Arthrodesewinkel sind abhängig vom Längenverhältnis Daumen zu Langfinger, insbesondere Daumen zu Zeigefinger, wobei ein eventueller Knochendefekt bzw. das Ausmaß der nötigen Resektion miteinzurechnen ist; weiter sind die Beweglichkeit der Nachbargelenke und persönliche Funktionserfordernisse sowie ästhetische Gesichtspunkte zu berücksichtigen.

Es ist hierbei zu beachten, daß Zeige- und Mittelfinger in erster Linie für den Spitz- und Feingriff wesentlich sind, hingegen Ring- und Kleinfinger mehr dem Grobgriff dienen. Daher ist es notwendig, daß Arthrodesewinkel vom Zeige- zum Kleinfinger hin generell zunehmen.

Als Richtwerte für Arthrodesewinkel können gelten: am Daumen MP[1] 10° bis 20°, IP 15° bis 30°, an den Langfingern (vom Zeigefinger zum Kleinfinger steigend) MP 25° bis 45°, PIP 20° bis 45° und DIP 15° bis 30°.

Die in der Literatur angegebenen Operationstechniken sind vielfältig: Im wesentlichen sind die Adaptionsmethoden den Kompressionsmethoden gegenüber zu stellen.

Als Adaptionsmethoden gelten:
1. Parallele oder gekreuzte Kirschner-Drähte (Bunell 1948; Seewald 1955; Granowitz; Vainio 1966),
2. Kirschner-Drähte mit Spananlagerung,
3. Spanarthrodese mit intramedullärer Bolzung (Iselin 1959; Moberg u. Henrikson 1960; Piper 1961; Potenza 1973),
4. Nutarthrodese mit Kirschner-Draht (Caroll u. Hill 1969).

Als Kompressionsmethoden gelten:
1. Intraossäre Drahtnaht mit oder ohne Kirschner-Draht (Robertson 1964; Piper zit. nach Geldmacher 1972; Lister 1978; Martin 1981),
2. Zuggurtung (Segmüller 1973; Martin 1981),
3. Kleinfragment- oder Miniplättchen (Pannike 1969; Böhler 1972),
4. Fixateur externe (Stellbrink 1969; Tupper 1972),
5. Zugschraube (Pfeiffer u. Nigst 1970; Segmüller u. Schönberger 1970; Reill u. Renne 1973; Buck-Gramcko 1977).

Die Anwendung von Kirschner-Drähten zur Arthrodese ergibt sich zumeist bei der Erstversorgung von Verletzungen mit ausgedehnter Schädigung des Weichteilmantels im Sinne eines Minimaleingriffes. Lassen die Weichteilverhältnisse jedoch eine Kompressionsarthrodese zu, ist die Aussicht auf rasche knöcherne Konsolidierung sicher günstiger.

Die Arthrodese mittels Kleinfragmentplättchen ist sicher eine seltene Indikation. Ein ausreichender Weichteilmantel ist Voraussetzung. Bei Gelenkdefekt und gleichzeitigen Frakturen können Kleinfragmentplättchen zur Stabilisierung verwendet werden.

Bei einem größeren Phalangendefekt, der nicht rekonstruiert werden kann, verhilft die Plattenarthrodese der Phalangenreste in Streckstellung, evtl. mit gleichzeitiger Spongiosaplastik, zu einer sinnvollen Restfunktion. Bei Phalangendefekten von mehr als 0,5 cm ist die zusätzliche Verkürzung der Beugesehne bzw. eine Teno- oder Arthrodese des benachbarten Interphalangealgelenkes nötig.

Die Anwendung des Minifixateurs bleibt im allgemeinen auf schlechte Hautweichteilverhältnisse und Arthrodesen im Daumengrundgelenk mit flachem Winkel beschränkt. Bei weniger als 20° Beugestellung müßte bei der Schraubenarthrodese für den Schraubenkopf am ersten Mittelhandknochen ein zu großer Defekt

---

1 Offizielle Abkürzungen der Deutschsprachigen Arbeitsgemeinschaft der Handchirurgie:
MP, Metacarpo-Phalangeal(-Gelenk) (Grundgelenke I bis V); *IP*, Inter-Phalangeal(-Gelenk) (Endgelenk des zweigliedrigen Daumens); *PIP*, Proximales-Inter-Phalangeal(-Gelenk) (Mittelgelenk der Langfinger II bis V); *DIP*, Distales-Inter-Phalangeal(-Gelenk) (Endgelenk der Langfinger II bis V)

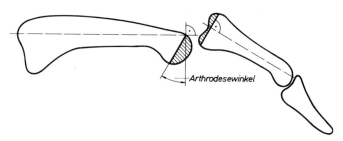

Abb. 1. Resektionsflächen für Arthrodese im PIP-Gelenk

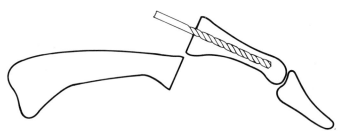

Abb. 2. Aufbohren und Gewinde schneiden am Mittelglied senkrecht auf Resektionsfläche und Phalangenachse

gesetzt werden. Die Anwendung der äußeren Spanner ist jedoch wegen ihrer Größe und auch wegen der Infektgefahr nur beschränkt möglich.

Eigene Operationstechnik

In der Mehrzahl der Fälle verwenden wir zur Arthrodese der Fingergelenke die Zugschraube.

Unter der Voraussetzung einer sorgfältigen Operationstechnik ist die Komplikationsrate gering, die Belastungsstabilität wird im Verhältnis zu anderen Methoden früher erreicht. Auf Grund der Häufigkeit und der speziellen anatomischen Verhältnisse soll unsere Operationstechnik an einem Langfingermittelgelenk vorgestellt werden.

Bogenförmiger Hautschnitt um das betreffende Gelenk und Präparation des Hautlappens, wobei auf weitgehende Erhaltung der dorsalen Abflußvenen geachtet wird.

V-förmige, distale gestielte Inzision des Tractus intermedius, Präparation mit dem Periost und Aufklappen des Sehnenspans nach distal.

Nach Abschieben der seitlichen Strecksehnenzügel und Durchtrennung der Seitenbänder, sowie Inzision der volaren Kapselplatte kann das Gelenk so weit luxiert werden, daß die Resektion der Gelenkflächen durchgeführt werden kann. Dabei wird die Basis der Mittelphalange senkrecht auf die Längsachse des Mittelgliedes sparsam reseziert, am Grundglied erfolgt die Resektion im gewünschten Arthrodesewinkel (Abb. 1).

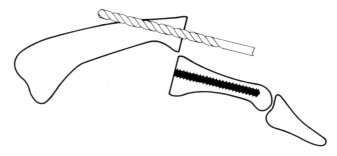

Abb. 3. Gleitloch am Grundglied senkrecht auf die Resektionsfläche

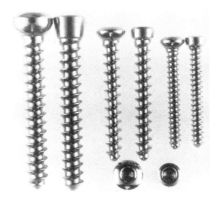

Abb. 4. Kegelkopfschrauben nach Vogl

An der Mittelphalange wird knapp streckseitig des Mittelpunktes der Resektionsfläche und senkrecht auf die Mittelgliedachse entsprechend dem vorgesehenen Schraubendurchmesser aufgebohrt und das Gewinde geschnitten (Abb. 2).

Am Grundglied wird von peripher her vom Mittelpunkt der Resektionsfläche und senkrecht auf diese das Gleitloch angelegt (Abb. 3).

Mit Hilfe einer Kegelfräse wird proximal der Kopfraum für die Schraube erweitert.

Weichteilnekrosen über dem Schraubenkopf und die damit verbundene Infektionsgefahr und Notwendigkeit der Schraubenentfernung sowie die Schwächung der proximalen Phalange durch die erhebliche Ausnehmung für einen üblichen Schraubenkopf haben uns bewogen, den Schraubenkopf kegelförmig abzudrehen und damit zu verkleinern (Vogl, persönliche Mitteilung). Dies ergibt mit der adäquaten kegelförmigen Ausfräsung des Kopfraumes ein stabiles großflächiges Widerlager für die Kompression (Abb. 4).

Nur bei extremer Osteoporose kann die Kortikalis hierfür zu schwach werden, allerdings ist es dann auch fraglich, ob distal eine ausreichende Verankerung der Schraube möglich ist.

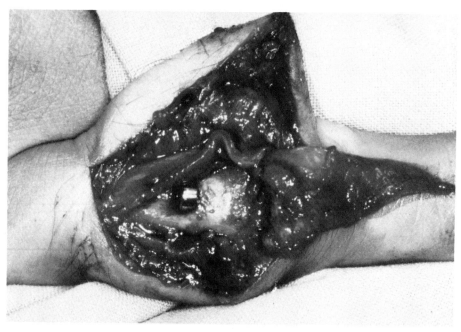

Abb. 5. Fältelung des Streckapparates

Beim Einbringen der Kegelkopfschraube wird vor dem endgültigen Anziehen die Rotation exakt eingestellt. Durch das Einbringen der Bohrlöcher jeweils senkrecht auf die Resektionsflächen kommt es zu einer linearen Kompression ohne Verkippungstendenz. Inkongruente Kanten werden abgenommen, eventuelle Defekte der Resektionsflächen werden mit Spongiosa aufgefüllt.

Durch die fixierte Beugestellung einerseits, hauptsächlich jedoch durch die resektionsbedingte Verkürzung der Finger, kommt es zu einem Streckdefekt im Endgelenk, der häufig nicht kompensiert werden kann. Daher straffen wir nach Einbringung der Arthrodeseschrauben den Streckapparat durch Raffung der Fältelungen der lateralen Strecksehnenzügel (Abb. 5).

Zur sicheren Überdeckung der Arthrodese und des Schraubenkopfes wird der V-förmig inzidierte Tractus intermedius nach entsprechender Kürzung nach proximal geführt und vernäht.

Die postoperative Ruhigstellung dauert 4 Wochen, um eine ausreichende Festigkeit der gerafften Strecksehnenzügel zu ermöglichen. Anschließend wird mit Übungsbehandlung der erhaltenen Fingergelenke begonnen, die volle Belastung beginnt im Durchschnitt 6 Wochen nach der Operation. Die Arthrodeseschraube wird i. allg. nicht mehr entfernt.

Eigene Ergebnisse

In den Jahren 1979 bis Mitte 1982 wurden an unserer Klinik 44 Arthrodesen von Fingergelenken durchgeführt.

Von insgesamt 16 Stiftarthrodesen konnten nur in 7 Fällen bis zum Ende der 6. Woche ein knöcherner Durchbau nachgewiesen werden, in 6 Fällen wurde die Arthrodese innerhalb von 10 Wochen fest, 2mal mußte eine Zweitoperation durchgeführt werden, in 1 Fall verblieb eine Pseudarthrose ohne subjektive Beschwerden.

Diese relativ schlechte Heilungstendenz ist wohl in erster Linie auf die fehlende Kompression zurückzuführen, andererseits wurde diese Form der Arthrodese nur bei schlechten Weichteilverhältnissen angewandt.

Der Fixateur externe zur Kompressionsarthrodese wurde nur in 2 Fällen gewählt. In beiden Fällen kam es zur knöchernen Konsolidierung innerhalb 6 Wochen.

Als Methode der Wahl empfehlen wir die Schraubenarthrodese. Von insgesamt 26 Schraubenarthrodesen waren 21 bis Ende der 6. Woche knöchern durchgebaut, nur in 4 Fällen war die Festigkeit erst nach 10 Wochen gegeben, in einem Fall war eine Reoperation nötig. Seit Verwendung der Kegelkopfschrauben mußten wir das Implantat nicht mehr entfernen.

Literatur

Böhler J (1972) Die Eingriffe an Knochen und Gelenken. Aus: Wachsmuth W, Wilhelm A (Hrsg) Die Operationen an der Hand. Springer-Verlag, Berlin Heidelberg New York, S 194

Buck-Gramcko D (1977) Arthrodesen der Finger- und Handwurzelknochen. Aktuel Probl Chir Orthop 6: 8–13

Bunnell S (1948) Surgery of hand. 2nd edn Lippincott, Philadelphia

Carroll RE, Hill NA (1969) Small joint arthrodesis in hand reconstruction. J Bone Joint Surg [Am] 51: 1219–1221

Geldmacher J (1972) Die Eingriffe bei der Dupuytrenschen Kontraktur. In: Wachsmuth W, Wilhelm A (Hrsg) Die Operation an der Hand. Springer-Verlag, Berlin Heidelberg New York, S 470

Granowitz S, Vainio K (1966) Proximal interphalangeal joint. Arthrodesis in rheumatoid arthritis. Acta Orthop Scand 37: 301–310

Iselin M (1959) Chirurgie der Hand, Atlas der Operationstechnik. Thieme, Stuttgart, S 150–156

Lister G (1978) Intraosseous Wiring of the Digital Skeleton. J Hand Surg 3: 427–435

Martin L (1981) Arthrodesen der Daumen- und Langfingergelenke. Handchirurgie 13: 221–230

Moberg E (1960) Arthrodesis of finger joints. Surg Clin North Am 40: 465–470

Moberg E, Henrikson B (1959/1960) Technique for Digital Arthrodesis. Acta Chir Scand 118: 331–338

Pannike A (1969) Kleinfragmentosteosynthesen nach dem Prinzip der AO. Langenbecks Arch Chir 325: 1210

Pieper W (1961) Fingererhaltung durch operative Gelenkversteifung in Funktionsstellung. Langenbecks Arch Chir 299: 126–130

Pfeiffer KM, Nigst H (1970) Schraubenarthrodese von Fingergelenken. Handchirurgie 2: 149–151

Potenza A (1973) A Technique for arthrodesis of finger joints. J Bone Joint Surg [Am] 55A: 1534–1536

Reill P, Renne J (1973) Zur Indikation und Technik der Fingergelenksarthrodese an Mittel- und Endgelenken unter Verwendung der AO-Schraube. Z Orthop 111: 475–478

Robertson DC, The fusion of interphalangeal joints. Can J Surg 7: 433–437

Seewald K (1955) Die Arthrodese der Fingergelenke mit gekreuzten Bohrdrähten. Wien Med Wochenschr 105: 174
Segmüller G (1973) Zur Fingergelenksarthrodese. Orthop Praxis 11: 460–465
Segmüller G, Schönenberger F (1970) Technik der Kompressionsarthrodese am Finger mittels Zugschraube. Handchirurgie 2: 218
Stellbrink G (1969) Äußeres Fixationsgerät für Fingerarthrodesen. Chirurgie 40: 422–423
Tupper JW (1972) A compression arthrodesis device for small joints of the hand. Hand 4: 62

PEG-Arthrodese der Fingerendgelenke

R. Streli

Allgemeine Versicherungsanstalt, Unfallkrankenhaus, Blumenauer Platz 1, A-4021 Linz

Im Jahre 1974 haben Harrison u. Nicolle eine neue Form der Fingerarthrodese angegeben. Sie gaben als Grund dafür an, daß die Versteifung rheumatisch veränderter Fingergelenke langsam und unbefriedigend ist. Die neue Methode besteht in der Anwendung eines sog. Finger-Pegs, der intramedullär eingebracht wird. Er besteht aus Propathene (Polypropylen) (Abb. 1).

Die intramedullären Schäfte stimmen in Form und Größe mit den Calnan-Nicolle-Fingergelenkprothesen überein. Deshalb können dieselben Pyramidenoszillierfräsen zur Ausfräsung des Knochenlagers für die Prothesenstiele verwendet werden. Die Pegs sind in verschiedenen Größen zur Verfügung. Außerdem variiert die Abwinkelung von 0–50° mit 5gradiger Abstufung.

Der Peg ist in der Mitte ziemlich steif, aber an den sich verjüngenden Enden biegbar und läßt sich dadurch leichter einsetzen.

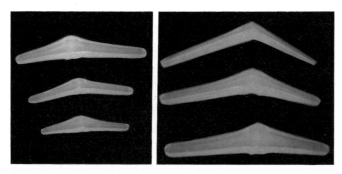

Abb. 1. PEGs verschiedener Größe und mit verschiedener Abwinkelung aus Propathen für die Bolzungsarthrodese

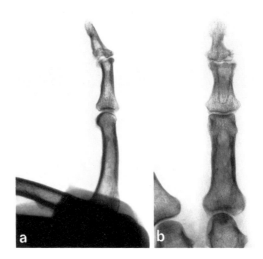

Abb. 2 a, b. M. A., 61 Jahre, erhielt am 24. 2. 1975 eine PEG-Arthrodese. **a** Das Bild zeigt den Zustand 7,5 Jahre nach der Operation. Sie ist beschwerdefrei. **b** Der PEG überragt an einer Seite den Endgliedschaft und zeigt hier einen zarten knöchernen Einschluß

Bei der Operation der Fingerendgelenke wird ein Querschnitt von Mittseitenlinie zu Mittseitenlinie streckseitig über dem Endgelenk angelegt, wobei in einem Haut, Narben, Sehnen und Gelenkkapsel in Höhe der Endgelenkbasis durchtrennt werden.

Dann wird mit einer oszillierenden Säge die Endgelenkbasis in etwa 1–2 mm Breite abgetragen und die Mittelgliedrolle schräg abgetrennt, entsprechend dem gewünschten Winkel.

Ich ziehe zum Schaffen der Lager eine Bohrfräse vor. Jetzt wird das Gelenk 180° aufgeklappt, der PEG zuerst in das Mittelglied (oder am Daumen in das Grundglied) eingeführt und dann unter Biegung des distalen Stielendes in das Endglied eingebracht. Die Knochenenden müssen jetzt genau aneinanderliegen, Rotation, AP-Achse und seitliche Achse richtig sein.

Anschließend wird nach bipolarer Koagulation eine U-Naht durch die Strecksehne oder Narben angelegt, so daß der PEG genau in seinen beiden Lagern gehalten wird. Die Haut wird mit 6/0 Nähten verschlossen. Eine Ruhigstellung bis zur Wundheilung, das sind 2 Wochen, genügt.

Wir haben in Linz insgesamt von 1975 bis 1981 49 Finger-PEG-Endgelenkarthrodesen durchgeführt. Die Indikationen sind irreparable Sehnenverletzungen, Gelenkdestruktionen durch Trauma, Rheumatismus, Gelenkempyem, Gelenkresektionen, Arthrosen und Kontrakturen, z. B. durch Verbrennungen.

Ich habe nicht geglaubt, daß dieser PEG so gut funktioniert. Die so versteiften Gelenke sind auch schmerzfrei, wenn die Arthrodese nicht knöchern überbrückt wird. Infektionen und PEG-Lockerungen wurden nicht beobachtet. Beim ersten Fall wurde wegen Schmerzen und Bewegungseinschränkung am Zeigefingerendgelenk bei einer 54jährigen Mitarbeiterin im Gipszimmer unseres Hauses eine Intramedulläre PEG-Arthrodese durchgeführt. Die 54jährige Frau konnte noch jahrelang ihre schwere Arbeit schmerzfrei ausüben (Abb. 2).

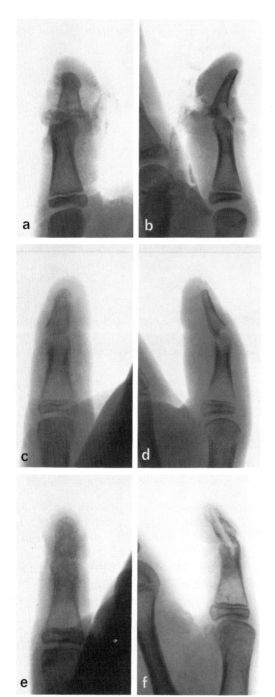

Abb. 3 a–f. 16jähriger Tischlerlehrling. **a, b** Endgelenkskreissägenverletzung des linken Daumens mit subtotaler Enukleation und Zerstörung der Endgliedepiphyse. **c, d** Nach primärer Wundheilung schmerzhafte fibröse Endgelenksankylose. **e, f** Nach PEG-Arthrodese schmerzfrei und Rückkehr zu seiner Arbeit als Tischler 4 Wochen postoperativ

Beim nächsten Fall, ein 45jähriger, wurde ein subkutaner Strecksehnenausriß am Kleinfingerendgelenk 6 Wochen in Überstreckung Bohrdrahttransfixiert. Die Strecksehne heilte nicht. Der Verletzte wurde mit PEG-Arthrodese behandelt, weil er rasch wieder arbeiten wollte.

Der letzte Fall, ein Tischlerlehrling mit subtotaler Enukleation des Daumenendgelenkes und Zerstörung der Endgliedepiphyse durch Kreissäge heilte nach Erstversorgung primär. Die fibröse schmerzhafte Ankylose wurde durch PEG-Arthrodese sofort schmerzfrei und er war in 4 Wochen wieder als Tischler arbeitsfähig (Abb. 3).

Ich war überrascht, daß diese einfache Bolzungsarthrodese so nützlich und gut ist. Auch die Prothesenstiele perforieren sekundär nicht.

Literatur

Harrison HS, Nicolle FV (1974) A new intramedullary bone peg for digital arthrodesis. Br J plast Surg 27: 240–241

Nicolle FV (1982) What's new about implants? Implants in the hand. Chir plast 6: 215–221

Nicolle FV, Calnan JS (1972) A new design of finger joint prosthesis for the rheumatoid hand. Hand 4: 135–146

Die Behandlung der Kahnbeinpseudarthrosen nach der Methode Matti-Russe und deren Grenzen

A. Lies, K. H. Müller und T. Stein*

Chirurgische Universitätsklinik und Poliklinik der Berufsgenossenschaftlichen Krankenanstalten „Bergmannsheil", Hunscheidtstraße 1, 4630 Bochum

Die Ausheilungsrate bei konservativ behandelten Kahnbeinfrakturen wird in der Literatur zwischen 95 und 97% angegeben (Vécsei u. Scharf, 1980). Infolgedessen rekrutiert sich der Hauptanteil der Kahnbeinpseudarthrosen aus übersehenen und nicht behandelten Kahnbeinfrakturen. Jedoch werden – wenn auch selten – Kahnbeinpseudarthrosen bei angeblich korrekter Ruhigstellung im Gipsverband beobachtet. Die Prognose einer Kahnbeinfraktur und damit die Pseudarthrosenhäufigkeit ist nach Trojan (1954) weitgehend von der Bruchform abhängig. Wir unterscheiden hier den horizontalen Schrägbruch, den Querbruch sowie den vertika-

---

* Ein Teil der Ergebnisse sind der Doktorarbeit von Herrn Dr. T. Stein entnommen

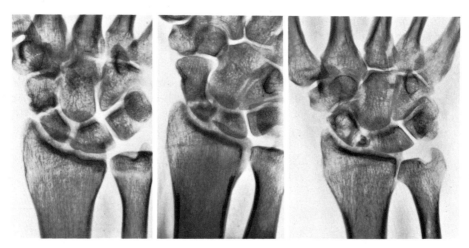

Abb. 1. Zustand nach Quer-, Horizontal- und Vertikalfraktur des Kahnbeines mit anschließender Pseudarthrose

len Schrägbruch. Die Ursache hierfür ist rein mechanisch zu begründen. Beim horizontalen Schrägbruch herrschen vorwiegend Druckkräfte im Bruchspalt, beim vertikalen lediglich Kipp- und Scherkräfte (Abb. 1).

Die Prognose der Kahnbeinfraktur sowie der Kahnbeinpseudarthrose hängt nach Böhler et al. (1954) außer von der Bruchform auch von der Bruchlokalisation ab.

Es wird das distale, das mittlere sowie das proximale Drittel unterschieden.

Die Frakturen und Pseudarthrosen im proximalen Drittel mit kleinem Fragment und schrägem bis vertikalem Verlauf neigen v. a. zu Heilungsstörungen. Als Ursache hierfür ist die schlechte Gefäßversorgung des Kahnbeines im proximalen Anteil anzusehen.

Es wurden in den letzten Jahrzehnten die verschiedensten Verfahren angegeben, um auf operativem Wege die Kahnbeinpseudarthrose zur Ausheilung zu bringen (Krayenbühl, 1970). Bei den meisten Methoden wurde aber im Prinzip der gleiche Versuch unternommen, nämlich durch Zerstörung der knöchernen Abdeckelung der Fragmentenden die Kapillarsprossung anzuregen und damit den Reparationsvorgang einzuleiten. Heute ist die Spongiosaplombierung nach Matti-Russe unserer Ansicht nach die Methode der Wahl, um Kahnbeinpseudarthrosen zur Ausheilung zu bringen (Abb. 2).

Die ideale Indikation für die Matti-Russe-Plastik stellt die querverlaufende Pseudarthrose im mittleren Drittel des Kahnbeines dar, ähnlich wie für die Verschraubung. Als relative Indikation sind die sowohl mehr distal als auch proximal liegenden Pseudarthrosen anzusehen. Auch eignet sich dieses Verfahren bei Vorliegen einer zystischen Veränderung, der Osteoporose des Kahnbeines sowie bei älteren Pseudarthrosen mit sklerotischen Bruchflächen. Diese, für die Methode nach Matti-Russe noch vertretbaren Indikationen müssen bei der Verschraubung als Kontraindikation angesehen werden. Eine Osteoporose, Zysten sowie die sog. ab-

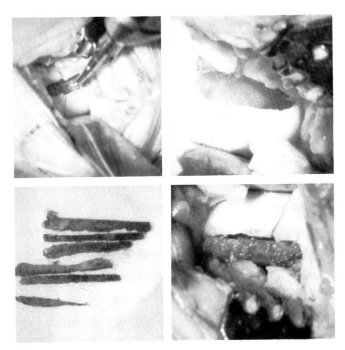

Abb. 2. Versorgung einer Kahnbeinpseudarthrose nach der Methode Matti-Russe

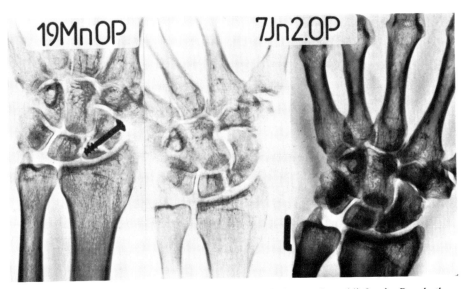

Abb. 3. Mit Schraubenosteosynthese versorgte Kahnbeinfraktur und anschließender Pseudarthrose, dann Versorgung nach Murray und Ausheilung

Tabelle 1. Ergebnisse der Behandlung von Kahnbeinpseudarthrosen mit autologer Spongiosaplastik (n. Matti-Russe) Universitätsklinik „Bergmannsheil" Bochum, 1977–1981 (n = 79)

Subjektive Angaben			
I	Beschwerdefrei	28	Gut
II	Beschwerden bei Überbeanspruchung	41	
III	Schmerzen bei Beanspruchung	9	Befriedigend
IV	Dauerschmerz, Berufswechsel	1	Schlecht
Funktionseinschränkung			
I	Keine	18	Gut
II	bis 20%	35	
III	20–50%	24	Befriedigend
IV	>50%	2	Schlecht
Röntgenuntersuchung			
I	Normale Knochenstruktur	3	Gut
II	Durchbau, unregelmäßige Struktur	63	
III	Kein Durchbau, keine Arthrose	9	Befriedigend
IV	Kein Durchbau, Arthrose	4	Schlecht

gedeckelten Pseudarthrosen lassen eine stabile Verschraubung nicht zu, eine Ausheilung ist nicht möglich.

Der Methode nach Matti-Russe sind jedoch auch Grenzen gesetzt.

Obwohl die Zahl der operativen Methoden der Kahnbeinpseudarthorsenbehandlung sehr groß ist, gibt es noch kein 100%ig sicheres Verfahren. Große Probleme bereitet nach wie vor das kleine proximale Fragment. Hier faßt die Schraube nicht; auch erbringt die Methode nach Matti-Russe in diesen Fällen oft keine Heilung, ebenso wie bei der Pseudarthrose nach vorangegangener Verschraubung. Die radiale Spanbolzung nach Murray (1946) führt jedoch meist zur Ausheilung (Abb. 3).

Man muß bei sehr proximal gelegener Pseudarthrose abwägen, ob nicht statt der sanierenden Eingriffe ein sog. Palliativeingriff, der v. a. die Schmerzlinderung zum Ziel hat, vorzuziehen ist, ebenso beim nekrotischen Fragment (Buck-Gramcko, 1966 und Scharf et al. 1982).

Hier bieten sich folgende Verfahren an:
1. Styloidektomie,
2. Exstirpation des nekrotischen Fragmentes und Ersatz durch Sehnentransplantat,
3. Exstirpation des Kahnbeines, bzw. Teilresektion und Totalexstirpation des Mondbeines,
4. Ersatz des Kahnbeines durch Kunststoffprothese,
5. Denervation nach Wilhelm u. Feldmeier 1976,
6. Arthrodese.

In der Zeit von 1977 bis 1981 wurden insgesamt in unserer Klinik 119 Patienten wegen einer Kahnbeinpseudarthrose operiert. Hiervon wurden 89 Patienten nach der

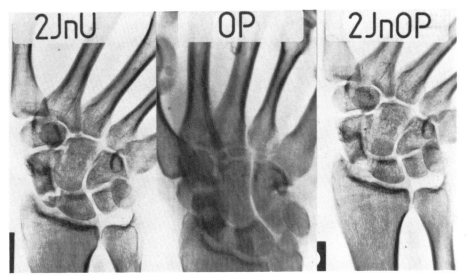

Abb. 4. Kahnbeinpseudarthrose mit kleinem proximalem Fragment, Zustand nach Exstirpation des Fragmentes, Sehneninterposition und Röntgenbefund nach 2 Jahren

Methode nach Matti-Russe, 22 Patienten nach der Methode von Murray behandelt und lediglich bei 8 Patienten Palliativeingriffe vorgenommen.

Unsere Ergebnisse beurteilen wir nach dem von Meine et al. (1974) angegebenen Bewertungsschema, das subjektive Angaben, Funktion und Röntgenbefund jeweils in 4 Gruppen unterscheidet (s. Tabelle 1).

Bei den subjektiven Angaben fanden wir, daß von 79 nachuntersuchten Patienten 28 beschwerdefrei waren und 41 lediglich bei Überbelastung leichte Beschwerden verspürten. 9 Patienten gaben Schmerzen bei normaler Belastung an, 1 Patient fand sich mit Dauerschmerzen.

Hinsichtlich der Funktionseinschränkung fanden wir in 18 Fällen eine freie Beweglichkeit, bei 35 Fällen eine Bewegungseinschränkung bis zu 30%, bei 24 eine Bewegungseinschränkung bis 50% und in 2 Fällen eine Bewegungseinschränkung über 50%.

Bei der Nachuntersuchung der Röntgenbefunde konnte man in 79 operativ versorgten Fällen bei 66 Patienten einen knöchernen Durchbau feststellen, in 9 Fällen fand sich kein Durchbau aber auch keine Arthrose und in 4 Fällen kein Durchbau mit vorliegender Arthrose.

Unterteilt man diese Ergebnisse in Gruppen „gut – befriedigend – ausreichend", so kommt es zu folgendem Ergebnis:

Hinsichtlich der subjektiven Angaben heilten 69 Pseudarthrosen mit gutem Ergebnis, 9 mit befriedigendem, 1 mit schlechtem Ergebnis aus; hinsichtlich der Funktion – 53 mit gutem, 24 mit befriedigendem und 2 mit schlechtem Ergebnis; hinsichtlich des Röntgenbefundes – 66 mit gutem, 9 mit befriedigendem und 4 mit schlechtem Ergebnis aus.

Im Gegensatz zu den sanierenden Maßnahmen, deren Ziel die Beseitigung der

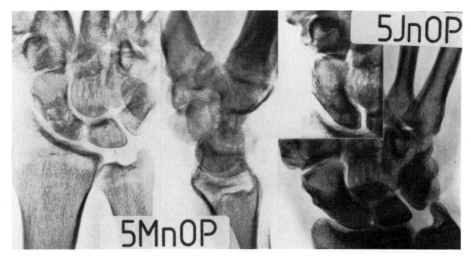

Abb. 5. Ausheilungsergebnis nach Versorgung einer Kahnbeinpseudarthrose vor 5 Jahren

Pseudarthrosen und die anatomische Wiederherstellung bei weitgehend normaler Gelenkfunktion ist, haben die palliativen Eingriffe lediglich die Schmerzlinderung zum Ziel. Bei dem von uns nachuntersuchten Krankengut wurden derartige Maßnahmen 8mal angewendet. Wir führten in erster Linie die Exstirpation des zu kleinen bzw. nekrotischen Fragmentes und den Ersatz durch Sehnentransplantate durch. Wir verwandten hier sowohl den gestielten Anteil der Sehne des Flexor carpi radialis sowie freie Transplantate der Palmarissehne. In je einem Fall wurde auch eine Denervation nach Wilhelm u. Feldmeier (1976) sowie eine Arthrodese durchgeführt (Abb. 4).

In 5 Fällen wurde ein relativ gutes Ergebnis hinsichtlich der Schmerzlinderung, bei 2 Fällen ein befriedigendes und bei 1 Patienten ein schlechtes Ergebnis erzielt, wobei beachtet werden sollte, daß in diesen Fällen auch funktionell gesehen 3mal eine Funktionseinschränkung bis 20% und 4mal bis 50% vorlag.

Eigene Erfahrungen mit der Methode nach Steinhäuser (Buck-Gramcko, 1966), bei der nach Entfernung auch eines größeren proximalen Kahnbeinbruchstückes auch das Mondbein entfernt wird, besitzen wir nicht.

Aufgrund unserer Ergebnisse sind wir der Ansicht, daß auch heute noch zur Behandlung der meisten Kahnbeinpseudarthrosen die Versorgung nach Matti-Russe die Methode der Wahl darstellt. In der Mehrzahl der Kahnbeinpseudarthrosen ist diese Methode auch anwendbar; nur in Ausnahmefällen sollten sog. Palliativeingriffe vorgenommen werden, die hinsichtlich der subjektiven Beschwerden meist doch eine deutliche Besserung erzielen (Abb. 5).

Literatur

Böhler L, Trojan E, Jahne H (1954) Die Behandlungsergebnisse von 734 frischen, einfachen Brüchen des Kahnbeinkorpus der Hand. Wiederherstellungschir Traumatol 2: 86

Buck-Gramcko D (1966) Die operative Behandlung der Kahnbeinpseudarthrose. Verh Dtsch Orthop Ges, 53. Kongreß, Hamburg, 25. bis 29.10. 1966, 273–279 (Sonderdruck)

Krayenbühl CU (1970) Zur operativen Behandlung der Navikularepseudarthrose nach Matti-Russe. Dissertation, Universität Zürich

Matti H (1937) Über die Behandlung von Navikularefrakturen und Refractura patellae durch Plombierung mit Spongiosa. Zbl Chir 64, 2353

Müller-Färber J (1979) Die Kahnbeinpseudarthrose der Hand und ihre Therapie. Sonderdruck aus dem Bericht der Unfallmed. Tagung des Landesverbandes Rheinland-Westfalen der gewerbl. Berufsgenossenschaften 17./18. 3. 1979, Düsseldorf, 37: 105–115

Murray G (1946) Endresults of bone grafting for non-union of the carpal navicular. J Bone Jt Surg 28, 794

Russe O (1977) Operationstechnik bei der Scaphoidpseudarthrose. In: Prothesen und Alternativen am Arm, III. Handwurzel und Finger. Bern Stuttgart Wien: Huber Verlag

Scharf W, Vécsei V, Trojan E (1982) Zur Diagnose und Behandlung des veralteten Kahnbeinbruches der Hand. Unfallchirurgie 8: 8–13 (Sonderdruck)

Trojan E (1954) Die Bruchform des Kahnbeins der Hand. Wien med Wschr 104, 1024

Vécsei V u. Scharf W (1980) Ergebnisse von 193 konservativ behandelten frischen Kahnbeinbrüchen der Hand – Operationsindikation. Arch Orthop Traumat Surg 97, 151–156

Wilhelm K, Feldmeier C (1976) Sehneninterpositionsplastik bei teilnekrotisierten Navikulare-Pseudarthrosen. Handchirurgie 8: 57–59

Die Kahnbeinpseudarthrose: Vergleich funktioneller Ergebnisse nach Schraubenosteosynthese sive Matti-Russe-Plastik

M. Roesgen, G. Hierholzer und K. A. Brandt

Berufsgenossenschaftliche Unfallklinik Duisburg/Buchholz, Gropenbaumer Allee 250, 4100 Duisburg 28

Unbestritten bleibt der *frische Kahnbeinbruch* eine Domäne der konservativen Therapie, wie sie von Böhler et al. (1954) angegeben wurde.

Bei über mehrere Monate fortbestehenden Beschwerden, Gebrauchsunfähigkeit der Hand und röntgenologisch erkennbarer Zystenbildung oder Sklerosierung der Bruchflächen muß man die Pseudarthrose diagnostizieren. Sie bedarf immer der Operation.

Die sanierenden Operationsverfahren streben die Durchbauung des Falschgelenkes unter Erhalt der anatomischen Form und funktionellen Wertigkeit des Kahnbeins an.

Den knochenplastischen Operationsverfahren nach Matti-Russe-Plastik sowie der kortikospongiösen Spanbolzung nach Murray haben wir in großer Zahl das *Osteosyntheseverfahren* mit der Zugschraube gegenübergestellt. Anhand unserer Nachuntersuchungen können wir im direkten Vergleich der Operationsverfahren eine Wertung vornehmen.

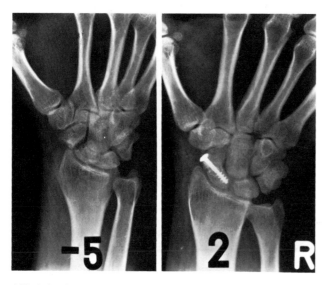

Abb. 1. *(Links)* Kahnbeinpseudarthrose rechts nach Querfraktur im mittleren Drittel

Abb. 2. *(Rechts)* Schraubenposition und Spongiosaplombe

Die *Operationstechnik* muß minutiös gehandhabt werden. Nach Hautschnitt über der Tabatiere wird der R. superficialis Nn. radialis nach dorsal präpariert. Eröffnen des Handgelenkspaltes über dem Processus styloideus radii, der evtl. reseziert wird. Die Pseudarthrose und nekrotische Spongiosapartikel müssen sorgfältig ausgeräumt werden. Reposition der Hauptfragmente unter stufenloser Adaptation der radialwärtigen Gelenkfläche des Kahnbeins. Fixation mit einem Kirschner-Bohrdraht. Vorbereiten des Schraubensitzes mit dem 2-mm-Bohrer von distal, radial, dorsal nach proximal, ulnar, volar. Auf keinen Fall darf die Zentrierung des Bohrkanals verloren gehen, da andernfalls die Schraube verkantet.

Die Gewindespitze sollte eben die Gegenkortikalis im proximalen Fragment fassen, um festen Sitz zu gewähren und somit Kompression auf den Spalt ausüben zu können. Damit der Gewindeteil nicht sperrt, wählt man bei einem kleinen proximalen Fragment eine „zu lange" Schraube und kürzt die Spitze des Gewindes mit dem Seitenschneider. Vor dem endgültigen Anziehen der Schraube wird die aus dem Beckenkamm entnommene Spongiosa in den Pseudarthrosenspalt und die zystischen Hohlräume eingebolzt.

Aufgrund der mechanischen Situation, der angenäherten Kugellagerformation der Handwurzel, der kritischen Durchblutungsverhältnisse und der spongiösen Struktur des Kahnbeinknochens ist die Osteosynthese *nicht* übungsstabil. Zur Ruhigstellung wird nach der Wundheilung für 4 Wochen ein Oberarmkahnbeingips anmodelliert, für weitere 4 Wochen ein Unterarmkahnbeingips mit Einschluß des Daumens in Opponensstellung und der Langfinger D 2 und D 3. Die Übungsbehandlung wird anschließend ohne Belastung aufgenommen. Sie kann ca. 4 Monate nach der Operation abgeschlossen werden (Abb. 1–3).

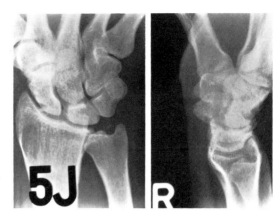

Abb. 3. Durchbauung unter Erhalt der anatomischen Form, keine Arthrose des Handgelenks 5 Jahre postoperativ

Ergebnisse

Von 1967 bis 1981 wurden 196 sanierende und 19 palliative Eingriffe bei Kahnbeinpseudarthrosen durchgeführt. In diesen 215 Fällen sind 25 Zweit- und 2 Dritteingriffe enthalten.

Folgende Operationsverfahren wurden angewandt:
1. Zugschraubenosteosynthese mit und ohne Spongiosaplastik, n = 113;
2. spongiöse Spanplastik nach Matti-Russe, n = 54;
3. korticospongiöse Spanbolzung in Anlehnung an Murray, n = 29;
4. palliative Eingriffe, n = 19.

Eigene Patienten (n = 215; Männer n = 209, Frauen n = 6)
Rechts n = 113 = 52,6%
Links n = 102 = 47,4%
Alter bei Operation: durchschnittlich   29,2   Jahre
                    jüngster Patient   17,3   Jahre
                    ältester Patient   51,11 Jahre.

170 der kurativ operierten Patienten konnten klinisch und röntgenologisch nachuntersucht werden. Die Auswertung erfolgte nach dem von Meine et al. (1974) angegebenen Schema. In 4 Wertigkeitsstufen: sehr gut – gut – befriedigend – schlecht, werden subjektive Beschwerden, funktioneller Befund und das Röntgenbild beurteilt.

Die *Schraubenosteosynthese* mit Spongiosaplastik wurde 101mal nachuntersucht. Sehr gute und gute Ergebnisse wurden 64mal erreicht. Diese Zahl deckt sich mit den subjektiven Angaben der Patienten. Dagegen enttäuschte das Röntgenbild in 31 Fällen, da keine Durchbauung erkennbar war. Bei 30 Patienten konnte weder subjektiv noch funktionell noch röntgenologisch eine Besserung erreicht werden.

Diesen Therapieversagern der Schraubenosteosynthese in 31% der Fälle stehen Therapieversager bei der *Matti-Russe-Plastik* bei 12 von 45 nachuntersuchten Patienten gegenüber. Dabei waren die röntgenologischen Ergebnisse deutlich besser als die subjektiven und funktionellen. Röntgenologisch wurde 36mal = in 80% eine knöcherne Durchbauung erzielt. Dieser Befund ließ jedoch keine Aussage über die erreichte Funktion und Beschwerdearmut zu. Die Erfolge der Schraubenosteosynthese wurden bei der Funktionsprüfung nicht signifikant überragt.

Die postoperative Nachbehandlung war bei der Matti-Russe-Plastik zeitraubender. Die Ruhigstellung erstreckte sich durchschnittlich über 14 Wochen, bei der Schraubenosteosynthese lediglich über 9,6 Wochen.

Die *Spanbolzung nach Murray* blieb Wiederholungseingriffen vorbehalten. Die postoperative Ruhigstellung dauerte im Schnitt 13,3 Wochen. Die Erfolgsquote betrug nach dem Auswertungsschema 50,5%.

Zusammenfassung

Mit der Zugschraubenosteosynthese wird:

- eine stabile Fixation der Fragmente erreicht, die
- eine kürzere postoperative Ruhigstellung erlaubt,
- einen früheren Beginn der Übungsbehandlung gestattet und
- die Ausheilungszeit verkürzt.

Die Indikation muß enger als zur Matti-Russe-Plastik gestellt werden. Gute Indikationen bestehen bei einem Bruchlinienverlauf in oder nahe dem mittleren Drittel, bei horizontaler Schrägfraktur oder Querfraktur und eingeschränkt, wie erst recht für alle anderen Verfahren, beim vertikalen Schrägbruch.

Ausreichende Fragmentgrößen sind Therapievoraussetzung. Ist das proximale Fragment sehr klein, kann die Matti-Russe-Plastik versucht werden. Bei strenger Auswahl der geeigneten Fälle können die Ergebnisse noch verbessert werden.

Literatur

Böhler L, Trojahn E, Jahna H (1954) Die Behandlungsergebnisse von 734 frischen Brüchen des Kahnbeinkörpers der Hand. Wiederherstellungschir Traumatol 2: 86–111
Feldmeier C, Wilhelm K, Hauer G (1976) Neue Wege zur Behandlung von Kahnbeinpseudarthrosen der Hand. Aktuel Chir 11: 81–92
Meine J, Buck-Gramcko D, Nigst H (1974) Die Kahnbeinpseudarthrose: Ergebnisse verschiedener Behandlungsmethoden. Handchirurgie 6: 181
Müller-Färber J (1977) Ergebnisse verschiedener Operationsmethoden bei Kahnbeinpseudarthrosen der Hand. Unfallheilkunde 80: 345–352
Murray G (1946) End results of bone grafting for non-union of the carpal navicular. J Bone Joint Surg 28: 749–756
Russe O (1980) Die Kahnbeinpseudarthrose, Behandlung und Ergebnisse. Hefte Unfallheilkd 148: 129

Nahtlose Rekonstruktion der Extensorsehne im Hammerfinger

H. Kuś und S. Pielka

Aleja Akacjowa 3, PL-53-134 Wroclaw

Einführung

Offene Durchtrennung und auch geschlossene Ruptur der Fingerstrecksehne an ihrem distalen Ende oder an der Endphalanxbasis, nicht selten mit der Busch-Fraktur, gehören zu sehr oft auftretenden Verletzungen der Hand.

Konservative Behandlung, wenn sie in den ersten 7 Tagen nach dem Trauma angefangen wird, ergibt in der Regel gute funktionelle und ästhetische Resultate (Elliot 1973; Haas 1981; Hertel 1977; Kus 1981; Seitz et al. 1977). Aber auch ein unzureichend funktionelles Ergebnis beim Hammerfinger stellt i. allg. oft keine erhebliche Behinderung dar (Haas 1981).

Bei geschlossenen Rupturen verwenden wir v.a. die Schienen nach Stack (Abb. 1) (Stack 1975) und bei offener Durchtrennung der Endstrecksehne oft die temporäre Kirschner-Drahtarthrodese (Abb. 2). Diese Maßnahmen sind i. allg. ausreichend. Seltener sind zufriedene Resultate konservativer Behandlung, wenn diese später als in der ersten Woche nach der Verletzung begonnen wird.

Wenn die Verletzung nicht behandelt oder übersehen wird, entsteht die typische Deformation als Hammerfinger, in der englischen Literatur als Mallet-, Baseball- oder Dropfinger bezeichnet (Abb. 3).

Nach erfolgloser konservativer Behandlung oder in nicht behandelten Fällen wird die Indikation zur operativen Behandlung erwogen, wenn die Deformation und funktionelle Beeinträchtigung auffällig sind (Abb. 3). Die Kranken melden sich meistens 1–6 Monate nach dem Trauma, aber nicht selten auch erst nach vielen Jahren (Kus 1981).

Als Operationsmethoden werden nach der Literatur (Haas 1981; Hertel 1977; Kus 1981; Littler 1967) empfohlen:

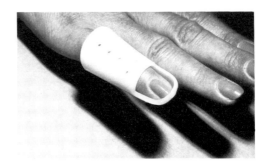

Abb. 1. Stack-Fingerschiene nach Link

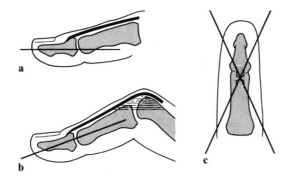

Abb. 2 a–c. 3 der am meisten angewandten Methoden der temporären Kirschner-Drahtarthrodese im Fingerendgelenk. **a** In Überstreckung der Endphalange, **b** mit intraossaler Einführung des Drahtes, **c** mit 2 gekreuzten Drähten

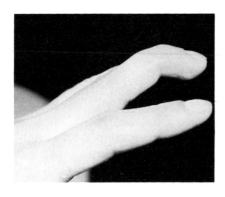

Abb. 3. Typische Hammerfingerdeformation des III. Fingers der Hand

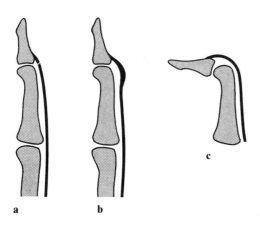

Abb. 4. Die Konzeption der eigenen Operationsmethode. Die verlängerte Fingerendstrecksehne im Hammerfinger in Ruhigstellung **(a)**, nach passiver Streckung **(b)**, nach der nahtlosen Rekonstruktion **(c)**

1. Raffungsplastik nach Pulvertaft;
2. Exzision der verlängerten Sehne mit direkter Naht, Naht der Endstrecksehne zum Periosteum der Endphalange oder transossale Sehnennaht;
3. Sehnennaht mit der Palmarissehne nach Tubiana;
4. Osteosynthese mit Sehnenoperation nach der Ausziehdrahttechnik in der Busch-Fraktur;

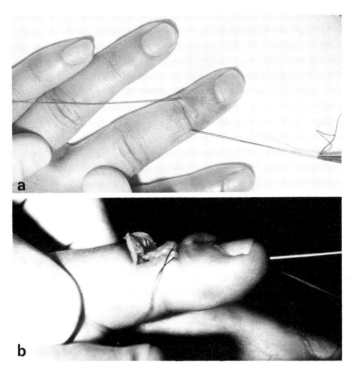

Abb. 5. a Hautinzision zur Entblößung der Endstrecksehne. **b** Temporäre Kirschner-Drahtarthrodese des Endphalanxgelenkes. Sichtbar die Verlängerung der Endstrecksehne

5. sekundäre Arthrodese der Endphalange speziell bei Zerstörung der Endgelenkflächen.

Oft wird zusätzlich, ursprünglich die von Pratt vorgeschlagene, temporäre Kirschner-Draht-Arthrodese des Endgelenkes in leichter Überstreckstellung mit oder ohne Immobilisation des Mittelgelenkes angewandt (Pratt 1952).

Eigene Methode

In operierten Fällen des Hammerfingers 2–4 Monate oder später nach dem Trauma haben wir festgestellt, daß die durchbrochene oder abgerissene Endstrecksehne in der Regel mit Verlängerung regeneriert und spontan rekonstruiert ist (Abb. 4).

Diese Beobachtungen und auch zufriedenstellende Ergebnisse der konservativen Behandlung gaben den Anlaß zur Erprobung des folgenden einfachen Operationsverfahrens (Kus 1981) (Abb. 4).

In allgemeiner oder axillärer Anästhesie sowie auch häufig in der Fingerleitungsanästhesie nach Oberst wurde in der Höhe des Endgelenkes oder der Narbe aus transversalem Hautschnitt, der in proximaler und distaler Richtung verlängert

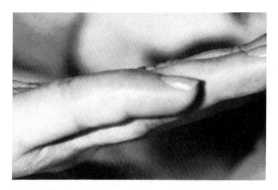

Abb. 6. Resultat 2 Jahre nach der Rekonstruktion der Endstrecksehne des V. Fingers in Streckposition mit voller Beugung

wurde, die distale Strecksehne in der Gegend der Läsion entblößt und auspräpariert (Abb. 5). Die Endphalange wurde mit einem kurzen Kirschner-Draht in leichter Überstreckung stabilisiert und dann der Grad der Endstrecksehnenverlängerung festgestellt (Abb. 5b). Die Überlänge der Sehne wurde transversal und schräg exzidiert. Danach wurde die durchtrennte Endstrecksehne ohne Naht adaptiert und die Hautwunde mit Einzelnähten versorgt. In Fällen von einem Hautüberschuß wurde ein entsprechender Hautabschnitt in transversaler Richtung reseziert. Die transossale Kirschner-Drahtstabilisation wurde 3–4 Wochen benötigt. Den Kranken wurde empfohlen, eine Stack-Schiene für weitere 3 Wochen zu tragen.

Ergebnisse

In den Jahren 1977–1981 wurden über 80 Fälle nach der beschriebenen Methode operiert. Alle Operationswunden heilten per primam intentionem. Der transossal und transartikulär eingeführte Kirschner-Draht ergab keine erfaßbaren direkten oder nachträglichen Komplikationen. Es sind gute und sehr gute objektive und subjektive Resultate erzielt worden (Abb. 6).

Diskussion

Die beschriebene Operation bestand in der Verkürzung und Adaptation der Sehnenenden, was zu einem Zustand gleich dem nach der traumatischen Durchtrennung der Endstrecksehne geführt hat.

Wir waren bestrebt, die Durchtrennung der Sehne in der Höhe des Kallus auszuführen, v. a. wenn dieser in einigem Abstand von der Endphalanxbasis bestand. Die direkte Naht ergab sich in den meisten Fällen als nicht nötig und hätte nur die Wundheilungsstörung erhöht.

Anstatt der temporären Kirschner-Drahtarthrodese der Endphalange könnte eine speziell konstruierte Stack-Schiene mit Umgehung der Wunde dienen.

Zusammenfassung

Bei offener Durchtrennung und geschlossener Ruptur des distalen Endes der Fingerstrecksehne gibt die rechtzeitig angefangene konservative Behandlung gute funktionelle Resultate.

Wenn die Verletzung nicht behandelt oder übersehen wird, entsteht nach einem bis einigen Monaten die typische dauerhafte Deformation. Wenn diese und die funktionelle Beeinträchtigung auffällig sind, besteht die Indikation zur operativen Rekonstruktion.

Die durchbrochene oder abgerissene Endstrecksehne ist in solchen Fällen in der Regel nach 2–3 Monaten regeneriert und spontan mit Verlängerung rekonstruiert. Diese Feststellungen gaben den Anlaß zur Erprobung eines sehr einfachen Operationsverfahrens. Es bestand in der entsprechenden Verkürzung und losen Adaptation der Sehnenenden, was zu einem Zustand gleich dem nach der Ruptur führt. Gleichzeitig wurde die Endphalange mit einem kurzen Kirschner-Draht, wenn möglich, in leichter Überstreckung stabilisiert. Diese Operation ist an 80 Kranken mit sehr gutem und gutem ästhetischen und auch funktionellem Ergebnis durchgeführt worden.

Literatur

1. Elliot RA (1973) Splints for mallet and boutonniere deformities. Plast Reconstr Surg 52: 282–285
2. Haas HG (1981) Primäre Versorgung von Strecksehnenverletzungen. Handchirurgie 13: 199–206
3. Hertel P (1977) Die frischen offenen und gedeckten Strecksehnenverletzungen. Unfallheilkunde 80: 61
4. Kuś H (1981) Rekonstrukcja bez szwu ścięgna prostownika w palcu młotowatym (auch weitere Literaturangaben). Chir Narzadow Ruchu Ortop Pol 46/6: 553
5. Littler JW (1967) The finger extensor mechanism. Surg Clin North Am 47: 415
6. Pratt DR (1952) Internal splint of closed and open treatment of injuries of extensor tendons at distal joint of fingers. J Bone Joint Surg [Am] 34: 785
7. Seitz HD, Köhnlein HE, Springorum HW (1976) Konservative Behandlung von Strecksehnenabrissen. Handchirurgie 8: 33
8. Stack HG (1975) The mechanism of mallet finger. In: The proceedings of the Second Hand Club. Publ by Brit Soc Surg Hand 145

VI. Freie Beiträge

Ersatz knorpeliger Strukturen durch Kunststoffendoprothesen

A. Berghaus, M. Handrock und M. Axhausen, Berlin

Hals-, Nasen-, Ohrenklinik, Klinikum Steglitz, FU Berlin, Hindenburgdamm 30, 1000 Berlin 45

Auf der Suche nach einem Material, das sich zum Ersatz von profilierten knorpeligen Strukturen eignet – wobei besonders an die Ohrmuschel, die knorpelige Nase und die Trachea gedacht ist – untersuchen wir seit 1980 tierexperimentell verschiedene Kunststoffe (Berghaus 1981). Dabei stand zuletzt die Untersuchung von dünnen Scheiben bzw. Patches aus folgenden 4 offenporigen Materialien im Vordergrund: Proplast II, Dacronvelour, Teflonfilz und poröses Polyäthylen (Berghaus et al. 1983). Die Porengröße liegt etwa zwischen 40 μ (poröses Polyäthylen) und 400 μ (Proplast II).

Es sollte nicht nur die Gewebeverträglichkeit schlechthin, sondern die Eignung der Implantate als geformtes und formgebendes Gerüst erfaßt werden. Wir haben deshalb diese Kunststoffe mit einer stabilen Falte versehen, und zwar geschah dies bei den 3 erstgenannten, den weichen Stoffen, durch Anbringung von Nähten, während das thermoplastische poröse Polyäthylen unter Erhitzen geformt wurde.

Die Implantate wurden dann unter die Bauchhaut von Ratten verpflanzt, wobei wir für die Fixierung in der Bauchhauttasche einerseits Fibrinkleber, andererseits auch Matratzennähte benutzten. Die Nachuntersuchung nach 3 und 10 Monaten sollte zeigen, ob die Kunststoffe auf Dauer in der Lage waren, die vorgegebene Hautfalte zu erhalten. Daneben interessierte natürlich die Gewebeverträglichkeit ganz allgemein.

Nach der Auswertung von 50 Implantaten fassen wir die wesentlichen Ergebnisse wie folgt zusammen: Die textilen, weichen Kunststoffe konnten die genannte Anforderung nicht erfüllen, d.h. es blieb nach 10 Monaten keine aufrechte Hautfalte bestehen; auch wenn die implantierten Kunststoffstücke gut eingeheilt waren, wurden sie durch die Hautspannung flachgedrückt.

Die eindeutig besten Ergebnisse erzielten wir mit dem porösen Polyäthylen, bei dem die einmal bei 150° gegebene Form auch durch Gewebszug oder -druck weder makroskopisch noch histologisch verändert wurde. Die Haut folgte hier den Konturen des Implantates, wenngleich bei der Ratte wegen der zwischen Haut und Implantat liegenden dünnen Schicht des Hautmuskels diese Adhäsion immer nur unvollkommen sein kann.

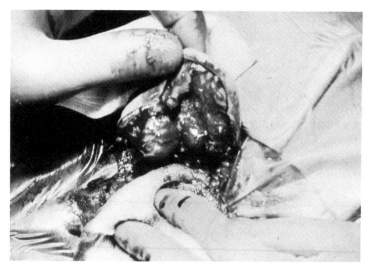

Abb. 1. Die fast völlig vom Knorpel befreite Ohrmuschel vor Implantation der Endoprothese

Einige histologische Befunde schienen uns ebenfalls für das poröse Polyäthylen zu sprechen: Bei Teflon, Dacron und Proplast II war zwar eine deutliche Einsprossung von Bindegewebe erkennbar, die aber meist nicht die volle Breite des Implantates durchsetzte, sondern mehr oder minder große Hohlräume frei ließ, so daß sich hier z. T. auch Mikroserome ansammeln konnten.

Dagegen war im Fall des porösen Polyäthylens jede Pore von Bindegewebe ausgefüllt.

Rasterelektronenmikroskopisch zeigten allerdings alle Präparate eine ähnliche Einbettung im Bindegewebe. Obwohl das poröse Polyäthylen starrer ist als die anderen Materialien, sahen wir hierbei nicht häufiger Abstoßungen oder Hautnekrosen.

Diese Befunde und ganz besonders die Tatsache, daß nur das Polyäthylen wirklich unproblematisch in jede gewünschte Form zu bringen ist, gaben den Anlaß, dieses Material für die klinische Anwendung auszuwählen. Gelegenheit dazu bot sich anhand einer durch eitrige Entzündung nahezu verlorenen Ohrmuschel: Nach einem Trauma mit Einriß der Koncha hatte sich bei einem Patienten eine abszedierende Perichondritis des linken Ohres eingestellt. Nachdem der Patient vom erstbehandelnden Krankenhaus antibiotisch und durch Einlegen einer Gummilasche versorgt worden war, vernachlässigte er selbst den Zustand und suchte uns erst eine Woche später mit der noch liegenden Gummilasche auf. Ein großer Abszeß mit Erweichungen und Nekrosen des Knorpels machte breite Eröffnung und Resektion großer Knorpelanteile erforderlich, zumal bakteriologisch Gasbranderreger nachgewiesen wurden. Unter intensiver lokaler und systemischer Therapie kam es nun langsam zur Ausbildung eines gesunden Wund- und Granulationsgrundes (Abb. 1, Situation nach einer Woche). Vom Knorpel waren in den oberen $2/3$ der Ohrmuschel lediglich noch Fragmente der Helix erhalten. Eine Gerüstfunktion hätten die Knor-

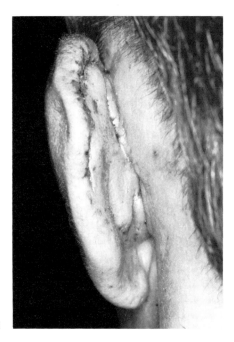

Abb. 2. Die retroaurikuläre Falte nach 2 Monaten

pelreste nicht mehr wahrnehmen können. Der Erfahrung nach schrumpfen solche fast nur noch aus der häutigen Hülle bestehenden Ohrmuscheln zur Unkenntlichkeit und hinterlassen eine erhebliche Entstellung.

Um dies zu verhindern, mußte ein neues Gerüst eingesetzt werden, wobei schnelles Handeln erforderlich war, um der narbigen Schrumpfung der Haut zuvorzukommen. Wir schlugen dem Patienten vor, eine unserer für experimentelle Zwecke bereit liegenden Kunststoffendoprothesen zu implantieren (Abb. 2), womit er sich einverstanden erklärte. Dieses Implantat war ursprünglich nicht für die Anwendung am Patienten vorgesehen, so daß es nicht die Form haben konnte, die man sich für diesen speziellen Fall gewünscht hätte. Wir nahmen aber mit dem Behelf vorlieb, weil in der Kürze der Zeit eine Neuanfertigung nicht möglich gewesen wäre.

Nach Anfrischung des Wundgrundes und Anpassung des Kunststoffgerüstes wurde dieses eingesetzt und die Haut darüber verschlossen. Eine Saugdrainage sorgte zusätzlich zu 2 Matratzennähten für eine Adaptation der Haut, ein Verfahren, das von Brent (1980) beschrieben wurde.

Wir machten in der Folgezeit die Erfahrung, daß das implantierte Gerüst noch zu hoch war und mußten wegen Nahtinsuffizienz 2mal revidieren und das Implantat verkürzen. Dabei schwenkten wir einen Lappen vom Mastoid zum Ohransatz, um die retroaurikuläre Falte zu erhalten. Nach 2 Monaten war dann das Gerüst reizfrei eingeheilt (Abb. 3), wobei wir mit besonderer Aufmerksamkeit registrierten, daß die Haut den Vertiefungen des Kunststoffes wie im Tierversuch gut adaptiert war. Nach 7 Monaten hat sich diese Adaptation noch weiter vollzogen (Abb. 4). Wir

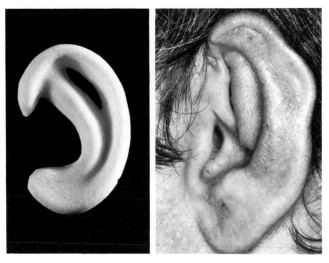

Abb. 3 *(Links)*. Ohrmuschelendoprothese aus porösem Polyäthylen

Abb. 4 *(Rechts)*. Ergebnis nach 7 Monaten

würden jedoch bei ähnlicher Gelegenheit dem Implantat eine physiologischer wirkende Form verleihen.

Zusammenfassung

Nachdem tierexperimentelle Untersuchungen an Ratten unter 4 offenporigen Kunststoffen das poröse Polyäthylen als besonders geeignet für den Ersatz profilierter, knorpeliger Strukturen erscheinen ließen, wurde dieses Material verwendet, um eine durch abszedierende Perichondritis nahezu verlorene Ohrmuschel durch Einsetzen einer Kunststoffendoprothese zu erhalten.

Literatur

Berghaus A, Handrock M (1981) Fibrinvernetzte Knorpel- und Kunststoffspäne zur Ohrmuschelrekonstruktion. Arch Otorhinolaryngol 231: 601–606

Berghaus A, Axhausen M, Handrock M (1983) Poröse Kunststoffe für die Ohrmuschelplastik. Laryng Rhinol Otol 62. Im Druck

Brent B (1980) The correction of microtia with autogenous cartilage grafts. Plast Reconstr Surg 66/1: 1–12

Ergebnisse der Verpflanzung cialit-konservierter Knorpeltransplantate nach Unfällen im Kiefer- und Gesichtsbereich

R. Schmelzle und N. Schwenzer

Abteilung für Kiefer- und Gesichtschirurgie, ZMK-Klinik, Osianderstraße 2–8, 7400 Tübingen

Einleitung

Unfallbedingte Substanzverluste und dadurch hervorgerufene funktionelle und ästhetische Störungen lassen sich auch bei sachgerechter Versorgung von Knorpel- und Weichteilverletzungen des Gesichtes nicht immer vermeiden. Knorpeltransplantate wurden daher schon seit langem zur Verbesserung der Konturen und zur Stützung der Weichteile benützt. Die für den Patienten doch recht eingreifende Knorpelentnahme hat besonders dann, wenn die Deformierung nicht stark ausgeprägt war, häufig den Patienten und den Operateur veranlaßt, auf derartige Eingriffe zu verzichten. Mit der Einführung von Konservierungsverfahren konnte hier der Indikationsbereich verbreitert werden. Wir verwenden seit 1971 cialitkonservierten Knorpel. Die Cialitkonservierung, zunächst von Hauberg u. Bruckschen 1954 für die Knochenkonservierung entwickelt, wurde schon 1960 von Betzel u. Schilling zur Konservierung von Knorpel eingesetzt. Wir haben das ursprünglich von o.g. Autoren beschriebene Verfahren in einigen Punkten modifiziert (Schmelzle 1978).

Krankengut

Wir haben seit 1971 etwa 300 homologe, cialit-konservierte Rippen- und Kniegelenkknorpeltransplantate in den Kiefer- und Gesichtsbereich verpflanzt. Der Anteil der Patienten, welche wegen Traumafolgen so behandelt wurden, lag bei etwa 20%.

Kniegelenkknorpel wurde vornehmlich im Bereich der Orbita (Boden und Rand), des Jochbeins und der Kinnregion verpflanzt (Abb. 1). Rippenknorpel wurde z.T. ebenfalls in den genannten Orten, aber bevorzugt im Bereich des Alveolarfortsatzes der Nase und der Stirn eingelagert.

Konservierung

Nach steriler Entnahme der Knorpelpräparate werden diese in eine frisch angesetzte Cialitlösung mit einer Konzentration von 1:2000 (1 g auf 2 l aqua bidestillata) eingelegt. Die Konservierung der Präparate dauert etwa 7 Tage. Aus bakteriologischen Gründen wird cialitkonservierter Knorpel aber erst dann verpflanzt, wenn er 4 Wochen lang im Cialit gelegen hat und 3 bakteriologische Abstriche, welche in 8tägigen Abständen entnommen und 14 Tage bebrütet werden, beweisen, daß die

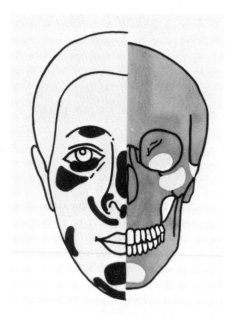

Abb. 1. Transplantationsorte für cialitkonservierten Rippenknorpel auf dem linken Teil der Abbildung und für den Gelenkknorpel auf dem rechten Teil der Abbildung

Konserven steril sind. Nach Entnahme aus der Konservierungsflüssigkeit dürfen Knorpeltransplantate nicht sofort verpflanzt werden, sondern müssen 10–12 Stunden in physiologischer Kochsalzlösung liegen, damit das nicht chemisch an das Transplantateiweiß gebundene Cialit aus dem Transplantat ausgewaschen wird. In der ersten Stunde wird dabei die physiologische Kochsalzlösung 2mal erneuert und zwar nach 10 und 60 min.

Ergebnisse

Gelenkknorpel ist in den genannten Transplantationsorten mechanischer Belastung und Resorption gegenüber besonders widerstandsfähig. Dies gilt besonders im Bereich des Orbitabodens, wenn Anhebungen des Bulbus vorgenommen werden. Auch Rippenknorpel ist von hoher Formkonstanz, wenn er im Bereich des Alveolarfortsatzes, über dem Stirnbein und dem Nasenrücken eingepflanzt wird und auf knöcherner Unterlage liegt (Abb. 2). Er findet raschen Anschluß zum Knochen und zeigt mitunter sogar selbst Verknöcherungen. Dies gilt nicht im Bereich des Nasenseptums. Dort ist die mechanische Belastung zu hoch und die Ruhigstellung des Transplantates nicht gewährleistet. Wir haben deshalb in neuerer Zeit versucht, vor Transplantation von Knorpel zum Septumersatz Silastic vorzupflanzen und diesen Silasticspan nach mehrmonatiger Liegezeit durch Cialitknorpel zu ersetzen.

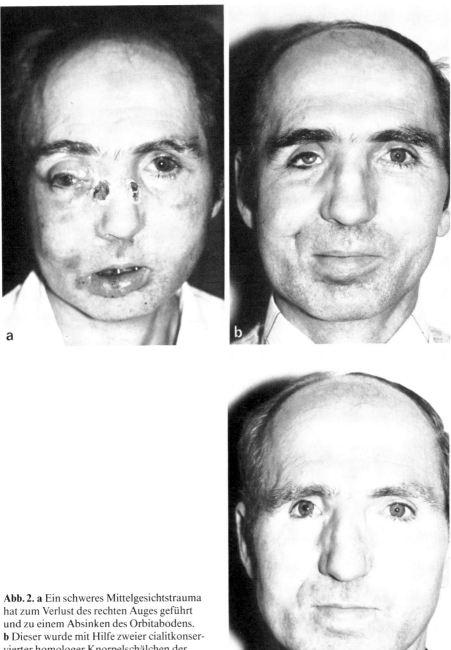

Abb. 2. a Ein schweres Mittelgesichtstrauma hat zum Verlust des rechten Auges geführt und zu einem Absinken des Orbitabodens. **b** Dieser wurde mit Hilfe zweier cialitkonservierter homologer Knorpelschälchen der Femurrolle um etwa 5 mm aufgebaut. **c** Das Ergebnis 6 Jahre nach Anhebung des Orbitabodens

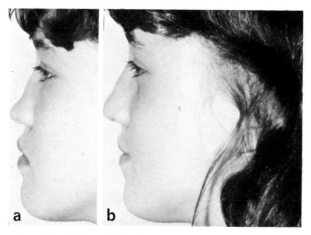

Abb. 3a, b. Bei dieser Patientin handelt es sich um einen totalen Septumverlust nach einer Infektion im Kindesalter, nach einer Vorpflanzung von Silastic wurde ein Cialitknorpeltransplantat eingelegt. **a** Patientin vor, **b** 2 Jahre nach Septumaufbau

Diskussion

Die Cialitkonservierung garantiert in der von uns angegebenen Weise in hohem Maße Sterilität des Transplantates und dessen reaktionslose Einheilung. Ist die Konzentration der Cialitlösung dagegen niedriger als 1:2000, ist die Sterilität nicht mehr gewährleistet. Eine höhere Konzentration der Konservierungsflüssigkeit ist nicht notwendig. Eine Transplantation des Knorpels sofort nach Entnahme aus der Konservierungslösung ist auf jeden Fall zu vermeiden, da das nicht chemisch gebundene Cialit aus dem Transplantat im Gewebe erhebliche toxische Reaktionen verursacht, welche zur Abstoßung des Transplantates führen können. Wird dieses sog. freie Cialit in der oben angegebenen Weise ausgespült, sind Abstoßungsreaktionen nicht zu befürchten.

In der Traumatologie hat sich cialitkonservierter Knorpel besonders zur Behebung von Spätfolgen von Knochen- und Knorpelsubstanzverlusten bewährt. Auch im Narbengewebe heilt cialitkonservierter Knorpel ein. Jedoch ist die beste Formbeständigkeit auf knöcherner Unterlage gegeben. Dies gilt sowohl für Ober- und Unterkiefer, für die Orbita und den Stirnbeinbereich, als auch für den Nasenrücken. Im Nasenseptumbereich ist jedoch wahrscheinlich auf Grund der hohen mechanischen Belastung bei gleichzeitiger mangelhafter Ruhigstellung Formkonstanz nicht immer gegeben. Wir versuchten deshalb bei Septumaufbauten das Lager für die Knorpeltransplantataufnahme durch Vorpflanzung von Silastic vorzubereiten. Ob dadurch höhere Formkonstanz zu erwarten ist, läßt sich im Moment noch nicht sagen, da wir über diesbezügliche Erfahrungen erst seit 2 Jahren verfügen. Doch ist insgesamt zu betonen, daß cialitkonservierter, homologer Knorpel auch im Nasenseptumbereich autologem Rippenknorpel durchaus ebenbürtig ist. Die Knorpeltransplantate vom Kniegelenk können, von der Femurrolle oder dem Tibiakopf entnommen, auf Grund ihrer natürlichen Wölbung, besonders im Bereich der Orbita, des Jochbeins und der Kinnregion angewendet werden (Abb. 3). Die glatte Knorpeloberfläche ist sehr widerstandsfähig gegenüber Resorption und mechanischer Belastung. Die dem Knochen zugewandte Seite des Knorpels findet sehr raschen knöchernen Kontakt zur knöchernen Unterlage. Die Transplantate sind auch im Narbengewebe sehr formkonstant. Zu den wichtigsten Erkenntnissen aus regelmäßigen Nachuntersuchungen unserer Patienten (Müller-Driver 1977; Ude et al. 1979; Ulrich 1980) gehört die hohe Zuverlässigkeit des Cialitkonservierungsverfahrens im Hinblick auf Sterilität, Formbarkeit, Formverhalten und reaktionslose Einheilung. Dies hat dazu geführt, daß wir autologe Knorpeltransplantate immer seltener benutzen.

Zusammenfassung

Es wird über unsere Erfahrungen mit cialitkonserviertem Knorpel im Bereich der Kiefer- und Gesichtsregion bei Unfallpatienten berichtet. Sowohl homologer Rippenknorpel als auch homologer Gelenkknorpel, vorwiegend aus der Kniegelenkregion, findet dabei Anwendung im Bereich der Orbita, des Jochbeinmassivs, des Ober- und Unterkiefers, der Nase und der Stirnregion. Cialitkonservierte, homologe Transplantate heilen beim Empfänger in aller Regel reaktionslos ein. Formveränderungen der Transplantate, z. B. durch Resorption, gehören in dem von uns beobachteten Zeitraum zu den Ausnahmen. Dies gilt zwar nicht für das Nasenseptum, doch sind auch dort die Ergebnisse der Verpflanzung homologer, cialitkonservierter Knorpel nicht schlechter als die Ergebnisse nach Verpflanzung autologer Rippenknorpel.

Literatur

Betzel F, Schilling H (1960) Über die Biologie, Konservierung und Verpflanzung von Knorpelgewebe. Zentralbl Chir 21: 1170
Hauberg G, Bruckschen E (1954) Über eine einfache Methode der Knochenkonservierung. Chirurg 25: 249
Müller-Driver OL (1977) Cialit-konservierte, homologe Knorpel- und Knorpelknochentransplantate im Mund-Kiefer- und Gesichtsbereich. Dissertation, Universität Tübingen
Schmelzle R (1978) Konservierte Transplantate in der Kiefer- und Gesichtschirurgie. Hanser, München
Ude WR, Riedinger D, Schmelzle R (1979) Homologe Transplantation konservierter Knorpel zur Konturverbesserung im Kiefer- und Gesichtsbereich. Fortschr Kiefer Gesichtschir 24: 53
Ulrich J (1980) Das Verhalten Cialit-konservierter Knorpel-Transplantate im Kiefer- und Gesichtsbereich. Dissertation, Universität Tübingen

Erfahrungen mit dem Champy-System bei der periorbiatalen Knochenrekonstruktion, insbesondere bei der Therapie des traumatischen Telekanthus

W. C. Richter und W. Georgi

Universitäts-Klinik und Poliklinik für Hals-, Nasen- und Ohrenkrankheiten, Kopfklinikum, 8700 Würzburg

In einem Zeitraum von 2 Jahren operierten wir 50 Patienten und führten Osteosynthesen nach dem Verfahren Champy durch (Champy et al. 1977). Alle Patienten erlitten Verletzungen der Stirn- und Nasenbeine, des Processus frontalis der Maxilla oder der Jochbeine. Kombinationsverletzungen mit therapiebedürftigen Traumen des Oberkiefers, besonders des zahntragenden Alveolarfortsatzes, schlossen wir für diese Gruppe aus.

Bei 12 Kranken lagen Osteosynthesen lateral über der Sutura zygomaticofrontalis, d. h. ohne Kontakt zu den pneumatisierten Räumen des Gesichtsschädels (Abb. 1).

In 38 Fällen wurde zusätzlich oder isoliert im Bereich des medianen Trajektorsystems sowie infraorbital osteosynthetisiert (Abb. 2).

Unser Hauptaugenmerk widmeten wir den schweren dislozierenden Traumen des zentralen Mittelgesichts, den Interorbitalfrakturen. Wir prüften anhand unseres Krankengutes die Indikations- und Anwendungsbereiche und bauten auf bekannten Erfahrungen, etwa von Weerda et al. (1979) auf.

Wir kommen zu folgenden Ergebnissen:
1. Bereits bei der Aufdeckung des Interorbitalraumes müssen die besonderen Aspekte der späteren Osteosynthese berücksichtigt werden. Die Aufdeckung wurde 1970 von Converse u. Hogan mit dem Schlagwort „open skytechnique" belegt. Das Verfahren beinhaltet die temporäre Verlagerung oder Entfernung periostgestielter oder periostentblößter Stückbrüche des ventralen Knochenblockes des Interorbitalraumes.
In einer anderen, von uns bereits veröffentlichten Statistik, stellten wir heraus, daß der Frakturmechanismus und die Weichteilverletzungen um das mediane Lidband mit einer Häufigkeit von über 90% dem Frakturtyp II nach Converse entsprechen, d.h. die Ansatzsehne des M. orbicularis oculi verbleibt in festem Kontakt mit einem unterschiedlich großen Knochenfragment. Dieses Fragment besteht aus dem Os lacrimale und Teilen des Stirnfortsatzes der Maxilla.
2. Das Ziel der „open skytechnique" ist die übersichtliche Aufdeckung der zellulären und knöchernen Infrastruktur von Siebbein, Stirnhöhle, Nasenhaupthöhle und Schädelbasis.

Bei 4 Patienten traten danach entzündliche Komplikationen auf, die zur operativen Revision Anlaß gaben. In 3 Fällen entfernten wir das Osteosynthesematerial.

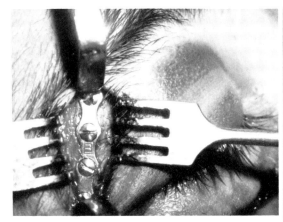 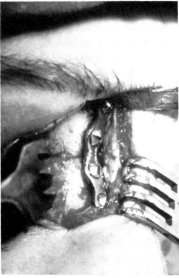

Abb. 1 *(Links)*. 21jähriger Patient mit Jochbeinimpressionsfraktur rechts. Perkutane Reposition, Orbitabodenrevision und Rekonstruktion mit lyophilisierter Dura, Fixation des Jochbeins mit 4-Loch-Miniplatte nach Champy

Abb. 2 *(Rechts)*. 17jähriger Patient mit offener Siebbeinnasenbeinfraktur und Dislokation nach dorsal-kaudal. Aussprengung der Knochenbrücke um das mediane Lidband. Revision der oberen Nasennebenhöhlen und Fixation mit 4-Loch-Miniplatte nach Champy

Alle Kranken mit diesen Komplikationen zeigten purulente Schleimhautprozesse durch Verschluß der operativ geschaffenen Ausführungswege oder durch Infektion nicht geöffneter restlicher Ethmoidzellen.

Die Frage der erhöhten Infektanfälligkeit nach Osteosynthesen der Knochenwände oberer Nasennebenhöhlen können wir derzeit, trotz der begrenzten Patientenzahl, verneinen. Nach den klinischen Beobachtungen halten wir die Revision von Siebbein und Stirnhöhle und die Bereinigung pathologischer Veränderungen für eine unabdingbare Voraussetzung vor allen rekonstruktiven Maßnahmen, speziell vor Osteosynthese.

3. Was leistet nun das Champy-System bei der Therapie der so kompliziert gebauten Region um die Nasenwurzel und um den medianen Lidwinkel im Gegensatz zu anderen?

Wir begannen ursprünglich mit den von Ewers (1977) beschriebenen Platten und Schrauben und sahen Schwierigkeiten, diese etwa vom Foramen supraorbitale bis infraorbitale exakt an die Orbitabgrenzung anzukonturieren.

Dies gelingt mit dem Material des Champy-Sets problemlos. In zahlreichen geeigneten Fällen läßt sich in die Stabilisierung auch der Stückbruch um das mediane Lidband einfügen. Wir erreichten eine stabile Einstellung der interkanthalen Distanz auf Normwerte und die primäre Therapie des traumatischen Telekanthus (Abb. 3).

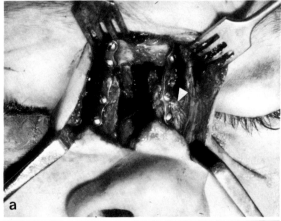
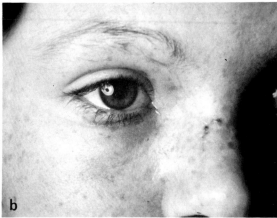

Abb. 3a, b. 20jährige Patientin mit offener Trümmerfraktur des Interorbitalraumes. **a** Revision der frontalen Schädelbasis, Periorbita, des Siebbeins und der Stirnhöhle. Der Stückbruch um das mediane Lidband (Typ II der Interorbitalfrakturen nach Converse) wird in Rekonstruktion einbezogen. Rekonstruktion durch 4-Loch-Miniplatte mit Brücke nach Champy. Einstellung der interkanthalen Distanz auf Normwerte. Primäre Therapie eines traumatischen Telekanthus (δ medianes Lidband). Aus: Richter et al. (im Druck). **b** Postoperatives Bild, 20 Tage nach dem Eingriff

4. Die Knochennaht und die Plattenosteosynthese sind im Interorbitalraum keine konkurrierenden Verfahren. Sie ergänzen sich gegenseitig. Die Drahtnaht dient dazu, kleinere Fragmente zu adaptieren, während die Platte das eigentliche Element der Stabilisierung darstellt.

Vorteile sehen wir weiterhin in der Anwendung der inneren transnasalen Drahtnaht, wie sie von Härle et al. (1976) beschrieben wurden.

Wir legen sie als tiefe transversale Naht, ca. 1 cm unterhalb des medianen Lidbandes.

Ziehen wir ein Fazit aus unserem Erfahrungsbericht, so hat sich das in den letzten 2 Jahren eingesetzte Osteosynthesematerial bewährt.

Es ist für die periorbitale Knochenrekonstruktion nach Unfällen, vor allem interorbital, geeignet.

Eine Prophylaxe bleibender Entstellungen, wie die Einsattelung der Nasenwurzel und die Vergrößerung der interkanthalen Distanz unter dem Bild des traumatischen Telekanthus gelingt uns besser und überzeugender als mit der alleinigen Drahtnaht.

Zusammenfassung

Das Miniosteosyntheseset nach Champy ist gut geeignet für die Rekonstruktion der Knochenwände des „Interorbitalraumes" von Stirnbein, Nasenbein und Processus frontalis des Oberkiefers. Das Ziel der Osteosynthese ist die Therapie und Prophylaxe einer Einsattelung von Stirn und Glabella, sowie der traumatischen Plattnase und des traumatischen Telekanthus.

Literatur

Champy M, Lodde JP, Muster D, Wilk A, Gastelo L (1977) Les osteosyntheses par plaques visus miniaturisees en chirurgie faciale et cranienne. Ann Chir Plast 22: 261
Converse JM, Hogan VM (1970) Open-sky approach for reduction of naso-orbital fractures. Case report. Plast Reconstr Surg 46: 396
Ewers R (1977) Die Wiederherstellung des knöchernen Orbitaringes mit einer langen „Orbitaplatte" bei Trümmerfrakturen. Dtsch Zahnärztl Z 32: 763
Richter WC, Georgi W (1982) Die periorbitale, knöcherne Rekonstruktion. (Miniplattenosteosynthese nach Champy) HNO 30: 186
Richter WC, Georgi W, Brunner FX (im Druck) Das Trauma des interorbitalen Raumes. II. Teil: Therapie. HNO
Weerda H, Niederdellmann H, Ewers R (1979) Erfahrungen mit der stabilen Plattenosteosynthese im Gesichtsschädelbereich. HNO 27: 318
Härle F, Düker J (1976) Miniplattenosteosynthese am Jochbein. Dtsch Zahnärztl Z 31: 97–99

Ergebnisse der Osteosynthese im Tierexperiment mit der Memory-Platte bei Unterkieferfrakturen

J. Heesen, D. Schettler, J. Haasters und L. Peine

Universitäts-Klinik für Kiefer- und Gesichtschirurgie, Klinikum der Gesamthochschule, Hufelandstraße 55, 4300 Essen 1

Einleitung

Unter dem Namen „Memory-Legierung" sind verschiedene Werkstoffe bekannt, die nach Veränderung der Form durch Erwärmung wieder zu ihrer ursprünglichen Gestalt zurückkehren. Diese Eigenschaft zur Rückverformung wird „Memory-Effekt" genannt. Die wichtigsten Kriterien, die ein Implantatwerkstoff während der zu erwartenden Verweilzeit im Körper erfüllen muß, sind:

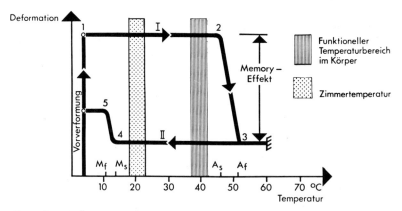

Abb. 1. Das Verformungsverhalten eines Memory-Implantates in Abhängigkeit von der Temperatur

1. die Biofunktionsfähigkeit,
2. die Bioverträglichkeit.

Unter der Biofunktionsfähigkeit versteht man die Fähigkeit des Implantats, den beabsichtigten Zweck während der voraussichtlichen Verweilzeit im Körper zu erfüllen. Die Bioverträglichkeit bezieht sich auf die Fähigkeit des Werkstoffes, während der Implantationszeit biologisch ungiftig zu sein. Beide Kriterien werden von Nikkellegierungen erfüllt.

Der Memory-Effekt ist stufenweise abzurufen und umkehrbar. Die Abb. 1 zeigt das Verformungsverhalten eines Memory-Implantates in Abhängigkeit von der Temperatur.

Nachdem dem Implantat eine Kaltverformung eingeprägt worden ist, kann es in den funktionellen Temperaturbereichen im Körper zwischen 36° und 42°C eingebracht werden. Nach Erwärmung des Implantates wird bei Erreichen der Temperatur As (Punkt 2) bei etwa 45°C der Memory-Effekt ausgelöst, der bei der Temperatur Af (Punkt 3) bei etwa 55°C vollständig abgelaufen ist. Bei Unterbrechung der Wärmezufuhr wird der Bewegungsvorgang gestoppt. Man hat damit die Möglichkeit, den Effekt stufenweise auszulösen.

Wie Schettler et al. 1978 bei Modellversuchen an Plexiglasplatten und bei spannungsoptischen Versuchen zeigten, konnte mit der Memory-Platte am plattenfernen Rand eine Mindestdruckspannung von 480 N/cm² bzw. 600 N/cm² gemessen werden.

Untersuchungen der Gewebeverträglichkeit von Nickel-Titan-Legierungen wurden in Zusammenarbeit mit der orthopädischen Klinik im Klinikum Essen von Haasters et al. (1980) an Ratten durchgeführt. Die Ergebnisse glichen denen, wie sie aus Untersuchungen von Castleman et al. (1976) aus dem Jahre 1978 an Beaglehunden bekannt waren.

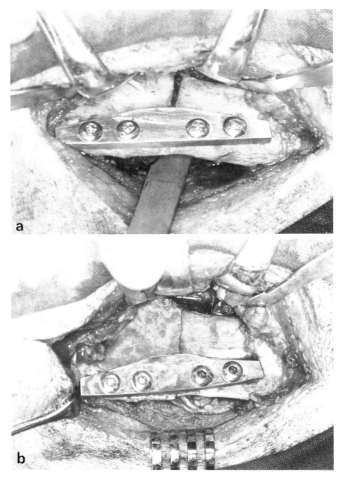

Abb. 2a, b. Memory-Platte am Unterkieferrand **a** vor und **b** nach Auslösung des Memory-Effektes: Der alveoläre Frakturspalt ist nach Memorierung der Metallplatte geschlossen

Untersuchungsmaterial und Methode

Die klinische Anwendung der Memory-Platte wurde am Unterkiefer von 8 Mini-Pigs durchgeführt. Es wurden 5,5·1,0·0,2 cm große, trapezförmige Platten verwendet mit 4 zentrisch gebohrten Schraubenlöchern. Dabei wurde sowohl die evtl. Gewebsschädigung durch Temperatur bzw. Druck als auch die Frakturheilung bei der Plattenosteosynthese mit Memory-Platten untersucht. Bei den hier verwendeten Platten wurde der Memory-Effekt bei 48–52 °C ausgelöst. Nach Erreichen der Umwandlungstemperatur bogen sich beide Plattenschenkel in der Ebene der Platte nach kranial. Dabei wurde der alveoläre Knochenspalt geschlossen und die Fragmente wurden unter Druck adaptiert (Abb. 2). Dieser Effekt, der unter Sicht kon-

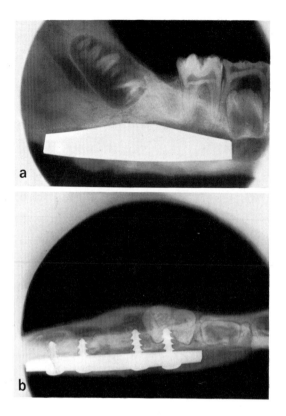

Abb. 3a, b. Röntgenologische Darstellung des verheilten Knochenspaltes im Kieferwinkelbereich nach Abschluß der knöchernen Heilung

trolliert werden kann, entsteht nach Erreichen der Umwandlungstemperatur in wenigen Sekunden.

Ergebnisse

Die Frakturheilung erfolgte bei allen Schweinen klinisch ungestört und unter voller Funktion und Belastung des Unterkiefers, da eine Ruhigstellung nicht möglich war.

Nach 4 bzw. 6 Monaten wurden die Tiere getötet. Bei allen Unterkiefern war es röntgenologisch und makroskopisch im ehemaligen Frakturbereich zu einer stabilen Knochenheilung gekommen (Abb. 3). Das die Platte umgebende Gewebe zeigte histologisch die gleiche Beschaffenheit wie das, welches in der Umgebung von herkömmlichen Platten gefunden wurde.

Der Knochen, dem die Memory-Platte anlag, zeigte keine Veränderung, die auf eine Temperatur- bzw. Druckeinwirkung zurückzuführen waren. Zwischen Platte und Knochen fand sich eine verschieden dünne Bindegewebsschicht. Die Struktur des an die Platte angrenzenden Knochens sowie die Struktur im ehemaligen Bruchspalt unterschied sich nicht von normaler Knochenstruktur (Abb. 4).

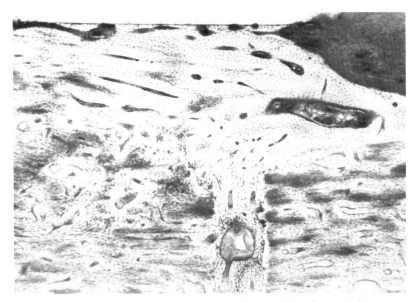

Abb. 4. Histologische Darstellung des ehemaligen Frakturbereiches nach knöcherner Heilung unter Verwendung einer Memory-Platte

Um Temperatureinflüsse auf den Knochen gesondert zu untersuchen, waren denselben Schweinen neutrale Metallplatten an den Unterkiefer geschraubt worden, die jeweils eine Minute lang mit einer Temperatur von 50°, 55° oder 60°C erhitzt wurden. Auch hier zeigte sich weder am Knochen noch an dem umgebenden Weichgewebe eine pathologische Veränderung. Die verwendeten Memory-Platten hatten eine Umwandlungstemperatur von 48°–52°C und lagen damit bezüglich der Temperatur unter den o.g. Kontrollplatten, wobei die Umwandlungstemperatur nur wenige Sekunden aufrecht erhalten werden mußte, um den Effekt zu erzielen. Man kann deshalb davon ausgehen, daß durch die Wärmewirkung keine nachweisbare Schädigung am Knochengewebe unter der Memory-Platte auftritt bzw. die Heilung beeinträchtigt wird.

Zusammenfassung

Mit den oben beschriebenen Ergebnissen konnte bereits gezeigt werden, daß die Anwendung der Memory-Platte zur Frakturbehandlung im Unterkiefer bei Mini-Pigs ohne Nachteile möglich ist. Damit ist die Anwendung von Memory-Platten am Menschen ohne größere Risiken möglich, als sie uns von den z.Z. im Handel erhältlichen Plattensystemen bekannt sind. Als Vorteil sehen wir die höheren Kompressionsdrucke am Frakturspalt sowie die stufenweise Abrufbarkeit der Kompression an.

Literatur

Castelmann LS, Motzkin SM, Alicandri FO, Bonawit VL, Johnson AA (1976) Biocompatibility of nitinol alloy as an implantat material. J Biomed Mater Res 10:695–731

Haasters J (1980) Anwendungsmöglichkeiten von Memory-Metall-Legierungen in der orthopädischen Chirurgie (Arbeitskreis Osteosynthese der DGOT Baden-Baden, 1980)

Haasters J, Schlegel KF, Baumgart F, Bensmann G (1977) Anwendungsmöglichkeiten von Memory-Legierungen zur Osteosynthese (1. experimentelle Studie). Orthop Prax 13:531

Haasters J, Bensmann G, Baumgart F (1980) Verwendungsmöglichkeiten von Nickel-Titan zur zementfreien Verankerung von Prothesen. Med Orthop Techn 100:52–54

Schettler D, Baumgart F, Bensmann G, Haasters J (1978) Methode der alveolären Zuggurtung bei Unterkieferfrakturen durch eine neue Endothesendorm aus Memory-Legierung (vorläufiger Bericht). Dtsch Z Mund Kiefer Gesichtschir 2:44–48

Lösungsmittelkonservierte Fascia lata – Tierexperimentelle Untersuchungen zur Gewebeverträglichkeit eines neuen Bindegewebstransplantates

H. J. Pesch und H. R. Stöß

Pathologisches Institut der Universität Erlangen-Nürnberg, Krankenhausstraße 8–10, 8520 Erlangen

Einleitung

Seit Anfang dieses Jahrhunderts wird versucht, größere Gewebsdefekte mittels kollagenem Bindegewebe zu decken (Marchand 1901; Kleinschmidt 1914).

Heutzutage wird vorwiegend konservierte Dura mater verwandt. Diese steht seit 1954 als lyophilisierte und seit 1973 als lösungsmittelgetrocknete Konserve zur Verfügung. Beide haben sich klinisch als Transplantate wegen ihrer Gewebeverträglichkeit und fehlender immunologischer Reaktionen einwandfrei bewährt (Timpl 1969; Stöss u. Pesch 1977). Bei bestimmten operativen Eingriffen, vorwiegend im HNO-Bereich (Eichner u. Behbehani, im Druck), erwiesen sich die Dura mater-Transplantate teilweise jedoch als ein zu festes bzw. zu dickes Material, so daß nach einem weicheren und dünneren Kollagentransplantat gesucht und seit 1980 mit der Fascia lata gefunden wurde.

Erste klinische Ergebnisse mit lösungsmittelkonservierten Fascia-lata-Transplantaten (lösungsmittelkonservierte Fascia lata der Firma Lyophil-Pfrimmer GmbH, 8520 Erlangen) sind zufriedenstellend (Eichner u. Behbehani, im Druck). Systematische Untersuchungen über das gewebliche Verhalten des Empfängerorganismus gegenüber lösungsmittelkonservierten Fascia-lata-Transplantaten liegen bisher nur als eigene, kurze Mitteilungen vor (Pesch u. Stöss 1982).

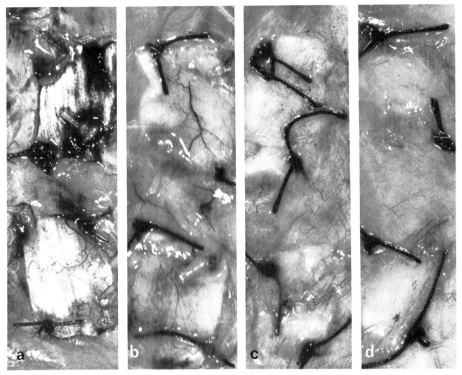

Abb. 1a–d. Xenogene, lösungsmittelkonservierte Transplantate von Fascia lata (obere Reihe) und Dura mater (untere Reihe) in der gefensterten Bauchmuskulatur von Ratten (Vergr. 3 ×). **a** 24 h; **b, c** 2 Wochen bzw. 4 Wochen, **d** 16 Wochen postoperativ

Material und Methode

Als Versuchstiere standen 12 weibliche Albinoratten vom Sprague-Dawley-Stamm mit einem Durchschnittsgewicht von 200 g zur Verfügung.

Als Prämedikation erhielten sie 0,025 ml Valium 10 und 0,025 ml Megaphen 25/100 g KG. Für die Narkose wurde 0,05 ml Ketanest 50/100 g KG i.m. injiziert.

Nach Freipräparation der Bauchmuskulatur wurden beidseits der Linea alba 10·5 mm messende Muskelstücke unter Mitnahme des Peritoneums exzidiert. Die gefensterte Bauchwand wurde beiderseits mit gleichgroßen Transplantaten verschlossen, rechts mit lösungsmittelkonservierter Fascia lata, links als Kontrolle mit lösungsmittelkonservierter Dura mater. Die Transplantate wurden an jeweils 2 gegenüberliegenden Ecken mit Catgut und mit nichtresorbierbarem, farbigem Nahtmaterial fixiert bzw. gleichzeitig markiert. Die Bauchhaut wurde mit verdeckten Einzelknopfnähten verschlossen.

In Äthernarkose wurde der Transplantatbereich nach 24 und 48 h, 4, 7, 10 und 14 Tagen, 3, 4, 8, 12 und 16 Wochen post operationem exzidiert. Anschließend wurden die Tiere durch Aortotomie getötet.

Für die lichtmikroskopische Untersuchung wurde das Gewebe nach Fixierung in 2,5%igem, gepuffertem Glutaraldehyd lamelliert und in Paraplast eingebettet. Die histologischen Schnitte wurden mit Hämatoxylin-Eosin, Giemsa und nach van Gieson gefärbt.

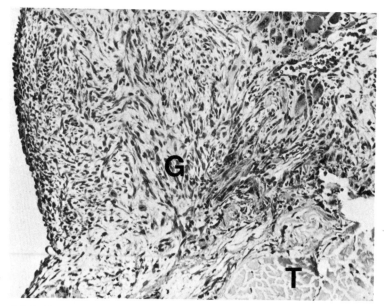

Abb. 2. Xenogenes, lösungsmittelkonserviertes Fascia lata-Transplantat 4 Tage postoperativ: Das Transplantat T umgebendes, zellreiches, resorptives Granulationsgewebe G (Mikrophotogramm, HE-Färbung, Vergr. 425 ×)

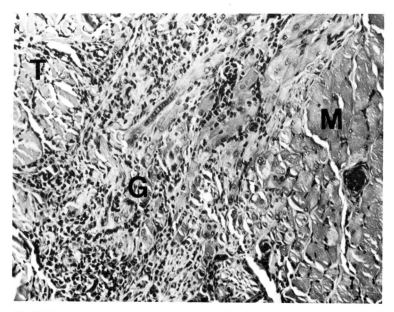

Abb. 3. Xenogenes, lösungsmittelkonserviertes Fascia lata-Transplantat 14 Tage postoperativ: Zellreiches resorptives Granulationsgewebe G im Bereich des Transplantates T und benachbarter, quergestreifter Skelettmuskulatur M (Mikrophotogramm, HE-Färbung, Vergr. 425 ×)

Ergebnisse

Makroskopisch ist das anfangs von Blut und Ödem umgebene, weißliche Transplantat nach 24 h postoperativ mit der umgebenden Muskulatur fibrinös verklebt (Abb. 1 a) sowie nach 2–4 Wochen (Abb. 1 b und c) mit dieser fest und reizlos verwachsen. Nach 16 Wochen postoperativ imponiert es als weißliche, im Muskelniveau gelegene Membran mit unscharfen Rändern.

Lichtmikroskopisch finden sich nach 24 bis 48 h postoperativ am Transplantatrand in zunehmender Zahl dicht gelagert neutrophil granulierte Leukozyten und Makrophagen, die aus den Blutgefäßen des angrenzenden, vitalen Muskel- und Bindegewebes amöboid ausgewandert sind. Die Gewebslücken enthalten Fibrin. Die randnahen Abschnitte des Transplantates sind ebenfalls teilweise schon gänsemarschähnlich von Leukozyten und Makrophagen infiltriert.

Nach 4 Tagen postoperativ (Abb. 2) ist das Transplantat von einem außerordentlich zell- und gefäßreichen, resorptiven unspezifischen Granulationsgewebe mantelartig eingescheidet. Dieses befindet sich ebenfalls in den transplantatnahen, primär durch die Operation nekrotischen Muskelbezirken, in denen Muskelfasern nur noch vereinzelt und zumeist verkleinert nachweisbar sind. Spätestens nach 1 Woche postoperativ sind die neutrophil granulierten Leukozyten weitgehend verschwunden. Dagegen finden sich noch reichlich dichtgelagerte Makrophagen, die jetzt von zahlreichen Fibroblasten und einem filigranartigen, feinen Netz aus kollagenen Fasern flankiert sind.

Nach 2 Wochen postoperativ (Abb. 3) sind die randnahen, der Muskulatur benachbarten Transplantatareale schon weitgehend durch das resorptive Granulationsgewebe aufgesplittert und teilweise auch durch neugebildetes, außerordentlich zellreiches kollagenes Bindegewebe ersetzt. Im Laufe der nächsten Wochen schreitet dieser Abbau des avitalen Transplantates durch das resorptive Granulationsgewebe fort, wobei gleichzeitig in diesen Arealen ein neugebildetes, vitales und zellreiches körpereigenes Bindegewebe anzutreffen ist. Die primär am Rand gelegenen Transplantatareale zeigen zu diesem Zeitpunkt dagegen schon ein mehr faserreiches bzw. vernarbendes Granulationsgewebe.

Nach 16 Wochen postoperativ (Abb. 4) ist das avitale Fascia lata-Transplantat weitgehend durch körpereigenes Bindegewebe ersetzt. Dabei finden sich neben faserreichen Randbezirken auch etwas zellreichere Abschnitte, in denen der Transplantatersatz offensichtlich gerade erst beendet wird. Die Fibroblasten sind vorwiegend in den Randbezirken zu schlanken Fibrozyten transformiert, wobei sie von dichtliegenden, wellig verlaufenden Kollagenfasern flankiert werden. Schüttere immunzellige Infiltrate wurden gelegentlich in den ersten postoperativen Wochen beobachtet, Abstoßungsreaktionen fanden sich jedoch nie. Fremdkörperriesenzellen traten nur in der Nachbarschaft von Nahtmaterial auf.

Diskussion

Bei der Herstellung von lösungsmittelkonservierten Kollagentransplantaten wie Dura mater und Fascia lata kommt es durch schonenden Wasserentzug zu einer

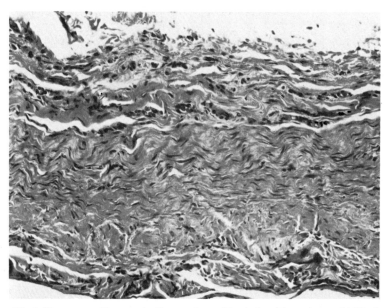

Abb. 4. Xenogenes, lösungsmittelkonserviertes Fascia lata-Transplantat 16 Wochen postoperativ: Völliger Ersatz des Transplantates durch vernarbendes, noch zellreicheres, körpereigenes, kollagenes Bindegewebe (Mikrophotogramm, HE-Färbung, Vergr. 425 ×)

Abnahme der Dicke unter weitgehend erhaltener geweblicher Struktur (Pesch 1975; Pesch u. Stöss 1976). Hierin unterscheidet sich dieses Konservierungsverfahren relevant von der Lyophilisierung, bei der während des Wasserentzuges durch Eiskristallbildung das Gewebe partiell zerstört und damit seine mechanische Festigkeit deutlich reduziert wird (Pesch 1975). Kollagenkonserven stellen homöostatische Transplantate dar, bei denen die Zellen zerstört sind. Diese Transplantate fungieren als Leitschiene (siehe Literatur bei Pesch 1975) und dienen als Reiz zum Aufbau von körpereigenem Binde- und Stützgewebe.

Die tierexperimentellen und lichtmikroskopischen Befunde ergaben einen komplikationslosen Heilungsverlauf. Das xenogene Fascia lata-Transplantat zeigte beim Vergleich mit dem ebenfalls lösungsmittelkonservierten Dura mater-Transplantat eine gleichartige Gewebefreundlichkeit. Die xenogenen Transplantate wurden als biologische, avitale Fremdkörper erkannt und enzymatisch abgebaut. Dieser Abbau erfolgt anfangs zellulär durch neutrophil granulierte Leukozyten und etwa 1–2 Tage später auch durch Makrophagen. Dieser Abbau wird von einer Proliferation der Fibroblasten begleitet, die filigranartig lockerstehende und untereinander vernetzte Kollagenfasern bilden. Schließlich resultiert ein Ersatz des devitalen, xenogenen Transplantates durch vitales, körpereigenes, kollagenes Bindegewebe. Die Dauer dieses Umbaues ist abhängig von der Größe des Transplantates und der Reagibilität des Transplantatlagers. Eine Revitalisierung der Transplantate findet sicher nicht statt. Die schon bekannten und auch hier wieder beobachteten, fehlenden Abstoßungsreaktionen erklären sich durch die außerordentlich schwache Immunogenität von Kollagen (Timpl 1969), die durch die Konservierung der kollagenen Gewebe weiterhin abgeschwächt wird (Struck u. Heinrich 1967). Kollagentransplantate eignen sich deshalb auch zu Mehrfachtransplantationen (Stöss u. Pesch 1977).

Zusammenfassung

Im Tierversuch wurden bei Ratten nach Exzision 10·5 mm messender Bauchwanddefekte gleichgroße, rehydratisierte, lösungsmittelkonservierte, xenogene Kollagentransplantate von Fascia lata und Dura mater eingenäht. Nach 24 h bis zu 16 Wochen Verweildauer wurde der Transplantatbereich lichtmikroskopisch untersucht. Nach einer anfänglich rein zellulären Infiltration von neutrophil granulierten Leukozyten und Makrophagen schließt sich ein phasenhafter Abbau der Transplantate durch ein zell- und gefäßreiches resorptives Granulationsgewebe an, der von einem gleichzeitigen Ersatz durch körpereigenes, kollagenes Bindegewebe begleitet wird. Die Transplantatstrukturen fungieren dabei als Leitschiene. Nach 16 Wochen postoperativ findet sich im Bereich beider Transplantate ein noch zellreicheres Narbengewebe.

Die xenogenen, lösungsmittelkonservierten Kollagentransplantate sind auf Grund der außerordentlich geringen Immunogenität von Kollagen komplikationslos abgebaut und durch körpereigenes Bindegewebe ersetzt worden. Die Dauer dieser Umbauprozesse ist von der Größe der Transplantate und der Reagibilität des Transplantatlagers abhängig. Eine „Vitalisierung" der Transplantate erfolgt nicht.

Literatur

Eichner H, Behbehani AA (im Druck) Klinische Erfahrungen mit lösungsmittelgetrockneter Fascia lata im Hals-Nasen-Ohrenbereich. Arch Otorhinolaryngol 235
Kleinschmidt O (1914) Experimentelle Untersuchungen über den histologischen Umbau der frei transplantierten Fascia lata und Beweis für die Lebensfähigkeit derselben unter Heranziehung der vitalen Färbung. Arch Klin Chir 104:933–954
Marchand F (1901) Der Prozeß der Wundheilung mit Einschluß der Transplantation. Enke, Stuttgart
Pesch H-J (1975) Human-Dura mater als Konserve und Transplantat. Habilitationsschrift, Universität Erlangen
Pesch H-J, Stöß H (1976) Dura mater-Transplantate. Mechanische Eigenschaften und Gewebsverträglichkeit. Chir Aktuel 1:196–199
Pesch H-J, Stöß H (1977) Lösungsmittelgetrocknete Dura mater. Ein neues Dura-Transplantat im Tierversuch. Chirurgie 48:732–736
Pesch H-J, Stöß HR (1982) Tierexperimentelle Untersuchungen an Fascia lata-Transplantaten (Vorläufige Mitteilung). Diskussionsbeitrag auf der 53. Jahresversammlung der Deutschen Gesellschaft für Hals-Nasen-Ohren-Heilkunde, Kopf- und Hals-Chirurgie. Bad Reichenhall, 25.05.1982
Stöß H, Pesch H-J (1977) Dura-Transplantation. Mehrzeitige Transplantationen von Lösungsmittelgetrockneter Dura mater. Tierexperimentelle Untersuchungen zur Frage der Sensibilisierung. Fortschr Med 95/15:1018–1021
Struck H, Heinrich S (1967) Serologische Untersuchungen zur Antigenität und Spezifität löslicher Kollagenfraktionen. Z Immunitätsforsch 133:376–384
Timpl R (1969) Antigene Eigenschaften der Bindegewebsstrukturproteine. Melsunger Med Mitt 43:29–38

Klinische Erfahrungen mit lösungsmittelgetrockneter Fascia lata zur Deckung frontobasaler Frakturen

A. A. Behbehani und H. Eichner

Hals-, Nasen- Ohrenklinik, Klinikum Großhadern, Maximilians-Universität, Marchioninistraße 15, 8000 München

Zur Deckung größerer Gewebsdefekte wird seit knapp 30 Jahren lyophilisierte Dura verwandt. Seit 1973 steht eine lösungsmittelgetrocknete Dura zur Verfügung, die elastischer ist bei geringerer Dehnbarkeit. Bei der Herstellung dieser Durapräparate erfolgt der Wasserentzug nicht durch Lyophilisation sondern durch organische Lösungsmittel. Dieser Prozeß ist einfacher und schonender für die Dura. Seit Jahren ist die lösungsmittel-getrocknete Dura im Handel unter dem Namen Tutoplast bekannt. Zahlreiche Arbeiten über die gute Gewebsverträglichkeit im Tierversuch (Stöß et al. 1975, Stöß u. Pesch 1976; Pesch u. Stöß 1977, 1978) sowie über die klinische Anwendung in der Kinderchirurgie (Willital 1976), Chirurgie (Wessinghage 1976; Lindorf 1976; Rauffer u. Hecht 1980) und Urologie (Schmiedt et al. 1974), um nur einige zu nennen, existieren bereits.

Wir selbst verwenden Tutoplast ebenfalls seit Jahren an unserer Klinik.

Trotz der höheren Elastizität der lösungsmittelgetrockneten Dura, im Vergleich zur gefriergetrockneten Dura, ist die Dura relativ starr und wenig anschmiegsam. Gerade diese beiden Eigenschaften jedoch, Flexibilität und Weichheit, sind v. a. bei der Abdeckung von Schädelbasisdefekten erforderlich. Deshalb war es häufig nötig, v. a. bei größeren Duradefekten bei frontobasalen Frakturen, körpereigene Fascia lata zu verwenden. Bei der Entnahme körpereigener Fascia lata entstehen einmal große Narben am Oberschenkel und zum anderen kann es v. a. nach Entnahme größerer Stücke von Fascia lata zur Muskelhernienbildung kommen. Aus diesem Grunde schlugen wir der Firma Pfrümmer vor, Leichenfascia-lata zu entnehmen und wie Tutoplast, die lösungsmittelgetrocknete Dura, zu präparieren. Wir gingen dabei von der Überlegung aus, daß wir durch die lösungsmittelgetrocknete Fascia lata, bei entsprechend guter Einheilungsrate, wie bei lösungsmittelgetrockneter Dura, dem Patienten künftig Fascia-lata-Entnahmen ersparen können und trotzdem eine optimale Versorgung der Durazerreißung erreichen.

Nach Entnahme von Leichen-fascia-lata wird die entnommene Faszie zunächst einer mechanischen Reinigung unterzogen, um anhaftendes Muskel- und Fettgewebe sorgfältig zu entfernen. Danach erfolgt ein Desantigenisierungsprozeß durch Lyse der vorhandenen Zellen. Als weiterer Schritt wird die Faszie von vorhandenen Enzymaktivitäten durch verschiedene Oxidationsschritte befreit. Schließlich erfolgt die Dehydratisierung durch Waschung mit verschiedenen organischen Lösungsmitteln. Sterilisiert wird die Fascia lata anschließend durch Exposition von Gammastrahlen, 2,5 Mrd.

Insgesamt wandten wir in den vergangenen 2 Jahren lösungsmittelgetrocknete Fascia lata u. a. bei 83 Patienten mit frontobasalen Frakturen und Rhinoliquorrhö

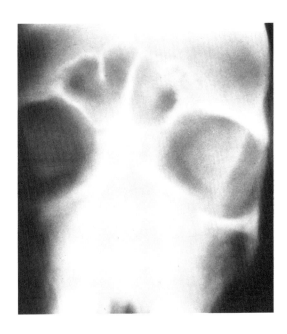

Abb. 1. Schichtaufnahme einer ausgedehnten frontobasalen Fraktur rechts bei einer Le-Fort-III-Fraktur

zur Abdeckung der Schädelbasis an. Vor allem bei den Rhinobasisdefekten läßt sich die elastische und weichere Fascia lata wie eine Tapete zum Abdecken des Basisdefektes anmodellieren. Sie sehen in Abb. 1 eine Le-Fort-III-Fraktur mit Absprengung der Nasenpyramide von der Schädelbasis. Bei dem Patienten war es zu einer Rhinoliquorrhö rechts gekommen. In Abb. 2 sehen Sie die rechte Schädelbasis abgedeckt mit lösungsmittelgetrockneter Fascia lata. Bei der Fixation der Fascia lata wird Humanfibrinkleber verwandt (Gastpar et al. 1979). Wie bereits Pesch im vorhergehenden Vortrag zeigen konnte, heilt die lösungsmittelgetrocknete Fascia lata ebenso reizlos und schnell wie lösungsmittelgetrocknete Dura ein. Die im Tierversuch gefundenen Ergebnisse lassen sich voll durch die klinische Verlaufsbeobachtung bestätigen. In dem Beobachtungszeitraum der letzten 2 Jahre kam es bei keinem Patienten zu einer Abstoßung des Transplantates. Die lösungsmittelgetrocknete Fascia lata heilte genauso gut ein wie die körpereigene Fascia lata nach unseren bisherigen Vergleichsuntersuchungen.

Zusammenfassend kann gesagt werden, daß mit der lösungsmittelgetrockneten Fascia lata ein sehr leicht handhabbares Material zur Abdeckung von Gewebsdefekten gegeben ist, welches nach den bisherigen Untersuchungen ebenso komplikationslos einheilte wie die körpereigene Fascia lata und dem Patienten große Narben am Oberschenkel erspart.

Zusammenfassung

Ausgehend von den guten Erfahrungen mit lösungsmittelgetrockneter Dura, erprobten wir in den vergangenen 2 Jahren an der Universitäts-Hals-Nasen-Ohrenklinik

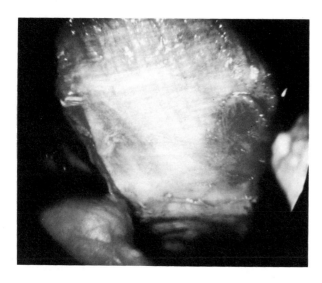

Abb. 2. Endoskopische Aufnahme der rechten abgedeckten Schädelbasis; am rechten Bildrand das Nasenseptum, am linken unteren Bildrand der Stirnhöhlenboden lateraler Anteil, in Bildmitte die Faszie

München die Anwendung von lösungsmittelgetrockneter Fascia lata. Fascia lata ist elastischer, weicher und viel anschmiegsamer als die relativ starre Dura. Insgesamt wandten wir lösungsmittelgetrocknete Fascia lata u. a. bei 83 Patienten mit frontobasalen Frakturen an. Zur Fixation der Fascia lata wurde Humanfibrinkleber verwandt. Die lösungsmittelgetrocknete Fascia lata heilte bei allen Patienten komplikationslos ein, ebensogut wie körpereigene Fascia lata.

Literatur

Gastpar H, Kastenbauer ER, Behbehani AA (1979) Erfahrungen mit einem humanen Fibrinkleber bei operativen Eingriffen im Kopf-Hals-Bereich. Laryngol Rhinol Otol (Stuttg) 58: 389–399
Lindorf HH (1976) Die primäre Wiederherstellung des frakturierten Mittelgesichtes. Klinikarzt 5/6:446–450
Pesch H-J, Stöß H (1977) Lösungsmittelgetrocknete Dura mater. Ein neues Dura-Transplantat im Tierversuch. Chirurg 48:732–736
Rauffer L von, Hecht L (1980) Die Thoraxwanddeckung nach en-bloc-Resektion mit der Omentum majus-Transposition und lösungsmittel-getrockneter Dura. Chir Prax 27:385–391
Schmiedt E, Carl P, Staehler G, Wanner K (1974) Subtotaler Ersatz der Harnblase durch ganze menschliche Durakalotten. Urologe [Ausg. A] 13:228–231
Stöß H, Pesch H-J (1976) Zur Frage der Sensibilisierung nach mehrzeitigen Dura mater-Transplantationen. Verh Dtsch Ges Pathol 60:330
Stöß H, Pesch H-J (1977) Dura-Transplantation. Mehrzeitige Transplantationen von lösungsmittelgetrockneter Dura mater. Tierexperimentelle Untersuchungen zur Frage der Sensibilisierung. Fortschr Med 95:1018–1021
Stöß H, Pesch H-J, Wildenauer Z-D, Tulusan A-H (1975) Licht- und elektronenmikroskopische Untersuchungen an Transplantaten von mit Lösungsmitteln konservierter Dura mater im Tierversuch. Verh Dtsch Ges Pathol 59:569
Stöß H, Pesch H-J, Winter H, Seibold H (1978) Zur Frage der Gefügeveränderungen der Dura ma-

ter nach Gefriertrocknung bzw. Konservierung mit organischen Lösungsmitteln und Strahlensterilisation. Verh Dtsch Ges Pathol 62:533

Wessinghage D (1976) Operative Wiederherstellung der rheumatischen Hand. Med Klin 71:929–941

Willital GH (1976) Klinische Erfahrungen mit Duraimplantationen in der Neugeborenenchirurgie. Z Kinderchir 19:3

Reparationsvorgänge bei Sehnennaht und Sehnentransplantat im sog. Niemandsland

A. K. Martini und U. Polta

Orthopädische Klinik und Poliklinik der Universität Heidelberg, Schlierbacher Landstraße 200a, 6900 Heidelberg

Die Wiederherstellung verletzter Beugesehnen im sog. Niemandsland gilt heute noch als eine der schwersten Aufgaben der Handchirurgie. Die Bezeichnung Niemandsland für die Zone II nach Verdan (1979), wo die oberflächliche und tiefe Beugesehne in einer gemeinsamen Sehnenscheide verlaufen, stammt von Bunnell (1918), der aufgrund der allgemein bekannten Mißerfolge vor einer primären Naht in dieser Region warnen wollte. Die Mißerfolge nach der operativen Versorgung, bedingt durch erhebliche Verklebung der Sehne mit der Sehnenscheide, waren jahrelang Schwerpunkt zahlreicher klinischer und experimenteller Untersuchungen. Neue Kenntnisse der Anatomie und Physiologie der Beugesehnen konnten gewonnen werden, so daß die Empfehlung von Bunnell (1918) heute nur bedingt Gültigkeit hat. Die Frage, ob die Sehne selbst den Reparaturprozeß bewältigen kann oder auf das umhüllende Gewebe angewiesen ist, d. h., ob die Verklebung für die Sehnenheilung erforderlich ist, ist immer noch aktuell. Im letzten Jahrhundert stellte Paget (1981, zitiert nach Verdan) die Theorie der axialen Heilung der Beugesehne auf; während Adams (1981, zitiert nach Verdan) die Meinung vertrat, daß die Heilung erst durch die Wanderung von Fibroblasten in den Sehnendefekt als Gefäßsprossen bewerkstelligt wird. Auch heutzutage finden wir experimentelle Arbeiten, die beide Theorien bestätigen. Während Potenza (1970), Bunnell (1964), Skoog (1954) und andere die periphere Heilungstheorie vertreten, sind Lindsay (1961), Flynn (1962), Lundborg et al. (1977) und andere der Meinung, daß die Heilung durch das eigentliche Sehnengewebe bewerkstelligt wird und die Verklebung nicht erforderlich ist. In ähnlicher Form geht die Diskussion um die Vitalität des Sehnentransplantates. Wie lange kann eine völlig devaskularisierte Sehne vital bleiben? Geht das Sehnentransplantat prinzipiell zugrunde und dient lediglich als Leitschiene für neues, von den Stümpfen einwanderndes Gewebe? Oder bleibt das Transplantat vital und nimmt aktiv am Heilungsprozeß teil?

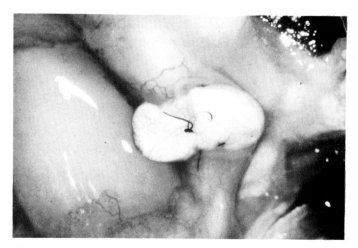

Abb. 1. Das Sehnensegment im Kniegelenk, die Nahtstelle ist überbrückt, ein Spalt ist nicht mehr sichtbar

Zum Verständnis des Heilungsprozesses ist es notwendig, die genaue Anatomie der Fingerbeugesehnen und v. a. die Blutversorgungssituation zu beachten. In diesem Zusammenhang wird auf die Arbeiten von Urbanik (1974), Caplan et al. (1975), Hunter und Lundborg et al. (1977) hingewiesen. Die Sehnenarterien stammen aus den Kollateralarterien des Fingers, so daß die Schädigung der Kollateralgefäße durch den lateralen Hautschnitt z. B. die Heilungschancen der Sehne verschlechtern. Die Arterien der tiefen Beugesehne verlaufen in die Vincula in Höhe des PIP-Gelenkes und durchdringen die oberflächliche Beugesehne: Zerreißen der Vincula bei Exstirpation der oberflächlichen Beugesehne bedeutet die Zerstörung der Blutversorgung der tiefen Beugesehne. Die Verteilung der Gefäße in der Beugesehne ist nicht gleichmäßig. Es gibt blutarme Zonen v. a. unterhalb der Ringbänder. Überhaupt ist die Blutgefäßdichte innerhalb der Beugesehnenscheide wesentlich geringer als außerhalb. Die meisten Gefäße laufen hauptsächlich dorsal. Volarseitig, und v. a. unterhalb der Ringbänder ist die Sehne im Bereich der Belastungszone gefäßarm bis zur Avaskularisation.

Nach dem Vorbild von Matthews (1976) und Lundborg (1976) haben wir folgende Versuche vorgenommen: Wir haben die Fingerbeugesehne des Kaninchens gewählt, weil eine ähnliche Anatomie mit der der menschlichen Beugesehne besteht:

1. Nach Fensterung der Sehnenscheide wurde die tiefe Beugesehne herausgezogen und 2mal durchtrennt. Das so von der Blutversorgung isolierte Sehnenstück wurde dann in die Sehnenscheide als „freies Transplantat" zurückgeführt und dort belassen.
2. Das Sehnensegment wurde bei einer anderen Tiergruppe quer durchtrennt und mit 9·0-Nylon-Naht unter Kontrolle des Operationsmikroskops wieder vereinigt. Das so präparierte Sehnenstück wurde dann in das Kniegelenk desselben

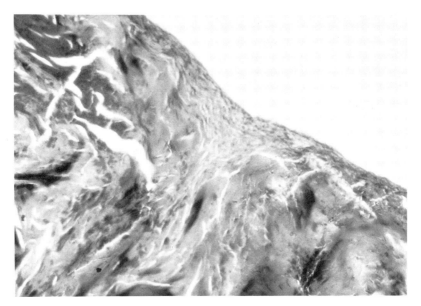

Abb. 2. Das histologische Bild zeigt die Vernarbung der Nahtstelle nach 4 Wochen. Die Sehnenoberfläche ist glatt, die Lücke ist mit Narbengewebe von der Deckschicht ausgehend gefüllt (Masson Goldner 106 ×)

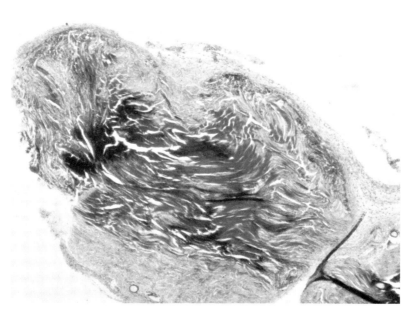

Abb. 3. Nach 2 Wochen ähnliches Bild. Besonders auffällig ist die Verdickung der Synovialhülle. Die Kollagenfasern der Sehne zeigen einen geordneten Verlauf (Masson Goldner 42,5 ×)

Tieres transferiert. Nur bei einem Teil der Tiere erfolgte die Gipsruhigstellung. Das Segment verblieb im Kniegelenk zwischen 3 Tagen und 8 Wochen.
3. Als Kontrolle haben wir bei der 3. Versuchsreihe nach Fensterung der Sehnenscheide die tiefe Beugesehne freigelegt, quer tenotomiert und mit feinem Nahtmaterial nach Kessler u. Nissim (1969), End-zu-End vernäht. Bei einer anderen Versuchsgruppe haben wir die Sehnenscheide und die oberflächliche Beugesehne vorher entfernt.
4. Eine menschliche Beugesehne haben wir in Ringer-Lösung im Kühlschrank aufbewahrt, und in einwöchigem Abstand Präparate davon zur Untersuchung entnommen.

Die Präparate wurden lichtmikroskopisch und elektronenmikroskopisch untersucht. Die Gleitflächen haben wir unter dem Rasterelektronenmikroskop beobachtet. Bei einigen Tieren haben wir eine Angiographie mittels Tusche und Fluoreszenzmikroskopie mit Provinalbumin vorgenommen. Die Darstellung der gesamten Resultate würde den Rahmen dieses Vortrages sprengen.

Ich möchte Ihnen die interessantesten Befunde vorstellen:

K 9. 4 Wochen war das Sehnensegment im Kniegelenk ohne Gips, nur an den Nahtstellen und an den Enden waren zarte Verklebungen mit der Gelenkinnenhaut zu erkennen. Die Nahtstelle war fest (Abb. 1).

Das histologische Bild zeigt, daß die Nahtstelle von Granulationsgewebe überbrückt ist, das vorwiegend von dem viszeralen Blatt in die Lücke eingesprossen ist. Die Kollagenfasern sind zwar aufgelockert, zeigen aber keine Vorzugsrichtung. Sie verlaufen z. T. parallel zu der Nahtstelle, aber die Sehnenstruktur ist noch gut erhalten (Abb. 2).

K 7. 2 Wochen im Kniegelenk, ebenfalls ohne Gips. Die Nahtstelle hat gehalten. Verklebungen sind überhaupt nicht vorhanden.

Das histologische Bild zeigt die typischen Merkmale: Die Spitze ist abgerundet und mit Synovialgewebe überdeckt, die Nahtstelle ist mit Granulationsgewebe aus dem viszeralen Blatt überbrückt, das Sehnengewebe zeigt eine mäßige Degeneration. An der Nahtstelle sind neugebildete, fein netzartig verflochtene Kollagenfasern sichtbar (Abb. 3). Diese Sehnenstücke wurden nicht belastet, so daß die Kollagenfasern nicht die Gelegenheit gehabt hatten, sich aufzurichten.

Ka. Menschliche Beugesehne, eine Woche wurde die Sehne in Ringer-Lösung im Kühlschrank aufbewahrt.

Histologisch sieht man eine schmale Randzone, die sich von dem viszeralen Blatt einer normalen Beugesehne kaum unterscheidet. Die Kollagenfasern sind ausgestreckt, hier sind größere Zwischenräume als Hinweis auf eine Ödembildung sichtbar. Das Sehnengewebe als Solches ist relativ zellarm und zeigt keine Gefäße. Die Spitze ist vernarbt, d.h. die Schnittfläche ist mit Synovialgewebe bedeckt, das mehrschichtig verdickt erscheint. Die Zellkerne sind gut gefärbt (Abb. 4). Auch nach 3 Wochen ist keine totale Degeneration, wie man es vielleicht erwarten sollte, sichtbar. Die Zellkerne zeigen eine gute Färbung, v. a. im viszeralen Blatt. Keine Gefäße. Die Kollagenfasern sind z. T. aufgespleißt (Abb. 5).

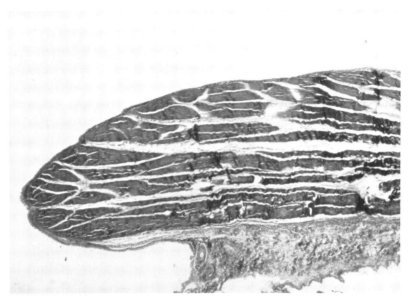

Abb. 4. Nach einer Woche Vernarbung der Schnittfläche. Die Kollagenfasern sind weitgehend unauffällig (Masson Goldner 26,4 ×)

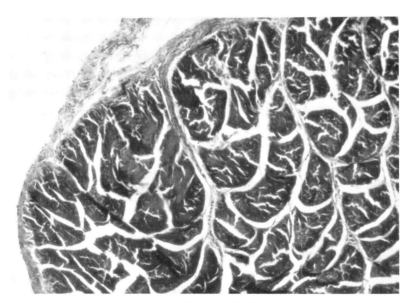

Abb. 5. 3 Wochen in Ringer-Lösung: Das viszerale Blatt und die Kollagenfasern sind gut erhalten. Keine Degeneration (Masson Goldner 106 ×)

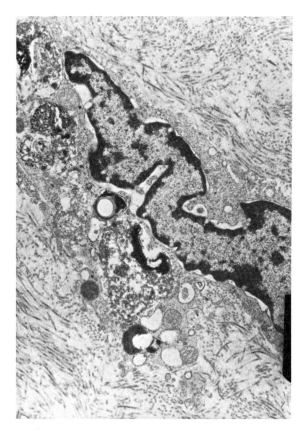

Abb. 6. 2 Wochen nach der Transplantation, aktiver Fibroblast neben Phagozyt und feine Kollagenfasern (neugebildete? 2550 ×)

Elektronenmikroskopisch erkennen wir in den 3 ins Kniegelenk transferierten Sehnenfragmenten nach 2 Wochen noch aktive Fibroblasten neben Phagozyten. Die Kollagenfasern sind z. T. längs, bzw. schräg und z. T. quer getroffen. Sie zeigen verschiedene Kaliber, so daß man ein neugebildetes Kollagen annehmen kann (Abb. 6).

Auch nach 8 Wochen hat man noch ein straff geordnetes, längsgeschnittenes Bindegewebe. Die Histiozyten zeigen Zerfallserscheinungen. Andererseits sind aber noch intakte Fibroblasten erkennbar. Die längsgeschnittenen großkalibrigen Kollagenfasern zeigen z. T. noch die charakteristische Querstreifung, nur ganz vereinzelt sind kleinkalibrige Kollagenfasern vorhanden (Abb. 7).

Unsere Ergebnisse können so zusammengefaßt werden:

Je länger die Gipsruhigstellung, desto erheblicher die Verklebung der Sehne mit dem Synovialgewebe. Man geht davon aus, daß die Ruhigstellung des Gelenkes zur Verringerung der Synovialflüssigkeit beiträgt. Der Stoffwechsel wird ebenfalls durch die Ruhigstellung auf ein Minimum reduziert. Die Sehnensegmente, die zwischen 1 und 3 Wochen im Kniegelenk verblieben ohne Verklebungen zu bilden, waren sowohl makroskopisch als auch licht- und elektronenmikroskopisch vital und zeigten straffes Bindegewebe. Die aufgelockerte Struktur war wie zu erwarten

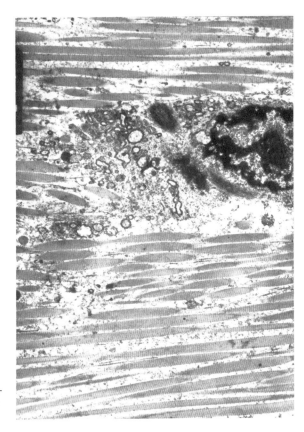

Abb. 7. 8 Wochen nach Transplantation Kollagenfasern mit den typischen Querstreifen (2550 ×)

durch Hypoxie, Ödem oder durch die fehlende Spannung zu erklären. Wir möchten annehmen, daß die Sehne allein durch die Diffusion vorübergehend ernährt werden kann, v. a. die Oberschicht der Sehne, die wiederum für die Sehnenheilung die große Rolle spielt. Eine totale Degeneration der Sehne nach der Transplantation haben wir selbst nach 8 Wochen in der Synovialflüssigkeit und nach 3 Wochen in der Ringer-Lösung nicht festgestellt. Davon möchten wir ableiten, daß ein Sehnentransplantat in der Sehnenscheide erhalten bleibt und am Heilungsprozeß teilnimmt. Die Verklebung zwischen Sehne und umliegendem Gewebe ist eher als überschüssige Reaktion auf die Traumatisierung der Gleitfläche zu betrachten, als ein unbedingter Heilungsfaktor.

Literatur

Bunnell St (1918) Repair of tendons in the fingers and description of two new instruments. Surg Gynecol Obstet 26:103–110

Bunnell St (1964) Surgery of the hand, 4th edn. Lippincott, Philadelphia

Caplan H-S, Hunter JM, Mecklin RJ (1975) Intrinsic vascularization of flexor tendons. In: Amer Acad Orthop Surg (ed) Symposium on Tendon Surgery in the Hand. Mosby, St. Louis:48–58

Flynn JE, Graham JE (1962) Healing following tendon suture and tendon transplants. Surg Gynecol Obstet 115:467–472
Kessler I, Nissim F (1969) Primary repair without immobilisation of flexor tendon division within the digital sheath. Acta Orthop Scand 40:587–601
Lindsay WK, Thomson HG (1961) Digital flexor tendons: An experimental study, Part I. Br J Plast Surg 12:289–316
Lundborg G (1976) Experimental flexor tendon healing without adhesion formation – A new concept of tendon nutrition and intrinsic healing mechanisms. Hand 8:235–238
Lundborg G, Myrhage R, Rydevik B (1977) The vascularization of human flexor tendons within the digital synovial sheath region – Structural and functional aspects. J Hand Surg 2:417–427
Matthews P, Richards H (1974) The repair potential of digital flexor tendons. An experimental study. J Bone Joint Surg [Br] 56:618–625
Matthews P, Richards H (1975) The repair reactions of flexor tendons within the digital sheath. Hand 7:27–29
Matthews P (1976) The fate of isolated segments of lexor tendons within the digital sheath – A study in synovial nutrition. Br J Plast Surg 29:216–224
Potenza AD (1970) Flexor tendon injuries. Orthop Clin North Am 1:355–373
Skoog T, Persson BH (1956) An experimental study of the early healing of tendons. Plast Reconstr Surg 13:384–399
Urbanik JR, Bright D, Gill LH, Goldner LL (1974) Vascularization and the gliding mechanism of free flexor-tendon grafts inserted by the silicone-rod method. J Bone Joint Surg [Am] 56:473–482
Verdan C (1979) Tendon surgery of the hand. Churchill Livingstone, Edinburgh (G.E.M. Monograph, vol 4)
Verdan C (1981) Historische Entwicklung der Beugesehnen-Chirurgie. Handchirurgie 13:181–185

Experimentelle Grundlagen für die Herstellung mikrovaskulärer, gestielter, formbildender Transplantate mittels epiploischer Gefäße

R. Hettich, E.-D. Voy und R. Mayer

Chirurgische Klinik der Universität, Sektion plastische Chirurgie und Verbrennungen, Calwer Straße 7, 7400 Tübingen

Einleitung

Bis heute zählen die Aufbauplastiken differenziert geformter Gesichtsskelettanteile, wie z. B. Ohren und Nase zu den schwierigsten Aufgaben in der plastischen und rekonstruktiven Chirurgie.

Autologe oder homologe Stützgewebe stellen in diesem Bereich relativ hohe Anforderungen an das Transplantatlager und besitzen zudem den Nachteil, zumindest teilweise resorbiert zu werden. Darüber hinaus ist die grazile Gestaltung differenzierter Formen sowie die Überkleidung mit Weichgeweben und Haut sehr schwierig.

Die Einheilung von Teflon-Fluorocarbon-Polymeren, die unter dem Namen Proplast (Fa. Vitec Inc., Houston, Texas, USA) im Handel sind, hat eine Generation

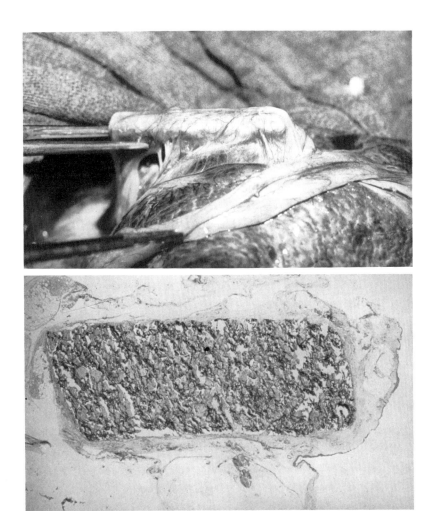

Abb. 1 *(Oben).* Aus dem Abdomen luxiertes, vom Omentum majus umscheidetes Proplast-Implantat (10 Tage nach Implantation)

Abb. 2 *(Unten).* Schnitt durch den vom Omentum majus vaskularisierten Proplast-Block (85fache Vergrößerung)

von alloplastischen Implantationsmaterialien geschaffen, die im Gegensatz zum Silikon vom Implantatbett aus vaskularisiert werden können (Kent et al. 1972; Jacobs 1975; Lindorf u. Steinhäuser 1977). Das Material ist mit Instrumenten gut formbar.

Unter diesem Gesichtspunkt haben wir versucht, mit dem in seiner Konsistenz zwischen Knorpel und Knochen einzureihenden Material ein geformtes, mehrschichtiges, überhäutetes Composite graft so vorzubereiten, daß eine mikrovaskuläre, freie Transplantation an beliebigen Stellen der Körperoberfläche möglich ist.

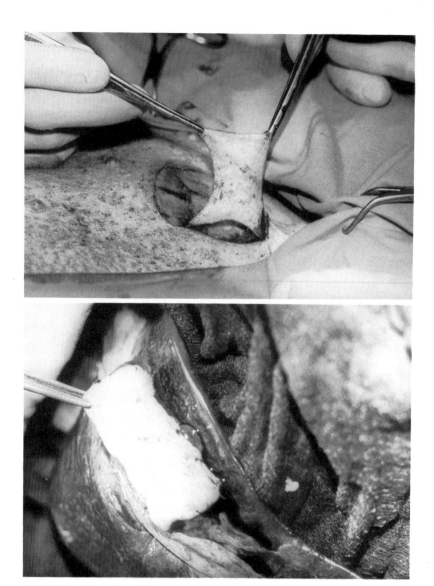

Abb. 3 *(Oben).* Entnahme eines Spalthauttransplantates aus der Leiste

Abb. 4 *(Unten).* Einscheidung des vaskularisierten Proplast-Blockes mit Spalthaut

Eigene Untersuchungen

Experimentelle Untersuchungen von Harii u. Ohmori (1973), Erol u. Spira (1980), wie auch eigene Vorarbeiten (Voy u. Hettich 1982) haben gezeigt, daß vom Omentum majus aus nach Transplantation oder Transposition eine Gefäßneubildung ins Transplantatlager bzw. die Umgebung erfolgt.

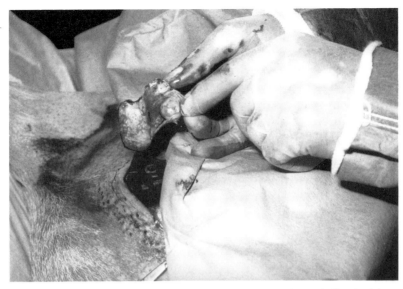

Abb. 5. Fertiges, an den epiploischen Gefäßen gestieltes Composite graft mit angeheilter Spalthaut. Der Zeigefinger der linken Hand liegt auf dem Gefäßstiel

Aus dieser Überlegung heraus haben wir zunächst Proplast® im Bereich des Abgangs der Omentumgefäße von der A. gastroepiploica in das Omentum majus eingebaut. Diese Versuche führten wir an Göttinger Miniaturschweinen aus. Die Dikke der Proplast®-Implantate betrug 3 mm.

Bereits nach 10 Tagen war das gut aus dem Abdomen luxierbare Implantat vollständig mit einer hauchdünnen gefäßführenden Membran des Omentum majus überzogen (Abb. 1). Im histologischen Bild war der Proplast®-Block nahezu vollständig von Bindegewebe und Kapillaren durchsetzt (Abb. 2).

Wir lösten nun auf einer Seite des Proplast®-Blockes das Weichgewebe ab und ließen auf der anderen Seite das ernährende Gefäßbündel des großen Netzes mit der dünnen, gefäßführenden Membran stehen. Danach wurde das gesamte Transplantat mit einer aus der Leiste entnommenen, dünnen Spalthaut eingescheidet und in die Bauchhöhle rückverlagert (Abb. 3). Die Spalthaut lag auf einer Seite unmittelbar dem vaskularisierten Kunststoff, auf der anderen der gefäßführenden Omentumschicht auf (Abb. 4).

Nach weiteren 10 Tagen konnte durch Relaparotomie der dünne Proplast®-Block als Composite graft entnommen werden. Die Haut war an beiden Seiten des Proplast®-Implantates vital und von der Unterlage kapillarisiert. Im Bereich der belassenen Omentummembran war die Haut gut verschieblich, vergleichbar in etwa der Verschieblichkeit und der Elastizität der retroaurikulären Haut. Im Bereich des von der direkten Omentumauflage befreiten Blockanteils saß die Haut fest und weitgehend unverschieblich dem Kunststoffmaterial auf. Die Verhältnisse waren hier der präaurikulären Hautknorpelverbindung ähnlich. Das ganze, zusammengesetzte Transplantat war ausschließlich vom epiploischen Gefäßstiel ernährt, wodurch eine freie, mikrovaskuläre Transplantation möglich war (Abb. 5).

Schlußfolgerungen

Aufgrund dieser experimentellen Ergebnisse erscheint es uns sinnvoll, die Versuche zur Herstellung an den epiploischen Gefäßen gestielter Composite grafts zu intensivieren und durch Implantation eines präformierten, vaskularisierbaren, alloplastischen oder homoplastischen Stützgewebegerüstes auch sehr differenzierte Strukturen, wie z. B. Ohrmuschel und Nase in toto zu rekonstruieren. Nach Entnahme aus der Bauchhöhle kann das vorgefertigte, dreischichtige Organ mikrovaskulär, frei transplantiert werden.

Literatur

Erol ÖO, Spira M (1980) Development and utilization of composite Island flap employing omentum: Experimental investigation. Plast Reconstr Surg 65:405
Harii K, Ohmori S (1973) Use of the gastroepiploic vessels as recipient or donor vessels in the free transfer of composite flaps by microvascular anastomosis. Plast Reconstr Surg 52:541
Jacobs K-F (1975) Weitere Erfahrungen mit dem neuen Kunststoffmaterial Proplast. Vortrag 13. Jahrestagung der Deutschen Gesellschaft für Plastische- und Wiederherstellungschirurgie. Stuttgart, 1975
Kent JN, Homsy CA, Gross BD, Hinds EC (1972) Pilot studies of a porous implant in dentistry and oral surgery. J Oral Surg 30:608
Lindorf HH, Steinhäuser EW (1977) Spätrekonstruktion von Orbitaboden und Jochbeinprominenz mit einem vascularisierbaren Kunststoff. Dtsch Zahnärztl Z 32:318
Voy ED, Hettich R (1982) Experimentelle Untersuchungen zur Vaskularisation freier Transplantate über das Omentum majus. Dtsch Z Mund Kiefer Gesichtschir 6:34

Dopplersonographische direkte intraoperative Untersuchungstechniken mikrovaskulärer Anastomosen

J. Gilsbach, J. Gaitzsch, G. Gaitzsch und A. Harders

Neurochirurgische Klinik der Universität, Abteilung Allgemeine Neurochirurgie,
Hugstetter Straße 55, 7800 Freiburg

Einleitung

In der reichhaltigen Literatur über mikrovaskuläre Anastomosen finden sich relativ wenige Arbeiten über intraoperativ am Gefäß selbst einsetzbare, hämodynamische Untersuchungsmethoden.

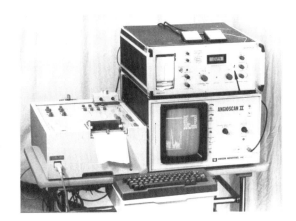

Abb. 1. Apparativer Aufbau: Gepulstes hochfrequentes Ultraschall-Doppler-Gerät (Mikroflo) mit miniaturisierten Sonden *(Pfeil)*, Frequenzanalysator (Angioscan 2) und Tintenschreiber (Mingograph 34)

Dabei ist der entscheidende Zeitraum für das Schicksal einer Anastomose meist die Operation selbst und das bloße Betrachten, Betasten und evtl. Ausmelken der Anastomose (Acland 1972) ungenügend für die Beurteilung der Durchgängigkeit und Leistungsfähigkeit (Krag u. Holck 1981).

Die Ursache, daß Methoden wie die elektromagnetische Flußmessung, die Auskultation mit elektronischen Stethoskopen (Wintermantel 1980) und die I.-v. Fluoreszenzangiographie wenig eingesetzt werden, liegt z.T. darin, daß sie umständlich, zeitraubend und nicht immer verläßlich sind.

Auch die einfache, atraumatische, wiederholbare und zuverlässige dopplersonographische Untersuchung (Van Beek et al. 1975; Blair et al. 1981; Corwin u. Bingham 1976; Freed et al. 1979; Moritake et al. 1980) hat sich intraoperativ im mikrovaskulären Bereich bislang nicht recht durchgesetzt. Die Ursache ist nicht beim technischen Prinzip, sondern bei den handelsüblichen Geräten und Sonden zu suchen, die für Mikrogefäße ungeeignet sind.

Methode

Wir verwenden seit 2 Jahren ein von Cathignol für die Mikrochirurgie entwickeltes gepulstes Ultraschall-Doppler-Gerät mit einer hohen Sendefrequenz (20 MHz) und miniaturisierten Sonden, vergleichbar den von Blair et al. (1981) und Freed et al. (1979) beschriebenen Geräten (Abb. 1). Damit sind problemlos Ableitungen bis in den Zehntelmillimeterbereich auch bei sehr langsamen Stromgeschwindigkeiten möglich.

Die Doppler-sonographische Messung der mittleren Blutstromgeschwindigkeit proximal oder distal einer Gefäßnaht erlaubt neben der Beurteilung der Durchgängigkeit auch eine Einschätzung des Flusses, der aber erst bei Querschnittseinengungen über 80% meßbar abnimmt (Berguer u. Hwang 1974).

Erweitert man die Untersuchung mit einer Ableitung im Nahtbereich als potentieller Engstelle, wird die Genauigkeit erhöht, da Strombahneinengungen ab 25%

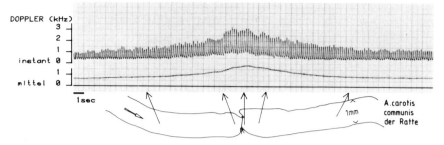

Abb. 2. Leichte Stenose mit Flußgeschwindigkeitserhöhung an der Engstelle, nachweisbar durch kontinuierliches Vorschieben der Sonde über das Gefäß

(Freed et al. 1979) bzw. ab 40% Doppler-sonographisch meßbare Geschwindigkeitszunahmen verursachen.

Die Interpretation der Strompulskurve ergibt darüber hinaus Hinweise auf Störungen der Hämodynamik im Anastomosebereich und im nachgeschalteten Stromgebiet.

Die Interpretation des Doppler-Frequenzgemisches, das der Geschwindigkeitsverteilung im gemessenen Gefäßbereich entspricht, entweder akustisch oder mit der Spektrumanalyse ist v. a. wertvoll für die Erkennung lokaler, hämodynamischer Störungen, z. B. Turbulenzen.

Material

Stenosen

Um den dopplersonographisch noch erfaßbaren, geringsten Einengungsgrad an Mikrogefäßen festzustellen, entwickelten wir in Anlehnung an Freed ein Tiermodell: 25 Rattenkarotiden mit einem Querschnitt von etwa 1 mm wurden mit einem Faden (10·0) unterschiedlich stark eingeengt (40–96%ige Querschnittsverringerung) und angiographisch und Doppler-sonographisch untersucht. Dabei wurden die sehr kurzstreckigen Stenosen ab 40% Querschnittsverringerung zweifelsfrei erkannt (Abb. 2). Das bedeutet, daß Doppler-sonographisch Strombehinderungen in einer Größenordnung feststellbar sind, die noch weit davon entfernt ist, eine Anastomoseleistung maßgeblich zu beeinträchtigen.

Mit der gleichen Methode wurde dann die Hämodynamik von Mikroanastomosen untersucht.

End-zu-End-Nähte

Bei 10 Karotiden mit einem Durchmesser von 0,7–1 mm (Gerbil, Ratte) wurden End-zu-End-Anastomosen senkrecht zur Gefäßlängsachse durchgeführt. Mit einer Ausnahme wurden Doppler-sonographisch Geschwindigkeitszunahmen entsprechend einer Einengung von 30% (bei den Ratten) bis 50% (bei den Gerbils) an den Nahtstellen nachgewiesen (Abb. 3). Die anfänglich fast oder völlig komplette Thrombose bei den Gefäßen mit einem Durchmesser unter 0,7 mm war äußerlich

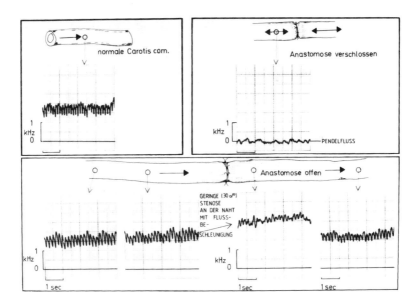
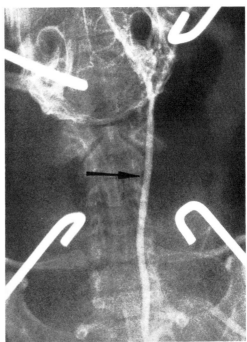

Abb. 3. *Oben:* Doppler-Befund einer normalen Karotis, einer verschlossenen Anastomose mit Pendelfluß und einer Anastomose mit normalem Fluß und leichter Einengung an der Nahtstelle. *Unten:* Zugehörige Angiographie (*Pfeil* in Höhe der Naht)

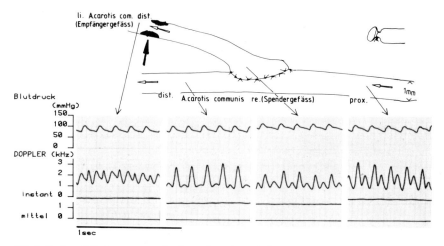

Abb. 4. End-zu-Seit-Anastomose der Rattenkarotis nach der Patchtechnik. Ideale Anastomose, Einengung der linken Karotis an der temporären Clipstelle *(Pfeil)*

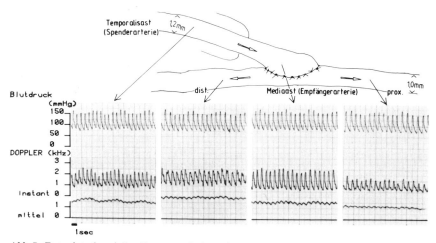

Abb. 5. Extra-intrakranieller Bypass zwischen dem parietalen Ast der A. temporalis superficialis und einem kortikalen Mediaast nach der Patchtechnik. Normale Verteilung des Flusses nach proximal und distal ohne Turbulenzen

nicht zweifelsfrei feststellbar. Der Fluß kam durch mehrfaches Ausdrücken bzw. Ausmelken der Nahtstelle in Gang und blieb im Beobachtungszeitraum von 30 Minuten erhalten, wenn eine gewisse Grundgeschwindigkeit erreicht war.

End-zu-Seit-Anastomosen
In der Neurochirurgie sind End-zu-Seit-Anastomosen bei der Externa-Interna-Bypassoperation üblich. Zu Übungszwecken und zur Bewertung von Anastomosetechniken existiert ein Tiermodell (Rosenbaum u. Sundt 1976), bei dem eine Karotis über eine End-zu-Seit-Anastomose beide distalen Karotiden versorgt.

Bei den 14 von uns durchgeführten angiographisch und dopplersonographisch untersuchten End-zu-Seit-Anastomosen bestätigte sich, daß für das Funktionieren maßgeblich die Anastomosengröße, abzulesen an der Knotenzahl, ist (Robertson u. Robertson 1978). Bei den Anastomosen mit schräg angeschnittenem Seitenast und weniger als 12 Nähten wurden angiographisch und dopplersonographisch bei äußerlich unauffälligen Verhältnissen deutliche Einengungen und Turbulenzen festgestellt. Die nach der Patchtechnik, bei der fischmaulartig der Seitenast eingeschnitten wird, durchgeführten Anastomosen wiesen lediglich im Bereich der Teilungsstelle eine geringe Flußbeschleunigung auf (Abb. 4).

Externa-Interna-Bypassoperation
Bei 29 Patienten mit extra-intrakraniellen Bypassoperationen mit vergleichbaren Nahttechniken und Größenordnungen bestätigte sich die gute Hämodynamik bei der Patchtechnik. In keinem Falle konnten maßgebliche Strombehinderungen an der Nahtstelle festgestellt werden (Abb. 5). Bei 3 Patienten mußte bei äußerlich unauffälliger Anastomose revidiert werden, weil die Spenderarterie verschlossen bzw. hochgradig stenotisch war, und zwar an der temporären Clipstelle.

Schlußfolgerung

Pure Durchgängigkeitstests und Ermittlungen der Flußmenge von mikrovaskulären Anastomosen sind ungenügend zur intraoperativen Bewertung der Anastomose selbst, da Behinderungen an Nahtstellen, wenn sie nicht hochgradig sind, weder mit dem Auge erfaßt noch mit einer Fluß- oder Durchblutungsmessung nachgewiesen werden können.

Das ist die Domäne der Doppler-Sonographie, mit der im Nahtbereich oder an temporären Clipstellen wiederholbar, atraumatisch und ohne zusätzliche Präparation nach lokalen Flußbehinderungen, die noch nicht die Gesamtleistung beeinträchtigen, aber ein potentielles Risiko darstellen, gefahndet werden kann. Voraussetzungen sind allerdings miniaturisierte Schallsonden und hoch auflösende Geräte.

Literatur

Acland R (1972) Signs of patency in small vessel anastomosis. Surgery 72/5: 744–748
Berguer R, Hwang NHC (1974) Critical arterial stenosis: A theoretical and experimental solution. Ann Surg 180: 39–50
Blair WF, Greene ER, Eldridge M, Cipoletti Z (1981) Hemodynamics after microsurgical anastomosis, the effects of topical lidocaine. J Microsurg 2: 157–164
Corwin TR, Bingham HG (1976) The Doppler and its use in axial flaps. Am J Surg 131: 660–663
Freed D, Hartley CJ, Christman KD, Lyman RC, Agris J, Walker WF (1979) High-frequency pulsed Doppler ultrasound: A new tool for microvascular surgery. J Microsurg 1: 148–153
Krag C, Holck S (1981) The value of the patency test in microvascular anastomosis: Correlation between observed patency and size of intraluminal thrombus. An experimental study in rats. Br J Plast Surg 34: 64–66
Moritake K, Handa H, Yonekawa Y, Nagata I (1980) Ultrasonic Doppler assessment of hemodynamics in superficial temporal artery-middle cerebral artery anastomosis. Surg Neurol 13: 249–257

Robertson JH, Robertson JT (1978) The relationship between suture number and quality of anastomoses in microvascular procedures. Surg Neurol 10: 241–245

Rosenbaum TJ, Sundt TM jr (1976) Neurovascular microsurgery, a model for laboratory investigation and the development of technical skills. Mayo Clin Proc 51: 301–306

Van Beek AL, Link WJ, Bennett JE (1975) Ultrasound evaluation of microanastomosis. Arch Surg 110: 945–949

Wintermantel E (1980) Microvascular auscultation, a new technique, using a diplomicrophone for analysis of blood flow at suture lines in small arteries. Acta Neurochir (Wien) 53: 25–37

Epiphysenverletzungen – Aussichten und Grenzen wiederherstellender Eingriffe

W. Oest

Orthopädische Klinik der Justus-Liebig-Universität, Freiligrathstraße 2, 6300 Gießen

Die Therapie posttraumatischer epiphysärer Wachstumsstörungen hat neben der Lokalisation v. a. den Reifegrad der knöchernen Bewegungselemente zu berücksichtigen, dies gilt insbesondere bei der primären Unfallbehandlung, in deren Rahmen sich eine mögliche Fehlentwicklung zwar gelegentlich voraussehen, in ihrem definitiven Ausmaß aber erst bei weiterem Längenwachstum sicher abschätzen läßt. Das heute allgemein gültige Therapiekonzept frischer Epiphysenfugenläsionen differenziert zwischen konservativ zu behandelnden Epiphysenlösungen und operativ zu stellenden Epiphysenfrakturen, prognostisch werden beide Verletzungstypen im Hinblick auf mögliche Fehlstellungen unterschiedlich beurteilt. Die therapeutische Beeinflussung manifester Fehlstellungen kann zum einen unter Ausnutzung noch vorhandener Wachstumspotenzen, zum anderen durch stellungskorrigierende Maßnahmen während und nach vollendeter Skelettreife erfolgen (Abb. 1).

Die in unserem Krankengut überwiegend zur Beobachtung gelangenden Valgusfehlstellungen des Knie- und Varusfehlstellungen des Sprunggelenkes seien an dieser Stelle besonders hervorgehoben. Grundsätzlich stehen zur Korrektur folgende Möglichkeiten zu Gebote:

1. Die Epiphyseodesen
   a) nach Blount
   b) nach Phemister.
2. Korrekturosteotomien als
   a) reine stellungskorrigierende Osteotomien
   b) Osteotomien mit gleichzeitiger Verlängerung oder Verkürzung.

Es gilt daher, sich entwickelnde Achsabweichungen unter Einbeziehung noch vorhandener Wachstumskräfte soweit wie möglich zu korrigieren, zumindest jedoch

	Epiphysenlösung		Epiphysenfrakturen				Sonderformen:
Aitken	I	I	II	III			Tuberositas Tibiae Dist.lat.Femurepiphyse
Salter/ Harris	I	II	II	III	IV	V	Dist.lat.Tibiaepiphyse
	Therapie: in der Regel konservativ		Therapie: in der Regel operativ				

Abb. 1. Gebräuchliche Klassifikationen von Epiphysenverletzungen

aufzuhalten. In diesem Sinne bieten sich die Epiphyseodesen nach Blount oder Phemister an. Beide Methoden setzen die genaue Kenntnis des Skelettalters und der daraus zu folgernden Wachstumspotenz voraus, wie sie anhand der Methode nach Greulich und Pyle bestimmt werden kann. Die relativ risikolose Spanverblockung der Epiphysen erfordert zusätzlich noch eine Aussage über das zu erwartende Längenwachstum, welches in Annäherung den Tabellen von Green und Anderson entnommen werden kann. Beiden Bestimmungsmethoden haftet als Nachteil eine relativ große Schwankungsbreite an, so daß die günstigste Dauer der Spanverblockung letztlich nicht mit Sicherheit berechnet werden kann. Sie hat aber den Vorteil, daß sie praktisch an jeder Stelle der Epiphysenfugen eingesetzt werden kann.

Wir bevorzugen die temporäre Epiphyseodese nach Blount. Sie verlangt ein operativ exaktes Vorgehen und regelmäßige postoperative Kontrollen zur Vermeidung eines vorzeitigen Fugenschlusses. Wir setzen sie bevorzugt im hier geschilderten Rahmen an der distalen Femurepiphyse sowie der proximalen und distalen Tibiaepiphyse ein. Wir halten sie immer dort für angebracht, wo Achsenabweichungen am Kniegelenk, hier häufig im Valgussinne und am Sprunggelenk, hier häufig im Varussinne, einen Winkel von 8–10 °C nicht überschreiten. Es handelt sich dabei um Epiphysenverletzungen, die zum einen mit einer Verminderung des Längenwachstums und einer Abweichung von der Wachstumsrichtung einhergehen, dies sind also die Verletzungstypen nach Salter III und IV, einschließlich des lateralen Kollateralbandausrisses am Femur, des Tibiaapophysenausrisses und der „unusual fracture" nach Marmor sowie um Epiphysenverletzungen, die mit einem vermehrten Längenwachstum und gleichzeitiger Abweichung der Wachstumsrichtung einhergehen, wie dies praktisch nur für die proximale metaphysäre Tibiafraktur des Kindes der Fall ist (Abb. 2).

Alle Fehlstellungen, die dahingegen eine Achsenabweichung von 10 °C überschreiten, sollten auf längere Sicht auch im Wachstumsalter nicht mit einer temporären oder definitiven Epiphyseodese allein behandelt werden, da die Zeit bis zum Abschluß des Wachstums in vielen Fällen mehrere Jahre beträgt und somit zum einen bereits in der frühen Entwicklungsphase irreparable Schäden an den Gelenken im Sinne der sekundären Arthrose entstehen, zum anderen aber durch die Korrekturmöglichkeit des wachsenden Skeletts Fehlstellungen v.a. an den unteren Extremitäten, wie dies bei der Valgusdeformität des Kniegelenkes der Fall ist, durch eine Varusdeformität im Sprunggelenk kompensiert werden. Hier muß die Forderung

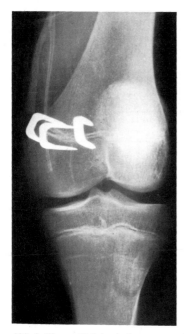

Abb. 2. Blount-Epiphysiodese wegen eines posttraumatischen Genu valgum

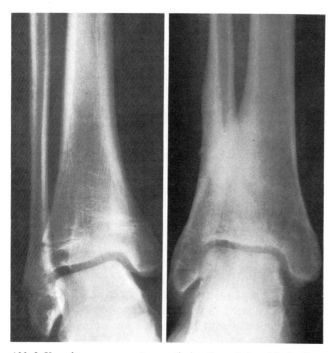

Abb. 3. Korrektur wegen posttraumatischer Varusdeformität des Sprunggelenkes

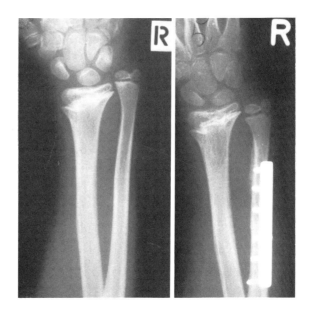

Abb. 4. Ulnaverkürzung wegen partiellen posttraumatischen Radiusepiphysenfugenschlusses

nach einer frühzeitigen Korrekturosteotomie gestellt werden, wobei die Art der Osteotomie, Verlängerung durch Aufklappen und Knochenspaneinbringung oder Verkürzung durch Keilentnahme von der Art der Wachstumsstörung abhängig gemacht werden muß. Dies beinhaltet dann auch die Möglichkeit einer 2. Korrekturosteotomie nach Abschluß des Wachstums wegen einer zuvor progredienten Fehlstellung (Abb. 3).

Neben den bereits beschriebenen Korrekturen stehen nach Abschluß des Wachstums gelegentlich Verlängerungs- bzw. Verkürzungsosteotomien zum Ausgleich der Fehlstellung an. Verlängernde Eingriffe immer dort, wo infolge der Epiphysenverletzung ein verringertes Längenwachstum mit und ohne Fehlstellung resultiert, wobei wir allerdings als Kriterium zur Verlängerungsosteotomie am Bein eine Verkürzung von mindestens 4 cm fordern. Aufwand und Risiko dieses Verfahrens stehen bei geringeren Verkürzungen in keinem Verhältnis zum gewünschten Resultat. Das gleiche gilt für notwendig werdende Verkürzungsosteotomien, die zwar hinsichtlich ihrer praktischen Durchführbarkeit einen vergleichsweise geringeren Aufwand fordern, häufig aber an der gesunden, nicht betroffenen Gliedmaße durchgeführt werden müssen. Die Indikation dazu sollte außer bei manifesten Gelenkfehlstellungen zurückhaltend gestellt werden. Die Verkürzungsosteotomie beschränkt sich dabei einesteils auf jene epiphysären Störungen, die mit vermehrtem Längenwachstum bei gleichbleibender Richtung einhergehen, wie dies bei kindlichen meta- und diaphysären Frakturen im Sinne der sog. Wachstumsfugenstimulation beobachtet wird, anderenteils auf jene epiphysären Störungen, die infolge einer fast vollständigen Verblockung der Wachstumsfuge mit einer Verkürzung einhergehen, die am Beispiel der kindlichen distalen Radiusfraktur als häufigste Epiphysenverletzung beobachtet werden kann (Abb. 4).

Die Korrektur von epiphysärbedingten Valgusfehlstellungen am Kniegelenk und Varusfehlstellungen am Sprunggelenk erfordert ein subtiles Vorgehen unter Inanspruchnahme noch vorhandener Wachstumspotenzen des kindlichen Organismus, wobei diese durch gezielte Lenkung zur Korrektur ausgenutzt werden können, wie dies bei Anwendung der Blount-Epiphyseodese der Fall ist, zum anderen sollten aber bei zunehmenden Fehlstellungen rechtzeitig korrigierende Osteotomien zur Vermeidung von sekundären Arthrosen und kompensatorischen Fehlstellungen in den benachbarten Gelenken anberaumt werden. Verlängernde oder verkürzende Osteotomien bieten sich, von einigen Ausnahmen abgesehen, in aller Regel erst nach Abschluß des Wachstums als mögliche Behandlungsverfahren an, insbesondere die Indikation zur Verlängerungsosteotomie ist streng zu stellen, da sie mit einer hohen Komplikationsrate verbunden ist.

Literatur

Klapp F (1981) Diaphysäre und metaphysäre Verletzungen im Wachstumsalter. Hefte Unfallheilkd 152
Laer L von (1981) Klinische Aspekte zur Einteilung kindlicher Frakturen, insbesondere zu den traumatischen Läsionen der Wachstumsfuge. Unfallheilkunde 84: 229
Morscher E (1977) Klassifikation von Epiphysenfugenverletzungen. Z Orthop 115: 557
Steinert V (1965) Epiphysenlösungen und Epiphysenfrakturen. Arch Orthop Unfallchir 58: 200

Die funktionelle und ästhetische Wertigkeit freier und muskulokutaner Lappen

H. Heiner, D. Schumann und A. Tilgner

Klinik für Kiefer-, Gesichts- und Plastische Chirurgie, Friedrich-Schiller-Universität, Bachstraße 18, DDR-6900 Jena

Im Tierexperiment ließ sich nachweisen (Tilgner u. Heiner 1981), daß replantierte abdominelle Insellappen der Ratte mit intakten Gefäßstielen nicht schrumpften (Abb. 1). Die prozentuale Veränderung der Flächenausdehnung dieser Lappen wurde bis zum 7. postoperativen Tag verfolgt und zeigte keine wesentlichen Abweichungen vom Ausgangswert. Wurden hingegen Axialgefäße ligiert, so kam es in jedem Fall zu einer Schrumpfung. Dabei bestand zwischen Zeitpunkt der Unterbindung und Schrumpfungsgrad eine Korrelation.

In der Klinik interessierte uns daher das Verhalten freier mikrovaskulär anastomosierter Lappen und gefäßgestielter muskulokutaner Lappen. Olivari (1980),

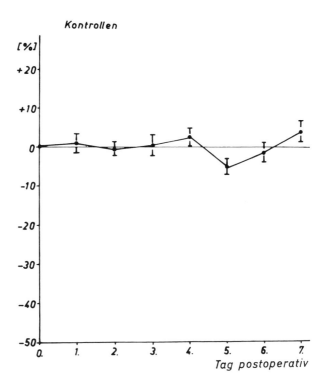

Abb. 1. Keine Schrumpfung abdominaler Insellappen der Ratte nach Replantation mit intaktem Gefäßstiel (A. und V. epigastrica inferior superficialis)

Withers (1981) berichteten über erhaltene Kontraktilität im muskulokutanen Lappen, wenn die Nervenversorgung erhalten bleibt. EMG-Untersuchungen an Pectoralis-major-Muskellappen belegen diese Befunde. Die Anwendung muskulokutaner Lappen hat daher seit Tansini (1906) und D'Este (1912) eine weite Verbreitung gefunden. Langzeitbeobachtungen fehlen allerdings noch, weil diese Methode der plastischen Chirurgie erst durch Olivari (1976), McCraw et al. (1978), Mathes u. Nahai (1979), McGregor (1980) wiederentdeckt wurde und seit 5 Jahren zunehmend angewendet wird.

Tierexperimentell wurden bei Nachuntersuchungen histologisch Zeichen der Degeneration und Regeneration gefunden, wobei denervierte Muskellappen bereits 5–8 Wochen postoperativ hochgradige Degenerationen der Muskulatur zeigten (Kubo et al. 1976; Prendergast 1977).

Erste klinische Nachkontrollen unserer Patienten an muskulokutanen, gefäßgestielten Lappen bestätigen diese Befunde. Wir fanden jedoch auch bei einseitig muskelgestielten und nicht denervierten sowie bei gefäßnervengestielten muskulokutanen Lappen Schrumpfungen unterschiedlichen Ausmaßes, besonders dann, wenn sich im Empfängerbereich keine Spender-Empfänger-Muskelvereinigung herstellen ließ. Wir werteten das als eine funktionelle Beeinträchtigung bei ausreichend erhaltener Ästhetik (Abb. 2 u. 3).

Die Abb. 2 und 3 zeigen einen 30jährigen Patienten im Zustand nach Verbrennung III. Grades der Hals-Schulter-Thorax-Region mit erheblichen Beugekontrak-

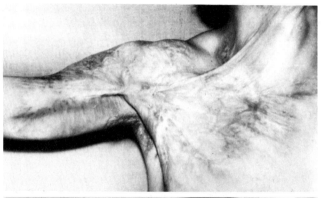

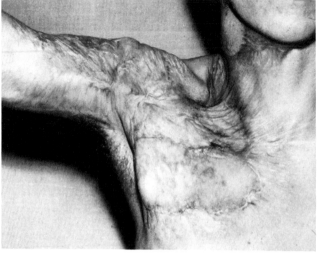

Abb. 2 *(Oben).* 30jähriger Patient (Hagen, H.) im Zustand nach Verbrennung III. Grades der Hals-Schulter-Thoraxregion, präoperativ

Abb. 3 *(Unten).* Zustand nach Einheilung des muskulokutanen Lappens in der oberen Thoraxregion rechts (Latissimus dorsi-Lappen)

turen im Schulter- und Halsbereich. Nach der Versorgung ist die Kontraktur aufgehoben, die Ästhetik verbessert, aber eine Lappenschrumpfung sichtbar, weil sich keine Verbindung des Spendermuskels (M. latissimus dorsi) mit dem Empfängermuskel (M. pectoralis major) herstellen ließ.

Klinisch und histologisch untersuchten wir 4 Monate nach Transplantation eines freien Lappens aus der Inguinalregion in die Halsregion bei der Entfettung die mikrovaskuläre Anastomose und fanden eine erhebliche Lumeneinengung (Abb. 4 u. 5) durch Intimazellproliferation und partieller Zerstörung der Lam. elastica interna im Spendergefäß (A. circumflexa ilium superficialis) und wandständige Thromben mit zahlreichen elastischen Fasern in der Empfängerarterie (A. facialis).

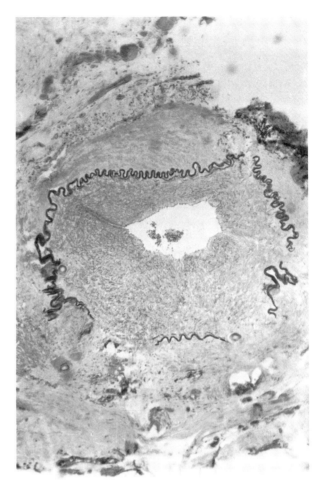

Abb. 4. Querschnitt durch eine anastomosierte Lappenarterie (A. curcumflexa ilium superficialis). Entnahme 4 Monate nach freier Leistenbeugelappentransplantation in den Halsbereich. Ausgedehnte Intimazellproliferation mit reichlich elastischen Fasern. Interruption der Lamina elastica interna im Nahtbereich. Orcein-Färbung nach Unna (Vergrößerung 114fach)

Der Lappen zeigte keine Schrumpfung. Die Versorgung durch die neuen kutanen Gefäße hatte die später verringerte zentrale Durchblutung kompensiert. Auch das Spätergebnis 3 Jahre nach der Operation zeigt das gleiche Resultat (Abb. 6 u. 7). Die Abb. 6 zeigt das hohe Flächenkeloid der Hals- und oberen Thoraxregion. Der Patient war in seiner Berufsausübung behindert (Kraftfahrer). 3 Jahre nach der kombinierten Versorgung durch Nahlappen und einen freien Lappen zeigten sich weder Bewegungseinschränkung noch ästhetische Beeinträchtigungen.

Der muskulokutane Lappen hingegen weist bereits bei seiner Präparation, insbesondere nach der Durchtrennung in Ursprungsnähe seine tonusbedingte Schrumpfung auf, die sich trotz erhaltener Nervenversorgung nicht vollständig auf-

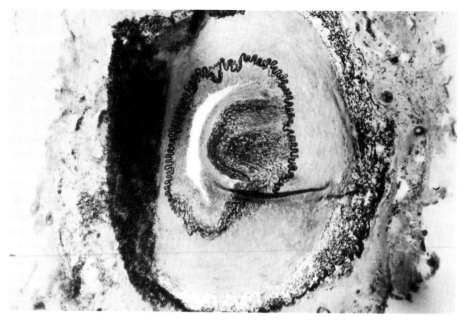

Abb.5. Querschnitt durch die Empfängerarterie (A.facialis) 4 Monate nach End-zu-End-Anastomosierung. Organisierter wandständiger Thrombus mit zahlreichen elastischen Fasern. Orcein-Färbung nach Unna (Vergrößerung 45fach)

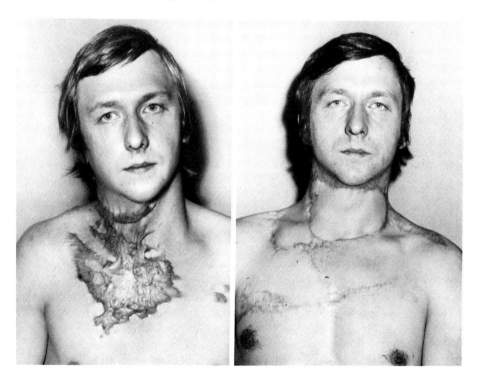

heben läßt. Gelingt es im Empfängerbereich Muskelanschlüsse herzustellen, kann der fortschreitenden Muskelatrophie und -degeneration entgegengewirkt werden.

Für die Erzielung vergleichbarer Ergebnisse bei der freien Hautfettlappenplastik und der gefäßnervengestielten muskulokutanen Lappenplastik sehen wir folgende Bedingungen für eine gute funktionelle und ästhetische Prognose am muskulokutanen Lappen an:

1. Erhaltung der Innervation des Spendermuskels bei Abtrennung des Muskelursprungs,
2. Herstellung einer Muskelanastomose zwischen Spender und Empfänger im Defektbereich,
3. gezielte Auswahl der Spenderregion unter Anwendung der Dopplersonographie,
4. atraumatische Präparationstechnik.

Literatur

D'Este S (1912) La technique de l'amputation de la mamelle pour carcinome mammaire. Rev Chir (Orthop) 45: 164

Kubo T, Ikuta Y, Tsuye K (1976) Free muscle transplantation in dogs by microneurovascular anastomoses. Plast Reconstr Surg 57: 495

Mathes S, Nahai F (eds) (1979) Clinical atlas of muscle and musculocutaneous flaps. Mosby, St. Louis

McCraw JB, Penix IO, Baker JW (1978) Repair of major defects of the chest wall and spine with the latissimus dorsi myocutaneous flap. Plast Reconstr Surg 62:197

McGregor JA (1980) Fundamental techniques of plastic surgery. Churchill Livingstone, Edinburgh London New York, pp 165–219

Olivari N (1976) The latissimus flap. Br J Plast Surg 29: 126

Olivari N (1980) Der Latissimus-Lappen (myokutaner Lappen). Chirurg 51: 166–174

Prendergast FJ (1977) Whole-muscle reimplantation with microneurovascular anastomoses. Ann R Coll Surg Engl 59: 393

Tansini I (1906) Sopra il uno nuovo processo di amputazione della mamella. Gaz Med Ital 57: 141

Tilgner A, Heiner H (1981) Neurovaskularisation abdominaler Insellappen der Ratte. Z Exp Chir 14: 293

Withers E (1981) Immediate reconstruction of the pharynx and cervical esophagus with the rectoralis major myocutaneous flap. Plast Reconstr Surg 68: 898–904

◁ **Abb. 6** *(Links).* 33jähriger Patient (Backhaus, H.) im Zustand nach Verbrennung III. Grades der Hals-Thoraxregion mit hohem Flächenkeloid, präoperativ

Abb. 7 *(Rechts).* Zustand 3 Jahre nach Einheilung des freien Lappens (Inguinallappen)

Rekonstruktive Eingriffe am Plexus brachialis

H. Kuś und H. Araszkiewicz

Aleja Akacjowa 3, PL-53-134 Wroclaw

Einführung

Rekonstruktive Eingriffe am Plexus brachialis stellen seit einigen Jahren gut begründete operative Maßnahmen in der Behandlung von direkten und indirekten, perinatalen und iatrogenen Verletzungen, als auch von im Plexus brachialis lokalisierten Tumoren dar.

Die Operation selbst stellt in den meisten Fällen nur einen Teil der Behandlung dar. Diese muß mit der entsprechenden Diagnostik und Nachbehandlung verbunden sein.

Die Indikation zur operativen Behandlung und die Auswahl der besten Zeitspanne und Operationsmethode werden in verschiedenen chirurgischen Zentren nicht gleich gewertet (Davis et al. 1978; Kretschmer 1981; Wynn Parry 1980).

In den letzten 12 Jahren haben wir insgesamt 98 Kranke mit verschiedenen Typen der Plexusläsion chirurgisch behandelt und nachuntersucht, aber eine komplexe interdisziplinäre diagnostische und Behandlungsmethode erst in den letzten 4 Jahren entwickelt (Araszkiewicz et al. 1981; Kuś et al. 1981, im Druck).

Unter unseren Kranken waren 8 Kinder von 18 Monaten bis 7 Jahren und 90 Erwachsene von 17 bis 56 Jahren. Die Plexusläsion war die Folge von direkten Traumen in 24 und von indirekten Zerrungen in 66 Fällen. Die totale Plexusläsion mit Abriß der Wurzeln C_5-Th_1 nach indirekten Traumen bestand nur bei 8 Kranken. Bei den übrigen überwog die partielle Läsion vom Typ Duchenne-Erb (Abb. 1). Bei 3 Kranken war die Plexusläsion mit einer Unterbrechung von einem peripheren Nerven (2mal N. Ulnaris und 1mal N. Radialis) verbunden, was diagnostische Schwierigkeiten bereitete. Als Nebenverletzungen sind primär Arterienläsionen, Knochenbrüche der oberen und unteren Extremität sowie Kopf- und Thoraxschädigungen festgestellt worden.

Die Indikation zur operativen Behandlung bei direkten Läsionen ist am besten, wenn der allgemeine Zustand des Kranken es erlaubt, primär zu stellen. Sekundäre Operationen sind in der Regel sehr mühsam, v. a., wenn primär die Gefäße rekonstruiert worden sind.

Bei indirekten Plexusläsionen warteten wir früher mehr als 6–9 Monate, in den letzten Jahren jedoch stellen wir die Indikation zur Plexusrevision viel früher, und zwar wenn in der Myelographie Zeichen der Wurzelschädigung auftreten (Abb. 2) oder wenn im klinischen Bild und der EMG Zeichen der Spontanregeneration in den ersten 3–4 Monaten nicht auftreten. Vom klinischen Standpunkt aus ist die Myelo- und die Elektromyographie auch für die Lokalisation der Plexusläsion wichtig, was eine gezieltere Operation ermöglicht. Nur ausnahmsweise haben wir bei 4 Kindern die Indikation zur Plexusrevision 6 Jahre nach dem perinatalen Trau-

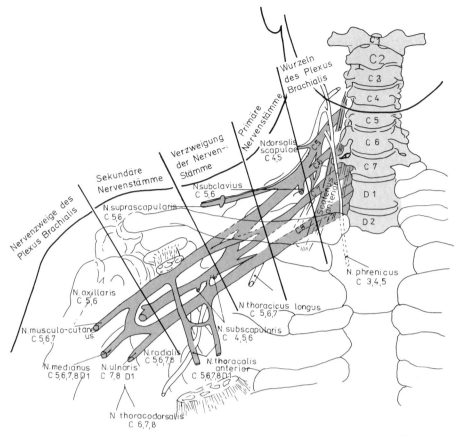

Abb. 1. Schematische Darstellung der anatomischen Höhenlokalisation von Plexusläsionen (nach Kendall et al. 1974)

ma gestellt und in allen Fällen ein zufriedenes funktionelles Ergebnis feststellen können.

Alle behandelten Kranken sind jeweils 3 Monate im Verlauf der ersten 2 Jahre und danach jeweils 6 Monate–4 Jahre nach der Operation untersucht worden. In den letzten 4 Jahren sind gute bis sehr gute funktionelle Ergebnisse in über 40% der Fälle und Besserungen im neurologischen und funktionellen Status in weiteren 40% der Fälle erzielt worden.

Das Ziel unseres Vortrages ist eine Analyse verschiedener Operationstypen an Hand von langjährigen Beobachtungen nach der chirurgischen Behandlung von Kranken.

Die Auswahl der Operationsmethode ist ein bis jetzt nicht abgeschlossenes Kapitel und ist der Diskussion wert.

Diese hängt nicht nur vom Behandlungskonzept, sondern auch vom Typ der Läsion ab. Bei den Plexusrevisionen findet man so verschiedene Schädigungen, daß man sie nur grob in Gruppen einteilen kann.

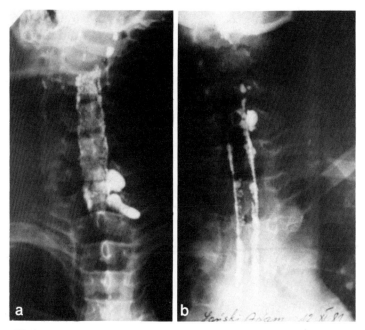

Abb. 2a, b. Zervikale Myelographie. **a** In Höhe von C_6 und C_7 kontrastmittelgefüllte Wurzeltaschen; **b** inkompletter Block im Halswirbelkanal mit einer traumatischen Meningozele in der Höhe von C_5

Im eigenen Krankengut haben wir folgende Operationsmethoden angewandt:

1. Die direkte Nervennaht der unterbrochenen Nerven;
2. Überbrückung der Nervendefekte mit dem N. suralis mit mikrochirurgischen Nähten von einer oder von beiden unteren Extremitäten (Millesi et al. 1973; Narakas 1981);
3. a) Neurotisation mit den sensiblen und motorischen Halsnerven vom C_3 nach Brunelli in Fällen der Avulsion von einem bis drei Radizen (Brunelli 1978);
   b) Neurotisation mit Hilfe der Halsnerven und Interkostalnerven in Fällen der Avulsion des ganzen Plexus brachialis;
4. die Neurolyse.

Die direkte Naht am Plexus brachialis war nur in 2 Fällen möglich und kommt daher nur ausnahmsweise in Frage.

In der Regel findet man Defekte, von 4–14 cm, die überbrückt werden müssen. Es eignen sich in diesen Operationen nach Millesi et al. (1973) und anderen Autoren als auch nach unserer Erfahrung am besten die N. surales. Die mikrochirurgischen Nervenanastomosen werden nach der Dissektion bis in makroskopisch gesunde Grenzen der unterbrochenen Nervenstämme, wenn möglich faszikulär angelegt (Abb. 3, 4). Die Überbrückung ist auch in Fällen der intraneuralen Faszikelruptur mit einem Defizit nötig, was man nach dem Aufschneiden des Epineu-

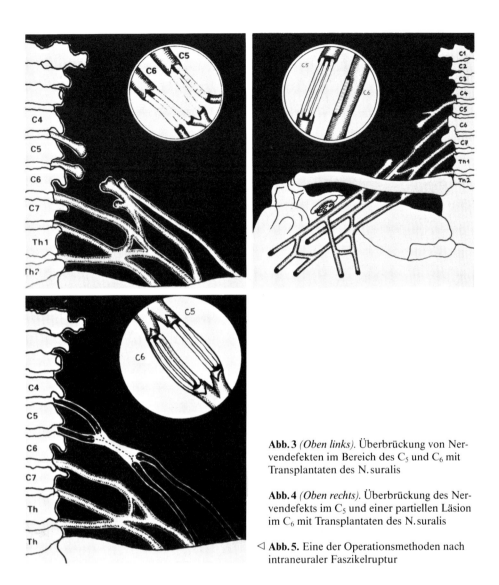

Abb. 3 *(Oben links)*. Überbrückung von Nervendefekten im Bereich des C_5 und C_6 mit Transplantaten des N. suralis

Abb. 4 *(Oben rechts)*. Überbrückung des Nervendefekts im C_5 und einer partiellen Läsion im C_6 mit Transplantaten des N. suralis

◁ **Abb. 5.** Eine der Operationsmethoden nach intraneuraler Faszikelruptur

riums feststellen kann. In solchen Fällen wenden wir unsere Methode ohne totale Exzision des Epineuriums an (Abb. 5).

In der Regel muß sich die Operation nach eigener Erfahrung und individuellen Verhältnissen, die man während der Operation findet, richten. In der anatomischen Rekonstruktion hoffen wir, auch ein funktionelles Ergebnis zu erzielen. Es ist aber in den meisten Fällen ein Roulettspiel, wie es Prof. Narakas vor einigen Jahren genannt hat.

Die Neurotisation des Plexus brachialis in Fällen der partiellen Avulsion des Plexus in der Halsgegend ist am einfachsten mit den Nerven vom C_3 direkt oder mit Hilfe der suralen Nerven zu anastomosieren (Abb. 6). Solche Operationen haben

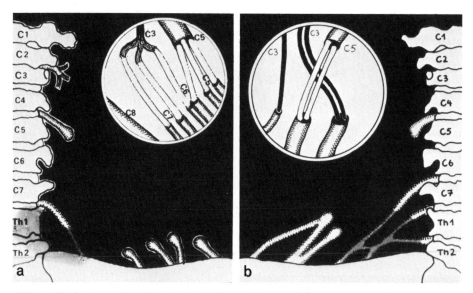

Abb. 6. a Die best erprobte Methode der Rekonstruktion nach Ruptur von C_5 mit gleichzeitiger Avulsion von C_6 und C_7 mit Hilfe von Transplantaten des N. suralis. **b** Ruptur von C_5 und Avulsion von C_6 mit Vernarbungen um die Nerven des C_7 und C_8. Es wurde die Rekonstruktion des C_5 mit direkter Neurotisation vom C_6 und einem Abzweig von C_5 mit Neurolyse im Gebiet der Verwachsungen von makroskopisch intakten Nerven durchgeführt

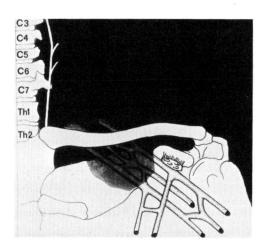

Abb. 7. Totale Avulsion des Plexus brachialis. In solchen Fällen versuchen wir die zweiteilige Neurotisation mit Hilfe von C_3 und Intercostalnerven durchzuführen

wir in den letzten 3 Jahren in 12 Fällen mit einer Verbesserung im neurologischen Status ausgeführt. Der Ausfall der Halsnerven ist für die Kranken nach einigen Monaten minimal.

Wenig Erfahrung haben wir in der Neurotisation des Plexus brachialis mit den Interkostalnerven. Wir haben diese nur ausnahmsweise bei totaler Plexusavulsion im 2. Operationsakt, zusätzlich der Neurotisation mit Hilfe von Halsnerven, aus-

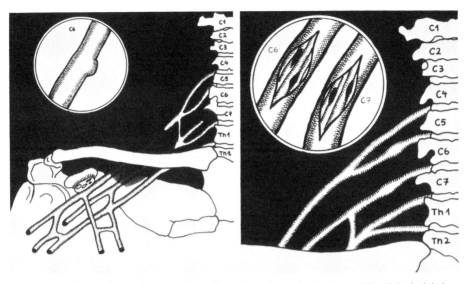

Abb. 8 a, b. Bei Neurolysen trifft man nicht selten Bilder, die in der Rekonstruktion Schwierigkeiten bereiten. Es sind Folgen der Axonotmesis, **a** kleine Neurome am Nervenstrang, **b** nach der Dissektion findet man unter intakten Nervensträngen kleine Neurome oder gelbe Verdickungen der Nervenstränge. Wenn diese anatomischen Veränderungen nicht vielfältig sind, genügt die einfache Neurolyse. In anderen Fällen ist eine Rekonstruktion mit Überbrückung notwendig

geführt (Abb. 7). In der Literatur werden aber Sukzesse in der motorischen Wiederherstellung der gelähmten Extremität beschrieben. Solche Reinervationsoperationen werden i. allg. an den schon geformten Nerven in der Axilla durchgeführt (Kretschmer 1981). Sie sind weniger aufwendig, hinterlassen aber große Narben.

Die Neurotisation des Plexus brachialis ist der einzige Ausweg in Fällen der partiellen und totalen Avulsion. Vor nicht so langer Zeit waren diese Fälle noch inoperabel. Wegen Schmerzen und trophischen Störungen hat man den Kranken nicht selten die Armamputation vorgeschlagen oder die Kranken selbst forderten solche Intervention.

Die Neurolyse selbst wird in peri- und intraneuralen Verwachsungen nach direkten und indirekten Traumen, Hämatomen und Nervenzerrungen des Plexus brachialis empfohlen und ausgeführt (Abb. 8). Nur in 2 Fällen haben wir einen prompten Erfolg direkt nach der Operation gesehen. In einem Fall handelte es sich um ein Thorax-Outlet-Syndrom nach Refraktur des Schlüsselbeines mit totaler funktioneller Lähmung des Plexus brachialis (Abb. 9) und in einem anderen um Vernarbung der Plexusumgebung von intakten Nerven. Von weiteren 8 Fällen stellte man bei 6 Patienten erst nach vielen Monaten eine Besserung fest, die aber der Rekonstruktion unterlag.

Die Neurolyse führen wir sehr oft bei rekonstruktiven Eingriffen als zusätzliche Maßnahme durch, wenn die makroskopisch intakten Nerven in der Nähe der durchbrochenen mit der Umgebung verwachsen sind (Abb. 10). Bei 2 Mißerfolgen handelte es sich wahrscheinlich um Rupturen innerhalb des Wirbelsäulenkanals.

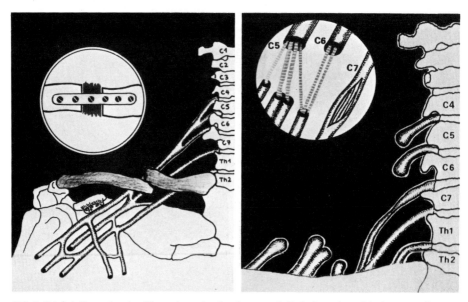

Abb. 9 *(Links).* Operation im Thoracic-outlet-Syndrom nach Refraktur des schlecht verwachsenen Schlüsselbeinbruches

Abb. 10 *(Rechts).* Rekonstruktion von C_5 und C_6 mit Transplantaten vom N. suralis und Endoneurolyse von C_7

Myo- und Tenoplastiken und auch Arthrodesen sehen wir vor für die Fälle, die sich viele Jahre nach der partiellen Plexusläsion zur Nervenrevision nicht eignen. Solche Operationsmethoden sind v. a. als sekundäre operative Maßnahmen ungefähr 3 Jahre nach der rekonstruktiven Plexusoperation vorgesehen, um partielles funktionelles Defizit zu beheben.

Zusammenfassung

Anhand eigener Erfahrung, die in den letzten 12 Jahren in der chirurgischen Behandlung von 98 Läsionen des Plexus brachialis gesammelt worden ist, wurde die Auswahl der Operationsmethoden analysiert und zur Diskussion gebracht.

Bei direkten Läsionen sollte primär oder möglichst früh, wenn es der Zustand des Kranken erlaubt, der Plexus brachialis rekonstruiert werden.

Bei indirekten Plexusläsionen soll man bei in der Myelographie festgestellten Avulsion von einer bis mehrerer Wurzeln die Indikation zur Plexusrevision möglichst bald stellen, um den dystrophischen Schäden besser vorzubeugen. Dasselbe gilt für Kranke, bei denen im klinischen Bild und im EMG Spontanregeneration in den ersten Monaten nicht auftritt.

Bei sekundären Operationen ist die häufigste Operationsmethode nach dem infraganglionären Durchriß der Plexusnerven die Rekonstruktion mit Überbrückung der Defekte mit Neurolyse von Verwachsung makroskopisch intakter Nervenstrecken.

Bei gleichzeitiger Avulsion von einer bis drei Wurzeln wurde die Neurotisation mit Halsnerven durchgeführt und die Intercostalnerven nur in dem totalen Ausriß des Plexus brachialis zur zusätzlichen Rekonstruktion gebraucht.

Die Neurolyse allein gibt nur in speziell ausgewählten Fällen manchmal direkt nach der Operation gute Resultate. Im allgemeinen hat sie Bedeutung als zusätzliche Maßnahme bei der Rekonstruktion. Die direkte Naht kann am Plexus brachialis nur sehr selten angewendet werden.

Literatur

Araszkiewicz H, Kuś H, Włodarska-Araszkiewicz A, Kordecki J, Markiewicz L (1981) Urazy odcinka szyjnego kręgosłupa, rdzenia kręgowego i korzeni nerwowych w grupie urazów splotu ramiennego (Traumatische Verletzungen der Halswirbelsäule, des Halsmarkes und der Halswurzel in Läsionen des Plexus brachialis). XIX Dni Ortopedyczne (XIX Tagung der Orthopäden), Wałbrzych 1981
Brunelli G (1978) Microchirurgia. Fondazione Pelizza, Brescia
Davis DH, Onofrio BM, McCarty CS (1978) Brachial plexus injuries. Mayo Clin Proc 53: 799
Kendall HO, Kendall FP, Wadsworth GE (1974) Les muscles bilan et étude fonctionelle. Maloine, Paris
Kretschmer H (1981) Integriertes Therapieprogramm bei traumatischen Schädigungen des Plexus brachialis. Chirurg 52: 350
Kuś H, Araszkiewicz H, Włodarska-Araszkiewicz A (1981) Własne doświadczenie w diagnostyce i leczeniu urazów splotu ramiennego (Eigene Erfahrung in der Diagnostik und Therapie der Läsionen vom Plexus brachialis). Symp Pol Tow Neurochir, Poznań 1981
Kuś H, Araszkiewicz H, Włodarska-Araszkiewicz A, Markiewicz L (im Druck) Mnogie nerwiaki pourazowe splotu szyjnego o nietypowej symptomatologii (Multiforme posttraumatische Neurome des Plexus cervicalis mit atypischer Symptomatologie). Neurol Neurochir Pol
Millesi H, Meissl G, Katzer H (1973) Zur Behandlung der Verletzungen des Plexus brachialis. Bruns Beitr Klin Chir 220: 429
Narakas A (1981) Brachial plexus surgery. Orthop Clin North Am 12/2: 303
Wynn Parry CB (1980) The management of traction lesions of the brachial plexus and peripheral nerve injuries in the upper limb: A study in teamwork. Injury 11/4: 265

Alternativen in der definitiven unfallchirurgischen Versorgung aus der Sicht des peripheren Krankenhauses

R. Heimel, S. Najib und M. Taayedi

Chirurgische Abteilung im St. Elisabeth-Krankenhaus, Kurler Straße 130, 4600 Dortmund 13

Unterstellt man, daß die ersten Glieder der unfallchirurgischen Versorgungskette in Ballungsräumen heute weitgehend funktionieren, so hängt das Überleben und die spätere Lebensqualität des Verletzten im wesentlichen von den adäquaten Sofortmaßnahmen in der Unfallambulanz ab (Engelhardt u. Hernandez-Richter 1969; Kunz 1971). Die angefahrene Klinik wird nicht immer die unfallchirurgische Spezialabteilung sein können. So wird sich auch das kleinere Krankenhaus mit den vergleichsweise geringeren finanziellen Möglichkeiten immer häufiger mit der Notwendigkeit konfrontiert sehen, sehr aufwendige diagnostische, intensivmedizinische und operative Maßnahmen durchführen zu müssen. Dies zwingt im Hinblick auf die angespannte Kostensituation im Gesundheitswesen umzudenken und nach Möglichkeiten zu suchen, unter Beibehaltung der Effizienz trotzdem kostengünstig zu behandeln.

Organisatorische Maßnahmen

In der Diagnostik und der Intensivmedizin ließen sich Einsparungen ohne Qualitätsverlust weder apparativ noch personell vornehmen. Als wesentlicher Vorteil hinsichtlich der Arbeitszeit und -effektivität hat sich jedoch in unserem Hause die Maßnahme erwiesen, alle Funktionsräume wie Krankenanfahrt, Ambulanz, Labor, Röntgen, Operationssaal und Intensivstation auf gleicher Höhe im Erdgeschoß anzuordnen, wobei Diagnostik, Intensivbehandlung und chirurgische Therapie ärztlicherseits weitgehend in der Hand desselben Teams liegen.

Weiterhin wurde Wert darauf gelegt, Operations-, Anästhesie- und Intensivpersonal fachübergreifend einsetzen zu können. Im Hinblick auf die enorme Personalkostensteigerung der letzten Jahre war es oberstes Gebot, die kostenintensiven Überstunden und Bereitschaftsdienste zu limitieren. Diesem Gebot war nur dadurch zu folgen, daß wir die Primärversorgung von geschlossenen Bandverletzungen und Frakturen während der Nachtstunden aufgegeben haben. Diese werden in Abhängigkeit vom Weichteilbefund entweder ins folgende Programm aufgenommen oder postprimär innerhalb der ersten 5 Tage operiert.

Bei offenen Frakturen entfallen natürlich Kompromisse. In Abhängigkeit vom Schweregrad ist der Fixateur externe die Methode der Wahl.

Aus der Abdominalchirurgie wurde für Sekundäreingriffe das Prinzip der Hämodilution übernommen, insbesondere für wiederherstellende und plastische Maßnahmen. Dadurch konnten erhebliche Einsparungen an teueren Erythrozytenkonzentraten gemacht und das Hepatitisrisiko gesenkt werden.

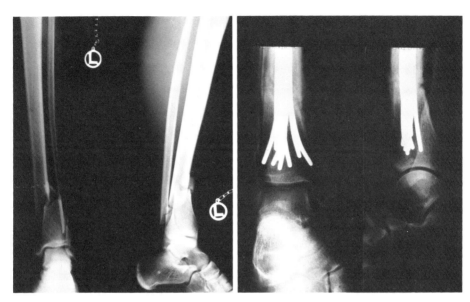

Abb. 1 *(Links)*. R. R., 17 Jahre, Mopedsturz, komplette distale Unterschenkelfraktur. Versorgung am 4. Tag nach dem Trauma

Abb. 2 *(Rechts)*. Derselbe Patient wie Abb. 1. Ausheilung nach einem ¾ Jahr. Klinisch unauffällig

Wahl der Operationsmethode

Die wirtschaftliche Notwendigkeit, trotz geringer Besetzung an 3 Tischen parallel arbeiten zu müssen, um Operationszeiten zu verkürzen und lange Liegezeiten zu vermeiden, hat zu einem völligen Umdenken z. B. bei der Versorgung von Schaftfrakturen langer Röhrenknochen geführt. War es zunächst nur das wirtschaftliche Denken bei der Wahl der Implantate, das in unserem Hause zu einer Renaissance der Bündelnagelung nach Hackethal führte, so haben wir im Laufe der Zeit die Methode so verbessern können, daß ihr selbst bei relativen Indikationen in Gelenknähe oder bei Mehrfragmentbrüchen der Vorzug gegenüber anderen Verfahren gegeben werden kann (Klemm u. Schellmann 1972) (Abb. 1–4).

Die Bündelnagelung mit elastischen Rundnägeln ist eine einfach erlernbare Methode mit geringem instrumentellem Aufwand. Sie gestattet von einem kleinen frakturfernen Zugang aus die schnelle, blutarme, gewebsschonende und doch weitgehend funktionsstabile Versorgung (Heimel u. Okumusoglu 1979). So beträgt die Zeit für eine Ober- oder Unterschenkelnagelung durch den Geübten durchschnittlich 9 min, die Narkosedauer 16 min und die mittlere Durchleuchtungszeit 4,2 min. Eine Aufbohrung haben wir in den letzten 5 Jahren nie vornehmen müssen. Der Implantatvorrat kann auf *eine* Länge bei sehr geringem Stückpreis begrenzt werden.

Da in der Regel ein Operateur genügt, sind selbst Simultaneingriffe an Extremität und Abdomen ohne Erweiterung des Operationsteams möglich.

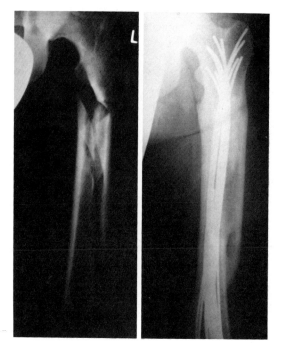

Abb. 3 *(Links)*. P. FW., 25 Jahre, Ausbruch aus der Strafanstalt, Sturz von der Mauer, Polytrauma. Versorgung am Aufnahmetag. Flucht aus dem Krankenhaus am gleichen Abend mit liegender Peritoneallavage

Abb. 4 *(Rechts)*. Derselbe Patient wie Abb. 3. 6 Monate nach der Versorgung. Erneut Zuweisung aus einer Haftanstalt. Klinisch unauffällig. Keine Beinlängenverkürzung, kein Rotationsfehler

Durch all diese Maßnahmen ließen sich Kosteneinsparungen vornehmen, die andererseits auch aufwendige wiederherstellende Endoprothetik erlauben (Abb. 5 u. 6).

Ergebnisse

Von 137 Frakturen und Bandverletzungen des oberen Sprunggelenkes, die postprimär operativ versorgt wurden, konnten 98 nach 2–4 Jahren nachuntersucht werden. Dabei fanden sich in 80,6% der Fälle gute, in 17,3% befriedigende und 2,1% schlechte Ergebnisse. Die Fälle finden sich mit der Definition in Tabelle 1 aufgelistet. Die Häufigkeit lag in der guten Gruppe beim Frakturtyp Weber B, in der befriedigenden Gruppe war schon ein hoher Anteil mit Typ Weber C zu verzeichnen. Die beiden schlechten Ergebnisse zeigen ausschließlich den Typ Weber C. Die Ergebnisse der Bündelnagelungen gehen aus Tabelle 2 und 3 hervor. Bezogen auf die Gesamtzahl fanden sich 7 Pseudarthrosen, d. h. 2,3%. 4mal = 1,3% trat eine Osteitis auf. Nagelwanderungen wurden in 9 Fällen, d. h. 2,9% gesehen. Hervorzuheben ist, daß die Altersgruppe unter 65 Jahren bei den geschlossenen Frakturen mit 2 Nagelwanderungen die geringste Komplikationsrate überhaupt aufweist. Faßt man Nagelwanderungen und Pseudarthrosen zusammen, so finden sich von den 16 Fällen 10 unter den guten Ergebnissen, während 6 in die befriedigende Gruppe fallen. Von 4 Osteitiden, die alle nach offenen Frakturen auftraten, fielen 3 am Unterschenkel

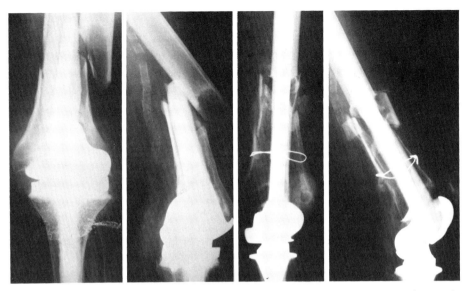

Abb. 5 *(Links)*. S. A., 73 Jahre, distale Oberschenkelmehrfraktur bei gelockerter GSB-Prothese nach häuslichem Treppensturz

Abb. 6 *(Rechts)*. Dieselbe Patientin wie Abb. 5. 5 Wochen nach Prothesenwechsel. Wegen erheblicher Metallose Implantation einer Spezialprothese mit Kondylenaufbau und Endocarbonummantelung. Beginnender knöcherner Durchbau. BW: 0°–0°–125°. Unterschenkelrotation 20°. Laufen und Treppensteigen ohne Gehstütze

in die Altersgruppe über 65 Jahre und verhinderten hier ein gutes Ergebnis (Tabelle 3). Die Fälle in den Abb. 5 und 6 betreffen die wiederherstellende Endoprothetik und werden hinsichtlich der Ergebnisse später publiziert.

Zusammenfassung und Diskussion

Der finanzielle Druck im Gesundheitswesen zwingt heute auch das kleinere Vorstadtkrankenhaus zu streng wirtschaftlicher Betriebsführung und den hier tätigen Arzt, über Spar- und Rationalisierungsmaßnahmen in seinem Zuständigkeitsbereich nachzudenken. Eine sinnvolle Anordnung der Funktionsräume in einer Etage hat sich in finanzieller Hinsicht ebenso bewährt wie eine gebietsübergreifende Tätigkeit der Funktionsschwestern. Als Sparmaßnahme auf dem Infusionssektor ist die Hämodilution vorzuschlagen. Kostenintensiven Bereitschaftsdiensten und Überstunden ist wirkungsvoll durch die überwiegend postprimär elektive und nicht mehr unbedingt notfallmäßige Versorgung von geschlossenen Bandverletzungen und Frakturen zu begegnen. Vergleiche unserer Ergebnisse nach Versorgung von Verletzungen des oberen Sprunggelenkes (Tabelle 1) mit der Literatur (Starke et al. 1980) lassen diesen Kompromiß sinnvoll erscheinen.

Tabelle 1. Ergebnisse von 98 postprimär operativ versorgten geschlossenen Bandverletzungen und Luxationsfrakturen des oberen Sprunggelenkes

	n=98	% von	Klinik	Röntgen
Gut	79	80,6	Weichteile unauffällig Bandapparat fest Gangbild unauffällig Hockstellung durchführbar BW: 10-0-40 und mehr	Frakturtyp Weber A 7% Frakturtyp Weber B 69% Frakturtyp Weber C 24% Folgenlos ausgeheilt Diskrete Bandverkalkung
Befriedigend	17	17,3	Gelegentliche Schwellneigung Wetterfühligkeit Gelegentlicher Einlaufschmerz Gangbild unauffällig Hockstellung überwiegend möglich BW: 0-0-25 und mehr	Typ Weber A 0,3% Typ Weber B 57,0% Typ Weber C 42,7% Beginnende bis mäßige Arthrose Achsfehlstellung im Knöchelbereich Inkongruenz, Syndesmose verbreitert
Schlecht	2	2,1	Konturen verstrichen Bewegungs- und Belastungsschmerz Hinken, Hockstellung unmöglich Orthopädisches Schuhwerk BW: < 0-0-25	Typ Weber A 0% Typ Weber B 0% Typ Weber C 100% Hinteres Volkmann' △ Schwere Arthrose Band- und Syndesmosenverknöcherung

Tabelle 2. Ergebnisse und Komplikationen von 311 Bündelnagelungen der oberen und unteren Extremität nach 2-13 Jahren postoperativ, aufgeschlüsselt nach Frakturart und Altersverteilung. Definition nach Wolf und Weis. *P*, Pseudarthrose; *O*, Osteitis; *N*, Nagellokomotion

		n	%	<65 Jahre		P	O	N	>65 Jahre		P	O	N	P	O	N
														absolut		
Geschlossene Frakturen	gut	225	(86,9)	218	(91,6)		2		7	(33,3)	4	1	4			3
	befriedigend	21	(8,1)	17	(7,1)				4	(19,1)		4			4	
	schlecht	13	(5,0)	3	(1,3)				10	(47,6)						
		259	(100)	238	(100)				21	(100)						
Offene Frakturen	gut	27	(51,9)	27	(56,2)	3	1		0	(0)				3	1	
	befriedigend	20	(38,5)	19	(39,6)		1		1	(25)	1	1		1	1	2
	schlecht	5	(9,6)	2	(4,2)				3	(75)		2			2	
		52	(100)	48	(100)				4	(100)						
Gesamtzahl	gut	252	(81,0)	245	(85,7)	3	1	2	7	(28)	4	1	4	7	1	3
	befriedigend	41	(13,2)	36	(12,6)		1		5	(20)	1	5		1		6
	schlecht	18	(5,8)	5	(1,7)				13	(52)		2			2	
		311	(100)	286	(100)				25	(100)				7	4	9
														2,3	1,3	2,9%

Tabelle 3. Komplikationen bei Bündelnagelungen in Abhängigkeit von Frakturart und Lokalisation
P, Pseudarthrose; *O*, Osteitis; *N*, Nagellokomotion

		Geschlossen	Offen	Geschlossen			Offen		
				P	O	N	P	O	N
Oberarmhals	18	18				1			
Oberarmschaft	26	22	4					1	
Oberschenkelhals und pertrochantär	53	53				2			
Oberschenkelschaft	74	62	12	1					
Unterschenkel proximal	2	2							
Unterschenkelschaft	89	55	34			4	3	2	2
Unterschenkel distal	49	47	2	3				1	
Fallzahl	311	259	52	4	0	7	3	4	2

Unter den Osteosyntheseverfahren stellt die Bündelnagelung sowohl unter den intramedullären als auch den extramedullären Techniken nach unseren Erfahrungen mit Abstand die kostengünstigste Methode dar. Da mit dieser Technik auch in der Hand des weniger Geübten gute Ergebnisse erzielt werden können, kann sie für das periphere Krankenhaus als Verfahren der Wahl angegeben werden (Heimel u. Okumusoglu 1979; Weis 1976). Für offene Frakturen schwereren Grades scheint das Verfahren jedoch nicht unbedingt ratsam. Alle Osteitiden betrafen offene Frakturen, vornehmlich jedoch in der Altersgruppe über 65 Jahren, wobei auch Nebenerkrankungen wie Arteriosklerose und Diabetes einen wesentlichen Einfluß haben. Bezüglich der Gesamtzahl erscheinen Komplikationsraten von 2,3% Pseudarthrosen, 1,3% Osteitiden und 2,9% Nagelwanderungen vertretbar, zumal wir in den *letzten 5 Jahren* außer einer Nagelwanderung *keine Komplikation* mehr zu verzeichnen hatten.

Die vorliegende Arbeit sollte Beispiele dafür aufzeigen, daß dem unfallchirurgisch Tätigen im peripheren Krankenhaus auch unter wachsendem finanziellen Druck und dem Zwang zu Sparmaßnahmen effektive Alternativen zu Verfügung stehen, seine Patienten auf Dauer zufriedenstellend zu behandeln.

Literatur

Engelhardt GH, Hernandez-Richter HJ (1969) Das Kölner Modell chirurgischer Erstversorgung am Unfallort. Arch Klin Chir 325: 260

Heimel R, Okumusoglu H (1979) Über die Bündelnagelung von Schaftfrakturen an der oberen und unteren Extremität. Unfallheilkunde 82: 206

Klemm K, Schellmann WD (1972) Dynamische und statische Verriegelung des Marknagels. Monatsschr Unfallheilkd 75: 568

Kunz T (1971) Erste Hilfe am Unfallort und auf dem Transport. Fortschr Med 89: 47

Starke W, Pietron HP, Forstmann A, Schilling H (1980) Ergebnisse operativ versorgter Verrenkungsbrüche des oberen Sprunggelenkes. Aktuel Traumatol 10: 209

Weis J (1976) Indikationen, Technik und Grenzen der Bündelnagelung. Aktuel Chir 11: 153

Ästhetische und funktionelle Wiederherstellung nach Nasentraumen durch Septumreplantation

W. Gubisch, H. Reichert, J. Schuffenecker und W. Widmaier

Plastische und Wiederherstellungschirurgie, Marienhospital, Böheimerstraße 37, 7000 Stuttgart 1

Nasenbeinfrakturen sind häufige Verletzungsfolgen nach Schlag- und Stoßtraumen. Im Rahmen einer Polytraumatisierung wird die sachgerechte Behandlung einer Nasenbeinfraktur wegen der im Vordergrund stehenden Verletzungen oft vernachlässigt. Aber auch wenn die Fraktur der knöchernen Nasenpyramide beim Sport durch einen Schlag auf die Nase verursacht wurde, kommen die Patienten erst spät in fachärztliche Behandlung. Anlaß sind dann die nach Abheilung der Schwellung erkennbare äußere Deformierung oder die sich entwickelnde Behinderung der freien Nasenluftpassage (s. Abb. 4). Letztere ist oft Folge einer gleichzeitigen Septumfraktur, die zunächst unerkannt blieb (Abb. 1).

Die Wiederherstellung der freien Nasenatmung sowie die Rekonstruktion der äußeren Form der Nase sollte in einer Sitzung angestrebt werden, da innere und äußere Formabweichung einander bedingen. Während früher die submuköse Septumresektion nach Killian (1904) das Verfahren der Wahl zur Beseitigung einer

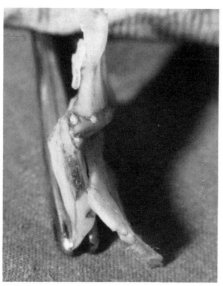 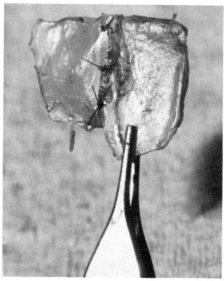

Abb. 1. Das subperichondral entnommene stark deformierte Septum mit Teilen des knorpeligen Septums (Zustand nach Septumfraktur)

Abb. 2. Die gerade Septumplatte, die aus in sich planen Knorpelanteilen aufgebaut ist

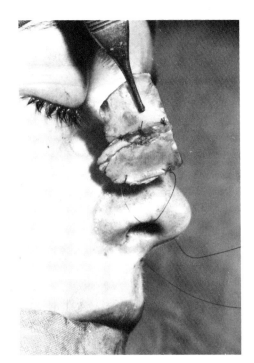

Abb. 3. Das aufgebaute Septum vor der Replantation

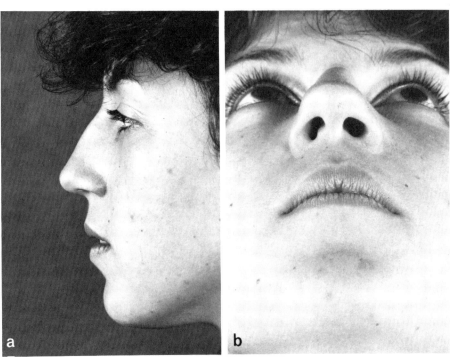

Abb. 4. a, b Patientin mit Höckernase, breiter Columellabasis, Subluxation der Septumvorderkante und ausgeprägter Septumskoliose (präoperativ)

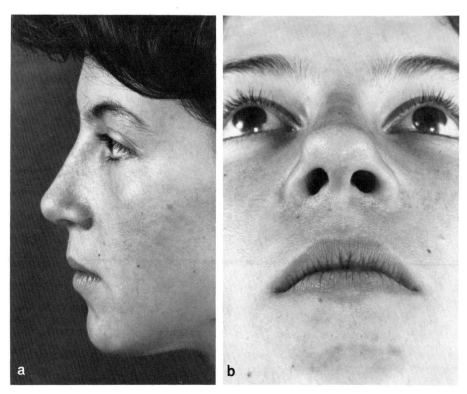

Abb. 5. a, b Patientin wie Abb. 4, postoperativ

schweren Septumdeformität darstellte, wurde dieses radikale Vorgehen schon Mitte der 50er Jahre von eher konservativen Techniken verdrängt. Dabei wurde versucht, den Knorpel zu erhalten und durch entsprechende Schnitte so auszurichten, daß er sich möglichst spannungsfrei in der Mitte einstellte. Bei ausgeprägten Septumskoliosen und Septumdeformierungen, wie wir sie nach schweren Nasentraumen sehen, ist eine befriedigende Korrektur auf diese Weise oft nicht möglich. Deshalb wurde von Cottle (1950) und Converse (1970), später von Walter (1973) und Masing (1977) sowie anderen vorgeschlagen, das devierte Septum temporär zu entnehmen und anschließend die Knorpel- bzw. Knochenfragmente oder die gecrashten Knorpelanteile zu replantieren. Meist wird bei dieser Technik die Nasenspitze durch einen Knorpelspan abgestützt, während durch Zurücklagerung der restlichen, teilweise durch die Crashung in ihrer Struktur zerstörten Knorpelstücke verhindert wird, daß der Nasenrücken durch den postoperativ auftretenden Narbenzug einsinkt. Wir entnehmen in solchen Fällen häufig das gesamte knorpelige und Teile des knöchernen Septums in einem Stück (Abb. 1), gliedern dieses dann in möglichst plane Teile auf und vereinigen diese planen Septumstücke durch Naht miteinander, so daß wir eine gerade Septumplatte (Abb. 2) erhalten, die in etwa den vorderen zwei Dritteln der Nasenscheidewand entspricht (Abb. 3). Dieses Septum replantieren wir dann im Sinne der Galloway-Technik, indem wir eine Columellatasche präparieren und hier die Septumvorderkante einstellen. Somit können wir gleichzeitig den Nasolabialwinkel aufbauen und stabilisieren (Abb. 4 u. 5). Weitere Vorteile dieser Technik sind

1. die sichere Ausrichtung der Profillinie,
2. die geringe Gefahr des Verrutschens, da dieses replantierte Septum eine Einheit darstellt, und
3. die problemlose Nachkorrektur: Sollte aus irgendwelchen Gründen doch einmal eine Nachkorrektur notwendig werden, so ist diese sehr viel einfacher, als wenn das Septum aus multiplen Knorpelstücken und Crashknorpel aufgebaut wurde. Allerdings ist diese Technik recht aufwendig.

Literatur

Converse JM (1970) Deformities of the nose. In: Converse JM (ed) Reconstructive plastic surgery I. Saunders, Philadelphia, p 736
Cottle MH (1950) Modified nasal septum operations. Eye Eyr Nose Throat Mon 29:480–485
Killian G (1904) Die submuköse Fensterresektion der Nasenscheidewand. Arch Laryngol Rhinol 16:362
Masing H (1977) Korrigierende Chirurgie der äußeren Nase und der Nasenscheidewand. In: Berendes J, Link R, Zöllner F (Hrsg) Obere und untere Luftwege (Nase). (Hals-Nasen-Ohren-Heilkunde in Praxis und Klinik, Bd 1, S 26–39)
Walter C (1973) Ästhetische Chirurgie der Nase. In: Gohrbrandt E, Gabka J, Berndorfer A (Hrsg) Handbuch der Plastischen Chirurgie, Bd II/2. De Gruyter, Berlin, S 34

VII. Sachverzeichnis

Achsenfehlstellung, Unterschenkel 164 ff.
Adaptationsmethode 223
Akromioclaviculargelenk, Bandersatz 206
–, Sprengung 204
Anastomosenstenose, Gefäß 286
Arthrodese, Fingergelenk 222, 224
–, Winkel 223
Arthroskopie, Knie 173
Acetabulum, Fraktur 155
–, gelenkplastischer Eingriff 156

Beugesehnen, Blutversorgung 274
–, Plastik 209
–, Reparationsvorgang 276 ff.
Bißverletzung 9, 14
Blasenruptur 14

Champy Verfahren 257
Cialitkonservierung 251
Composite graft 283
Cross leg Plastik 102, 106

Daumenersatz 214
Doppler Sonographie, intraoperativ 285
Dura, lösungsmittelgetrocknet 270
–, lyophilisiert 270

Epiphyseodese 291
Epiphysen, Fraktur 290
–, Lösung 290
epiploische Gefäße 283
Extremitätenverkürzung, temporäre 93

Faszia lata Transplantat 264 ff., 270
Fehlstellung, Außenrotation 164
–, Innenrotation 1164
–, Valgus 164
–, Varus 164
Femurfraktur 160
Flußbehinderung 286

Hammerfinger 241
Harninkontinenz 111
Harnleiterverletzung 40
Harnröhren, Ruptur 36, 43
–, Verletzung 34
Hautersatz, temporär 5
Hautknorpeltransplantat 20

Hauttransplantation 1
–, gestielt 21
Hydroxylapatit 136

Implantationsmaterial, alloplastisch 281
Interorbitalraum, Rekonstruktion 46
–, Verletzung 45

Kahnbeinpseudarthrose 232, 237
Kegelkopfschraube 226
Klaviculapseudarthrose 133
Kniegelenk, Bandersatz 189
–, Instabilität 177, 183, 194
Knochen, Fehlstellung 117
–, Infektion 101
–, künstlich 136
–, Rekonstruktion periorbital 256
Knorpel, Ersatz 247
–, Konservierung 251
–, Transplantat 251, 78, 79
Kohlenstoffaserplastik 180
Kompressionsmethode 223
Kompressionsverschraubung 72
Kontinuitätsdefekt, Knochen 123
Korrekturosteotomie 161, 293
Kortikalistransplantat 123
Kreuzband, Läsion 175
–, Plastik 180, 184, 189

Lappenplastik, freie 296
–, musculocutane 297
Latissimus dorsi Lappen 96, 98
Lidhautverletzung 31
Lösungsmittelkonservierung 267
Lyophilisierung 268

Matti Russe Plastik 232, 237
Memory Platte 260, 261
Mikroanastomose 285
Mittelgesichtfraktur 57
Mittelgesichtsrekonstruktion 57
Murray Spanbolzung 234, 237
Musculus extensor pollicis longus 217
Muskellappenplastik 83 ff.
Myocutaner Lappen 93

Nasentrauma 314 ff.
Nervenanastomose 302

319

Neurolyse 305
Neurotisation 303
Niemandsland 273
Nierenruptur 39

O'Donoghue Plastik 194
Ohrverletzung 24 ff.
Opponensplastik 217
Orbitaboden, Fraktur 49
–, Revision 55
–, Zugang Bügelschnitt 57, 59
Orbitaringfraktur 168
OSG-Bandinstabilität 199
Osteosynthese, Jochbein 150
–, Orbitaboden 153
–, Stirnbein 154

Peg-Arthrodese 228
Penisverletzung 44
Periostzügelplastik 200
Plattenosteosynthese 290
–, Klavicula 133
–, Mittelgesicht 150
Plexus Brachialis, Läsion 300
– –, Rekonstruktion 300
Polyäthylenprothese 247
Proplast 280

Rationalisierung 311
Rekonstruktion, Fußsohle 104
–, Mittelgesicht 56
–, Nase 78
–, Ohrmuschel 75
Replantation, Daumen 214
reversed dermis flap 106
Rippenspanplastik 119, 122

Röhrenknochendefekt 119

Schädelbasisdefekt 270
Schwenkosteotomie 171
Scrotalhautlappeneinzug 111
Sehnennaht, übungsstabil 210
Sekundärosteotomie 117
Semitendinosusplastik 180
Septumreplantation 316
Spongiosaplastik 127
Stirnskalplappen nach Converse 23
Strecksehnen, Rekonstruktion 242, 243
–, ruptur 241

Tränenkanalrekonstruktion 30, 32
Tossy Verletzung 204

Unterkiefer, Defektverletzung 60, 145
–, Fraktur 141, 262
–, Gelenkfortsatzfraktur 61
–, Osteoplastik 141
Unterschenkel, Defektdeckung 83

Valgisierungsosteotomie 161
Verletzungserstversorgung, definitive 308

Wachstumsdeformität, posttraumatisch 117
–, supramalleolär 164
Weichteildeckung, Unterschenkel 89 ff., 96 ff., 101

Zahn, Implantat 72
–, Klassifikation 69
–, Luxation 69
–, Replantation 70
–, Wurzelfraktur 72
Zehentransplantation 215
Zugschraubenosteosynthese, Kahnbein 237
–, Unterkiefer 62

Jahrestagung der Deutschen Gesellschaft für Plastische- und Wiederherstellungschirurgie

16. Band:
Transplantatlager und Implantatlager bei verschiedenen Operationsverfahren
16. Jahrestagung 2.–4. November 1978, Düsseldorf
Herausgeber: G. Hierholzer, H. Zilch
Unter Mitarbeit zahlreicher Fachwissenschaftler
1980. 275 Abbildungen in 365 Teilbildern, 19 Tabellen. XIX, 328 Seiten
DM 139,–. ISBN 3-540-09833-X

17. Band:
Implantate und Transplantate in der Plastischen und Wiederherstellungschirurgie
17. Jahrestagung 1.–3. November 1979, Heidelberg
Herausgeber: H. Cotta, A. K. Martini
1981. 254 Abbildungen. XX, 375 Seiten
DM 198,–. ISBN 3-540-10490-9

18. Band:
Plastische und Wiederherstellungschirurgie bei bösartigen Tumoren
18. Jahrestagung 27.–29. November 1980, Mainz
Herausgeber: H. Scheunemann, R. Schmidseder
1982. 269 Abbildungen. XXVI, 342 Seiten
DM 198,–. ISBN 3-540-11476-9

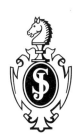

Springer-Verlag
Berlin
Heidelberg
New York
Tokyo

19. Band:
Regionale plastische und rekonstruktive Chirurgie im Kindesalter
19. Jahrestagung 29.–31. Oktober 1981, Würzburg
Herausgeber: W. Kley, C. Naumann
1983. 266 Abbildungen, 39 Tabellen. XIX, 343 Seiten
DM 236,–. ISBN 3-540-12105-6

L. v. Laer
Skelett-Traumata im Wachstumsalter
1984. 49 Abbildungen. VIII, 84 Seiten. (Hefte zur Unfallheilkunde, Heft 166). DM 42,–. ISBN 3-540-12605-8

Inhaltsübersicht: Einleitung. – Klinik der Physiologie und Pathologie des Knochenwachstums. – Klinik der traumatischen Läsionsmöglichkeiten und deren Folgen, Spontankorrekturen von Fehlstellungen. – Eigene Beobachtungen. – Schlußbetrachtungen. – Zusammenfassung. – Literatur. Sachverzeichnis.

In diesem Band wird erstmalig das derzeitige Wissen über posttraumatische Wachstumsstörungen und Korrekturmechanismen im Kindesalter zusammenfassend dargestellt sowie die klinische Bedeutung und primärtherapeutische Beeinflußbarkeit besprochen. Die Indikation zur Behandlung kindlicher Frakturen sollte sich auf die individuelle Situation des Patienten beziehen. Eine der Voraussetzungen ist die Kenntnis aller posttraumatischen Reaktionsweisen des wachsenden Skeletts.
Anhand eigener Untersuchungsergebnisse des Autors werden bisher unbekannte Korrekturmechanismen, Korrekturgrenzen und Zuverlässigkeiten von Korrekturen am wachsenden Skelett aufgezeigt, die es ermöglichen, verbliebene Fehlstellungen im weiteren Wachstum „spontan" zu beseitigen.

Experimentelle Traumatologie
Neue klinische Erfahrungen
Forumband der 4. Deutsch-Österreichisch-Schweizerischen Unfalltagung in Lausanne, 8. bis 11. Juni 1983
Herausgeber: C. Burri, U. Heim, J. Poigenfürst
1983. 74 Abbildungen. XVII, 307 Seiten. (Hefte zur Unfallheilkunde, Heft 165). DM 88,–. ISBN 3-540-12460-8

Fraktur und Weichteilschaden
28. Hannoversches Unfallseminar 7. November 1982
Herausgeber: H. Tscherne, L. Gotzen
Unter Mitarbeit zahlreicher Fachwissenschaftler
1983. 104 Abbildungen. IX, 160 Seiten. (Hefte zur Unfallheilkunde, Heft 162). DM 78,–. ISBN 3-540-12095-5

B. Helpap
Die lokale Gewebsverbrennung
Folgen der Thermochirurgie
1983. 46 Abbildungen. X, 90 Seiten. (Hefte zur Unfallheilkunde, Heft 159). DM 36,–. ISBN 3-540-11891-8

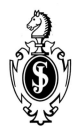

Springer-Verlag
Berlin
Heidelberg
New York
Tokyo